Spirituality in clinical practice

of spiritually oriented psychotherapy theory and practice

临床实践中的灵性

灵性取向心理治疗的理论与实践

（第2版）

［美］莱恩·斯佩里　著
Len Sperry

陈　曦　李川云　译

上海社会科学院出版社
SHANGHAI ACADEMY OF SOCIAL SCIENCES PRESS

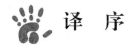 译 序

　　Spirituality 一般翻译为灵性，国内学术界也翻译为精神性，或许为了避免大众对灵性的误解。人们常常说不少心理咨询师到最后会走向哲学与宗教，作为从业三十多年的临床心理工作者，个人体会是要解决现代人的精神心理问题，仅仅停留在心理层面，没有办法从根本上解决问题，一个好的临床心理工作者最终要提升到哲学层面，在更大的视野中为来访者提供咨询与治疗，即在大的背景下，聚焦于具体的心理问题，探求疗愈之道。

　　精神性是人类生活的重要维度，成立于 1946 年的美国心理学会第36 分会，近几年已将宗教与灵性作为心理科学研究的主要课题。而两本有关灵性研究的手册（《灵性与宗教手册》，吉尔福德出版社，2005 年出版；《灵性与企业手册》，麦克米兰出版社，2011 年出版）也反映了当代心理学、管理学、神经科学、哲学等跨学科的关注。精神性不仅应用在临床心理工作，还应用在压力管理、企业管理与员工发展、领导力提升、疾病康复与护理等多个领域，正如有学者指出的"精神性"正成为心理学研究的新领域。

　　作为军队院校的心理学教师，有人会问我怎么会对精神性感兴趣，其实战争与和平都与精神性密切相关。每次谈到精神性，我常常会举朝鲜战场志愿军的两个故事，一个是志愿军刚入朝时，军队穿插去占领一个高地，当时志愿军到达高地时，土耳其军队已经在山头上了，志愿军官兵为了攻下高地，避免踏雪声音被敌人发现，集体脱掉了军鞋，在零下三十多度的寒冷的朝鲜山区，赤脚悄悄爬上山头，一举将山上的土

耳其军队赶了下去。另一个故事是志愿军在一次长津湖战役中派了一只部队去阻击撤退的美军，结果美军顺利撤出而阻击部队没放一枪，当时师长震怒，亲自到阻击阵地看过后，当场嚎啕大哭，官兵们呈攻击状态冻死在阵地上！我相信只有有精神性的军队才能有这样的战场行为并最终战胜对手，取得胜利！所以精神性也应该是军事心理研究的重要课题。

第一次拿到本书（第一版）大概在 2010 年，或许是由于 2008 年亲历了汶川大地震的心理服务与救援工作，会去关注生命与死亡，探索人类灵性成长，进而走进了灵性（精神性）的学术研究领域，当时读了本书以后觉得灵性课题并不是登不了大雅之堂的迷信，在国外心理、医学科学界有专家研究、应用这个课题，就开始着手翻译，以期供国内学者了解。在与出版社联系协调过程中，出版社告诉我们本书于 2011 年出版了第二版，经过出版社版权事宜谈判后，最终大概于 2015 年拿到了第二版。第二版图书内容非常丰富，厚度上比第一版翻了一倍，于是重新开始，在我们几位译者的共同努力下 2017 年基本译完。差不多花了一年的时间，我们和编辑一起反复校对、修改，力争为大家提供一本高质量的学术读物。

本书作者 Len Sperry 博士是弗罗里达大西洋大学心理健康咨询教授，临床训练中心主任，从事研究教学、咨询临床三十多年，其著述颇丰，出版了八十多本图书，其主要研究兴趣有灵性取向的心理咨询与治疗、模式聚焦的心理咨询与治疗和案例概念化。Sperry 撰写的本书是第一本系统讨论灵性取向心理治疗的学术专著。

正如书名《临床实践中的灵性：灵性取向心理治疗的理论与实践》，本书第一部分理论从概念、理论系统阐述了灵性维度，并形成了灵性维度的发展模型。第四章列举了临床工作中灵性动力、危机和紧急情况，使心理工作者能够认识到临床工作中的灵性状况。第二部分实践操作从治疗联盟建立、个案评估与概念化以及干预实施和结案为临床工作者将灵性维度纳入心理治疗提供了清晰指南，最后第十章讨论了治疗中的文化和伦理因素。本部分全程一玛利亚个案说明了个案干预过程,读来详实、实践性强。

本书不失为临床心理工作者快速了解掌握灵性维度在心理治疗中的应用的一本好书,推荐阅读。

在此一并感谢上海社会科学院出版社的杜颖颖编辑耐心、细致且严谨地帮助推动了出版工作的顺利完成。同时感谢刘鹈斐然倾力帮助我们完成了部分章节的翻译,李泽鹏和张珵也参与了部分文字的翻译工作。

序

十年前我在纽约市一家医院的住院部工作。一天,斯坦(35 岁的精神分裂症病人)把我拉到一边说:"你知道,人们认为我是疯子。但是大部分时间我和你一样在这个世界里——你看得到小't'——这个世界。但常常是,当我在小写的't'世界里(the world)变得艰难和痛苦的时候,我就会跳到大写'T'世界里(The world)。在那里,圣母玛利亚是我的母亲,而我是耶稣。"

直到今天,我还是认为斯坦是个好老师,努力解释自我挣扎(ego struggle)的超越结果。不幸的是,斯坦在住院期间,以及其后的住院治疗中,都没有得到有效的帮助。职业界之所以对斯坦治疗失败,是因为十年前的治疗标准根本分不清病理心理性挣扎和灵性挣扎,心理卫生界也还没有将灵性整合到人类心理模型或心理治疗模型中。

近十年来,像斯坦这样的患者,其预后已大大改善,这是因为心理卫生工作发展了,这种发展很大程度上要归功于本书作者莱恩·斯佩里的工作。他才华横溢的创新使得心理治疗工作能够同时在心理和灵性两个层面开展。以本书清晰的临床工作模型来看,斯坦的情况可以被理解并能得到有效帮助。作为轴Ⅰ和轴Ⅱ精神疾病诊断和治疗专家、灵性发展专家,作者揭示了灵性危机和心理疾病两者之间复杂的相互作用。

对心理治疗师来说,更熟悉的情况是青少年晚期和成年早期的抑郁症。刚迈入成人的青年经受非常强烈的初发重型抑郁,这常常会让人感觉陌生而震惊,并深陷黑暗之中。一名 20 多岁的女性对她的这种经历描述为"像被困在一个狭窄空间，单调而枯燥"。她关于走出困境的描述，也反映了她那个年龄很多类似患者的声音。她说："最后当我超越自己去看，我可以看到大海，海上的光。我可以看到神就在那里。"这里就走到了自我与灵性的交叉口，本书作者对于如何有效地帮助来访者超越病症、通过灵性途径缓解疾病，有很多资料提供给心理治疗师。

《临床实践中的灵性：灵性取向心理治疗的理论与实践》在总结大量的有关灵性疗愈的实验理论模型的基础上，形成了明确的疗愈过程和路径。该框架吸收了世界上大的宗教和文化的主题和实践，结合心理和灵性工作的前沿发展、轴 I 和轴 II 疾病分类，以及当代各种心理治疗模型。作者基于深刻而丰富的临床实践经验，毫不避讳地谈到神秘体验、灵性的暗夜以及自恋、抑郁和边缘性人格，认知行为疗法（CBT）、认知重建和幸福感等概念。我们信任斯佩里博士这样的科学家和临床工作者。作为灵性的探索者，我们从内心深处了解他慎重提出的路径。

作者基于坚实的灵性本体论提出的本书内容，对心理卫生领域的影响可以说是哥白尼式的跳跃。传统上这个领域常使我们的来访者疗愈失败，比如斯坦以及年轻患者的灵性之问。过去，灵性仅仅看作是信念，勉强作为一种跨文化现象被尊重。与之相反，作者知道灵性是有效而可操作的，并对人们的路径有多方面的引领，比如自发觉醒或对疾病的一种反应、作为生活或人类关系的实践方式、作为一种推动力驱动我们、作为我们本性未开发的部分、作为一种在不断尝试中领悟的途径、作为当下或不时驱使个体发生变化的过程。

我们看到治疗必须包括与灵性实体（作为一种变化或自动力量）的对话，从而使患者与宇宙和谐，这种对话可以通过祈祷、认知重建、利他关系、宽恕或新修生命计划而实现。最终斯佩里清晰的临床框架使我们确信，与灵性和谐一致可以让我们活得更人性，这也是与心理治疗师的工作密切相关的。

这一真相不能被证明，只能通过生动体验和分享得到。我与你分享就在我写这个序言的时候，一位年轻女性瑞贝卡，出现在我哥伦比亚大学办公室门前。瑞贝卡事前并没有告诉我她会从以色列乘坐航班过来(在本月早些时候的一次学术报告后我把地址给了她)。在我们交谈的初始,她就强调她的父亲是犹太幸存者,表明对面临正义与邪恶的觉知有跨代传承。瑞贝卡说她父亲在很小的时候从匈牙利的一个小镇被带走,塞进火车车厢,送往奥斯威辛集中营。几天以后,还是男孩的父亲请车厢内的一个男人把他举起送进一个天花板管道,然后逃到了火车外面。他从车顶上跳车,从而活了下来,最终移民到以色列,并育有一个儿子和一个女儿。

幸存者的儿子后来移民到纽约,也成了父亲。在夏季的一天,这位已成年的儿子带着他自己的儿子和幸存者的外孙女到中央公园游玩。他与另一位父亲相遇,发现他们都是集中营大屠杀幸存者的第二代。事实上,当他们得知自己的父亲来自匈牙利同一个镇、曾在同一列开往集中营的火车上时,两人都很震惊。然后,一个人停了会儿说,他的已经去世的父亲,总是反复告诉他们在开往奥斯威辛集中营的火车上,他是如何把一个金色头发的小男孩送出车厢顶部的。后来的研究表明,只有一个小孩从这辆开往集中营的火车上逃走。

讲完故事以后,幸存者的女儿眼含泪花说:"你可以看到,生命比死亡更强大。"该事件内在的灵性信息很清楚,它存在于事件的发生链接上。幸存者女儿给出的解释在科学论证中并不能作为客观证据。这是灵性在疗愈我们、指引我们和教导我们。这本书的革命性之处是对人类旅程是发生在灵性场域内的理解。本书提出灵性体验在治疗中是可操作的,并支持这是疗愈的一个全新的途径。基于此,展现在治疗师和来访者面前的是更深、更真实的存在。疗愈变得更伟大。

作者大胆地提出,灵性路径和灵性危机充满着神秘体验、灵性启示、挣扎和超越。他丰富而深刻的说明令人振奋、感觉清晰,使我们能感受到他的来访者身上发生的转化。他带领读者从深刻的灵性体验落到具体实践领域治疗的基本事实。他将人格障碍、认知风格和生活中的束缚性的习惯放了一个大的紧密关联的灵性经验的框架内。从某种意义上说,作者在他的临床团队会议上给我们提供了一个位置,在那里他详细检视整合的治疗模型的技术、阶段和潜在的挑战与盲点。

本书具有里程碑意义，称得上是新的灵性心理学的第一本专著。这样一本灵性心理著作会帮助到一些难以疗愈的来访者，他们的困境不是因为缺乏心理治疗师的关怀，而是因为治疗师不知道该做什么。在面对许多正处在灵性和自我挣扎的十字路口上的来访者时，作者确实帮助我们理出"什么正在发生"和"要做什么"。新的治疗师需要学习这个深刻的关于人类实在的模型。而对有经验的治疗师而言，本书也会对经典治疗范式的局限给予新的启示。

总之，这本修订的《临床实践中的灵性》超越了所有当前本领域的有关书籍，也为将来的后继者建立了新的更高的标准。它代表了真正整合的灵性心理学的诞生——一个哥白尼式的概念飞跃。正如我过去在学术领域见证过的一样，本书恰似一场深刻的真理博览会。阅读《临床实践中的灵性》会时不时地感到神圣、净化、深刻而受到提升。同时书中建议的治疗方法清楚、可行，并得到当代临床科学前沿的支持。相应的，当需要对处在自我与灵性十字路口的来访者进行工作的时候，治疗师将会知道如何促进疗愈。我坚信本书对于新手和有经验的治疗师都有巨大的价值。

丽萨·米勒博士

哥伦比亚大学临床心理项目临床训练主任

美国心理学会心理与宗教分会前主席

牛津大学出版社出版《心理与灵性手册》主编

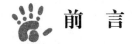 前　言

　　灵性，在今天美国人的生活中，变得比以往任何时候都重要。就像越来越多的人对他们生活中的生物维度（比如饮食和运动）更关注一样，许多人开始在日常生活中寻求协调灵性维度，并通过参加各种灵性实践活动、寻求灵性指导和心理治疗来满足需求。这一发展可能有各种原因，但有两个比较突出。第一，灵性看起来与我们的人类本性深深地互相连接；第二是"灵性觉醒"目前在美国正大行其道。这样环境下，期望心理治疗师能够对灵性维度敏感并将其应用到职业工作中就不奇怪了。

　　灵性是通过个体努力去思考、感受和行动来发现、收获、将神圣转化到个人生活中（Pragament，1999）。关键是每个人都有灵性，并在日常生活中的思想、感受和行动中，以多种方式反映出来。"从这个角度看，来访者带给治疗师的灵性和灵性问题并不是心理治疗的边缘问题，也不是'灵性敏感'治疗师的专有领域。相反，它们能够成为心理治疗的基本考虑和所有治疗师的领域"（Sperry & Shafranske，2005，p. 4）。

　　过去心理治疗师在训练或工作中主要聚焦于心理维度，而将灵性维度留给牧师、神父等神职人员。但真相是心理与灵性维度互相交叉的程度非常高。今天，许多来访者都要求心理治疗师能同时处理灵性和心理两个维度。因此对当代的治疗师的挑战之一就是充分了解灵性和宗教动力以满足来访者的需要和期望。

✋ 从第一版到第二版 ✋

  《临床实践中的灵性》第一版出版至今已经十年，其间发生了非常大的变化。首先这些变化体现在理论、研究和实践诸方面都有了巨大进展。其次在研究生教育、指导和督导方面，尤其是受训者都发生了很大变化。比如，在第一版出版时，受训者都迫切想知道灵性维度会怎样影响他们的职业和个人生活。而那时很少有学院教师、督导公开表达对灵性维度的接受。很多专业人员不愿意与学生、被督导者、同事讨论自己对灵性维度的职业观点，而披露自己这方面的个人观点和实践的更少。当然，下面的现象就不奇怪了，那时几乎没有关于灵性在心理治疗中应用的课程，也没有对患者灵性关怀的督导。其后果就是受训者很少有机会接受或接触整合灵性维度的角色模型，当然很难将灵性应用到职业和个人生活中。对许多受训者来说，他们可以强烈地感受到这种空白。

  为了回应这种感受到的需求，本书第一版最后一章是数位优秀心理治疗师以第一人称说明，如何将灵性维度整合应用在职业和个人生活中。斯科特·理查德（Scott Richard）博士、丽萨·米勒（Lisa Miller）博士、爱德华·沙弗兰斯基（Ed Shafranske）博士、保罗·吉布林（Paul Giblin）博士、伊瑞特·沃辛顿（Ev Worthington）博士和詹姆斯·奥利弗（James Oglivie）博士以他们自己的应用为读者对灵性维度的了解提供了难得的展示。读者对本书第一版评价良好，正是这些第一人称的说明深深地打动并引起读者共鸣，尤其是研究生和实习生。

  自本书第一版出版以来，有证据表明"心理卫生业界正越来越多地关注日常工作中的灵性问题"（Hathaway & Ripley, 2009, p. 44）。可以预见，这种"慢热趋势"将会在学院教师、督导师和临床实践者中传播，并在他们的教学、督导和心理治疗工作中引进灵性维度。当然有关灵性维度的课程、研究生项目、研究报告、书的章节、研究专著也会越来越多。今天,这种感受到的需求已经不再停留在对治疗过程中灵性维度的认识和应用上,而是转移到在日常心理治疗实践中完全整合灵性维度。简言之,这种转移虽然微妙,但是已经从对灵性维度觉知和敏感的需要转到对灵性胜任力的需要。

从根本上说,是从包含到整合的转变。本书第一版的副标题是"在心理治疗和心理咨询中纳入(incorporating)灵性维度"。这里单词incorporate的意思是"增加"灵性维度。其真实意思是在过去几年里,灵性维度是"加到"大部分(如果不是全部的话)心理健康从业者的觉知里的。未来十年的挑战是"整合",就是说在工作中毫不费力地将各种治疗过程整合为没有痕迹的整体。这意味着,训练、研究、督导、出版等工作必须努力将灵性维度整合到治疗关系、评估过程、案例概念化、治疗计划、干预实施、干预评估和结案中。

今天与十年前存在一个很明显的不同,就是问责风气的兴起。治疗师越来越需要运用基于临床验证的实践,并证明其实践的有效性。灵性取向心理治疗也要遵循这种要求,未来也一样。未来十年,灵性取向心理治疗的文本和专业书籍必然会更加具体地将灵性维度与治疗过程相结合,重点关注加强综合治疗、评估、案例概念化、干预、评价和终止的策略。

《临床实践中的灵性》第二版做了很大修订。第一部分的章节做了很多更新和修订。第二部分在内容和形式方面都是全新的。第二部分强调了在灵性取向的心理治疗处理个案时的治疗过程,专门章节论述治疗关系、案例评估和概念化、干预、结案与评价。认识心理治疗过程中文化伦理因素的重要性,单列一章予以讨论。该部分内容强调干预中文化与灵性的敏感性,以及灵性取向的心理治疗实践中涉及伦理和法律方面的常见问题。

如同第一版一样,本书也提供了简明、基于理论的、面向临床的内容,整合了广泛的理论观点以及在治疗过程中出现的临床上使用灵性技术的各种策略。不仅提供关于灵性维度的多种理论,也列举了在心理咨询和心理治疗实践中整合灵性的各种有效策略。

　　本书对于正在接受各种心理卫生训练的学生和受训者非常有帮助。对于正在从事心理咨询和心理治疗的临床工作者（比如心理治疗师、灵性指导师等）想更熟悉灵性维度的临床方面，本书也是非常有价值的。我希望本书能够促进灵性与心理治疗过程的整合，即使是很小的推动，我也会感到满意。

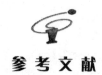

参 考 文 献

Hathaway, W., & Ripley, J. (2009). Ethical concerns around spirituality and religion in clinical practice. In J. Aten & M. Leach (Eds.), *Spirituality and the therapeutic process: A comprehensive resource from intake to termination* (pp. 25–52). Washington, DC: American Psychological Association.

Pargament, K. (1999). The psychology of religion and spirituality? Yes and no. *International Journal of Psychology of Religion, 9,* 3–16.

Sperry, L., & Shafranske, E. (Eds.). (2005). *Spiritually oriented psychotherapy.* Washington, DC: American Psychological Association.

目 录

第一部分

临床实践中的灵性：理论

第一章

临床实践中的灵性维度

基于最近期刊文章、公开发行图书和对灵性调查等的数量，我们能感受到灵性维度对美国人越来越重要。调查显示 20 世纪 90 年代后期，94％的美国人相信上帝，10 个人中有 9 个人祈祷，97％的人相信他们的祈祷得到了回应，2/5 的人报告有使生活改变的灵性体验经历（引自 Steer，1997）。十年后，Pew 论坛的研究发现，接受调查的美国人有92％的相信上帝或宇宙灵性，超过一半的人每天至少祈祷一次。多数美国人也相信世界上活跃着天使和魔鬼，接近 80％的人相信奇迹会发生(Pew Forum on Religion & Public life，2008)。

调查也显示一种 21 世纪的灵性在美国不断增长（Lesser，2000）。这种新灵性基于民主和多样性，有其基督宗教的传统，并与东方传统的冥想智慧、女性主义和当代心理学的发现交融。另外，心理咨询和心理治疗研究不断发现来访者期望临床工作者能在治疗过程中加入灵性维度(Post & Wade，2009；Rose，Westefeld & Ansley，2001)。显然，灵性维度对美国人很重要，许多人正寻求在他们日常生活中增加灵性的方法。

这里引发几个问题：灵性与宗教不同吗？这种灵性实践的理论基础是什么？将灵性引入心理治疗是否合适、业界是否认可？使用灵性的适应症是什么？什么时候给来访者提供这类方式合适且符合伦理？使用什么样的策略和方法？是否需要特殊训练？增加灵性方法是否要包括治疗师的个人生活？本书将说明这些问题和相关顾虑。

本章将从描述灵性取向的心理治疗构成（心理学和灵性以及它们之间的关系）开始。讨论这些问题首先要说明灵性和宗教的关系，然后讨论心理健康专业工作者当前对灵性干预的使用，进一步比较灵性取向的心理治疗与两个相关途径：教牧咨询和灵性引导。最后，对下一章内容提供一个概观。

❦ 第一节　灵性、宗教和心理学 ❦

灵性取向的心理治疗是一种利用灵性和心理学知识进行治疗的方法。本节首先描述灵性与宗教的相似和差异之处，以及两者之间的关系，然后讨论灵性和心理学的关系。尽管过去灵性和宗教经常可以互换使用，但现在形势已经不同。事实上不少人在生活中不遗余力地将灵性与宗教区隔。"我不是宗教徒，但灵性对我很重要"，现在这样宣称的人越来越多。即使这样说，宗教和灵性的准确区分并不总是很清晰。对心理健康专业工作者来说，宗教和灵性的意义、定义以及两者之间的关系不是很清楚。

一、宗教

从以往资料看，定义宗教非常直接。宗教是一种共同的信念系统，即教义或信条，并有信众共同参与的活动，即仪式或典礼（Ellwood，1990）。通常宗教可以从制度化维度去理解，即对一种特定信念传统的遵守，或者是在一个系统内获得灵性体验的方式（Fantana，2003）。即使宗教没有在制度化的语境中形成体系，宗教还是一个大的框架并有灵性维度隐藏其内。这可以从威廉·詹姆士的 *Varieties of Religions Experience*（James，1902/1985）一书中对宗教的描述中得到例证。他描述宗教是个体与神圣联系的感觉、行动和体验。对詹姆士而言，宗教的意义在于灵性世界，真正的目标是在灵性领域达到合一。另外，詹姆士认为真正的宗教是包括灵性维度的动态体验。

二、宗教和灵性的关系

大部分人都同意宗教与灵性有关系，但对于它们关系的实质又很少有一致意见。最近在灵性高峰论坛上（Miller，1999）将灵性定义为生命中内在的驱动力量，驱使个体朝向爱、知识、意义、连接和热忱。值得注意的是灵性被看作是包括宗教维度的。这一观点与詹姆士关于宗教和灵性的关系形成尖锐对立。

尝试发展一个更加平衡的二者关系，帕格门特（Pargament，1997，1999）利用"寻求（search）"和"神圣（sacred）"两个概念来描述宗教和灵性的内在关系。他将宗教定义为通过神圣寻求意义；而灵性是一种过程，个体试图通过这个过程"去发现、保留、并将神圣转化到自己的生活中（如果可能）"（Pargament，1999，p.12）。他声称寻求发生在大的宗教情境里，而正是神圣将宗教和灵性与其他现象区别开来。这样，神圣——包括上帝、神明或超越等概念——是宗教或灵性生活的共同特征。

三、灵性

对于宗教，至少对于它的基本要素还有一致观点，而什么组成灵性则根本没有一致意见。所以在专业文献中对灵性大约有 300 种描述和定义（Zinnbauer et al.，1997）。这里选择了一些不同的描述和定义：有些人认为灵性基本上是一种情绪状态（Domasio，2003），有人认为是一种本能（Hamer，2004）；有人认为是人格的一种基本特质（Cloninger，Svrakic & Przybeck，1993）；一种努力（Emmons，1999）；或者灵性超越（Cloninger，2004；Piedmont，1999；Reed，1991）。另有一些人认为是一种高峰或神秘体验（Maslow，1968）、寻求（Pargament，1999）、寻求意义（Frankl，1975）、一种不断地灵性渴望（Rolheiser，1999）、灵性实践（Walsh，1999）、智力形式（Emmons，2000）、量子变化（Miller & C'de Baca，2001）、整合自我朝向终极价值（Schneiders，1986），或者是灵性转化（Staski，2003）。

由于研究者、临床工作者对于灵性都不能给出合适定义，临床工作者在处理来访者灵性问题或需要时有两种基本策略。一种策略是选择已有的定义并基于所给的意义去使用，在这个基础上去概念化来访者的问题或需求；另一种策略是引出并尊重来访者对灵性的观点，并用它来概念化并以此回应来访者的需求（McSherry & Cash，2004）。

期望随着工作进展会有统一的灵性定义出现。这样的定义很可能是系统性的，即它能用三个系统理论的变量来定义输入、加工和输出。更详细地说，灵性定义应包括输入或自变量、加工或中介变量、输出或因变量三方面。比如灵性渴望（Rolheiser，1999）是一种自变量，灵性实践（Walsh，1999）是一种中介变量，灵性转化（Staski，2003）是一种输出或因变量。与只包括一个或两个变量的定义相比这种基于系统理论的定义更具有理论和临床应用价值（Sperry，2006）。

以系统论的语境构建灵性框架有其理论意义，特别是在关注灵性转化概念时，"灵性转化可以定义为对世界观念、自我观念、目的、宗教信念、态度、行为等方面的戏剧性改变。这种转化往往与逐渐累积或集中在相对较短的时间内发生的一连串经历有关"（Stawski，2003，p.425）。灵性转化远远不止是增加了个体的身体健康、心理幸福，或者两者兼有。插句题外话，这种灵性转化定义的操作化已经出现在超过两打的研究中（由 Templeton 基金会资助的灵性转化科学研究项目）（Katz，2004）。类似的，灵性转化被描述为输出或因变量，而灵性渴望（Rolheiser，1999）表现为自变量（Sppery，2006）。各种灵性超越练习作为中介变量或维度连接灵性渴望与灵性转化（Walsh，1999）。这类工作包括祈祷、冥想、正念、断食和奉献。图 1.1 根据斯佩里（2006）工作，描绘了这个多维模型用以说明三种系统变量的关系。本书在多维模型的框架下将灵性描述为一个过程，该过程开始于灵性渴望，通过自我超越练习，达到灵性转化结果，整个过程不断进行。

灵性渴望──→自我超越练习──→灵性转化

图 1.1　灵性及灵性与心理关系的多维模型

尽管这样,还是需要一个统一的灵性定义(McSherry & Cash,
2004;Sperry,2005),根据在心理学或灵性理论的讨论对灵性和心理关
系的描述是可行的。我们可以两类因素来论述灵性领域和心理学领
域;两个领域相同还是有差别、是否一个领域比另一个更为重要。根据
这两类因素,可以派生出灵性与心理五种不同的关系(Sperry &
Mansager,2007)。基于这一分类系统或基本框架,可以建构理论或开
展实验研究。五种关系简述如下:

1. 心理与灵性在本质上是相同的,心理更为重要。没必要或不需
要灵性干预,灵性也无须有效发展。这是心理还原主义的缩影,以经典
精神分析为代表(Freud,1927/1995)。

2. 心理与灵性在本质上是相同的,灵性更为重要。这一观点的典
型代表是经典的荣格派心理治疗(Jung,1963),以及传统方法如灵性引
导和教牧咨询(May,1972)。这是灵性还原主义的缩影。

3. 心理与灵性本质上不同,心理更为重要。这一观点代表了某些
灵性取向的精神分析方法(Shafranske,2005)和某些存在—人本主义
方法的看法。

4. 心理与灵性本质上不同,灵性更为重要。这一观点认为在某一
领域成长比如心理,可以反映在另一领域,但并不是必然的,这样一个
人可以是圣洁的但是同时具有神经症。这一观点可见于许多超个人取
向的心理治疗(Cortright,1997)、灵性取向的人际间疗法(Miller,
2005),以及灵性取向的认知行为疗法(Tan & Johnson,2005)。

5. 心理与灵性本质上不同,两者不存在谁更重要的问题,也不能
把一方还原为另一方。当来访者问题涉及症状或问题解决时,心理治
疗取向的策略是其合适的选择,当来访者问题涉及终极问题或答案时,
灵性取向的策略是其合适选择。这一观点代表了整体取向模型
(Sperry & Mansager,2004)。

这一分类系统将前四种取向看作是还原主义而第五种是整体主
义,即非还原主义的。还原主义方法不太可能发展取向。而整体方法

是一种后物质主义观,更有可能是基于力量和成长取向的。

聚焦于成长、灵性取向的心理治疗更倾向于建构意义并超越症状和损害;即其重点是意义而不只是对事实的观察。这样的疗法需要倾听来访者的体验以了解他/她的意义(Shafranske & Sperry,2005)。

🖐 第二节　灵性与变化中的临床实践　🖐

为了有效说明在临床实践中增加灵性维度的问题,将事实的前后关系理清是必要的。这个问题包括四个相互作用的方面：来访者、心理治疗师、专业与科学进展和治疗环境。

一、来访者

观察表明当代美国人对于过去曾为他们提供灵性力量和影响的宗教传统越来越远,他们变得"灵性上无家可归"(Steere,1997)。这样他们就从传统宗教以外寻求疗愈和灵性启示。斯蒂尔的观点是,这些人不仅在寻求身体和情绪疗愈,而且也寻求完整感和幸福感。他们也寻求灵性引导,可以为生命带来意义、目的和内在丰满的感觉。另外,由于许多人有明显的精神症状和功能损害,他们也希望"治愈"。对三个目标(疗愈、灵性引导和治愈)的追求,"提供了心理与灵性良好结合的背景",并驱使这些来访者寻求心理治疗和心理咨询。

一项1992年盖洛普的调查发现,当面临严重问题时,2/3的受访者会找有灵性信念的心理治疗师或心理咨询师。这些受访者中,81％的人会选择将这种价值观或信念整合到治疗师或咨询师的治疗中(Lehman,1993)。事实上,来访者期望他们的宗教和灵性问题能够进入治疗中(Post & Wade,2009;Rose et al.,2001)。

二、心理治疗师

伦敦(London,1985)在 *The Modes and Morals of Psychotherapy*

一书中指出,不管心理治疗师情愿与否,心理治疗师是在宗教场所的缺位中逐渐发展为现代的"俗世的牧师"的。不论他们是否同意这一观点,大多数开业咨询师都有来访者要求就灵性方面提供建议的经历。有些临床工作者也会对灵性存在渴望并寻求满足。他们在个人生活或职业上追寻意义和丰足感。他们寻求在自己的生活中达到某种平衡,通过不时做一些改变来使健康关怀行业发生一些变化。他们甚至会坚持一些诸如祈祷、冥想之类的灵性练习。但是大部分临床工作者没有受到在临床实践中增加灵性维度的训练,许多人在发挥某些或全部灵性维度的角色功能中忐忑不安,因为在过去这种作用并不被鼓励,他们希望这部分功能能成为精神病学实践的合法部分。好消息是,最近的职业和科学进展回应了这些需求。接下来的一节将详细描述心理卫生业界的灵性实践和对灵性的态度。

三、专业与科学进展

灵性与心理治疗的关系问题并不是新课题。历史上,18 世纪以前,心理与灵性问题主要是疗愈牧师的工作范围。埃伦伯格(Ellenberger,1970)承认因为"医师梅斯梅尔(Mesmer)和驱魔师加斯纳(Gassner)冲突",动力心理治疗才在 1775 年出现。加斯纳是一名牧师以驱魔术疗愈而闻名,在与梅斯梅尔用心理方法治疗同一来访者时发生致命性的冲突。加斯纳的失败一方面标志着宗教与心理治疗的分裂;另一方面宗教在心理治疗中受到排斥。这种排斥首先受到弗洛伊德(Freud),后来受到阿尔伯特·艾利斯(Alber Ellis)和其他心理学家的强化。简言之,宗教往好里说与心理治疗无关,往坏里说对心理健康有害(Larsen & Milano,1997)。

但是这一态度最近开始发生改变。其原因一方面是西方文化渴望灵性;另一方面越来越多的研究表明宗教和灵性对心理健康和心理幸福感有积极影响。结果就是心理咨询和心理治疗从业者开始放弃对在心理治疗和精神病治疗情境中包括宗教和灵性的怀疑和抗拒的态度。

四、治疗情境

斯蒂尔(Steere,1997)指出不断增加的"灵性上缺乏归宿"的人使得当前的两轮健康治疗系统(私人区域和公共区域)捉襟见肘,健康系统需要发展"第三个轮子"。他预见第三个轮子会包括这样的临床工作者：

> 他们会选择不断发展灵性维度并应用到他们的工作中。他们在认识到没有经济系统能够支持的情况下,仍然做这方面的工作。他们这样做,一方面是对灵性上缺乏归宿者的反应；另一方面出于自己的需要即让自己的灵性不会减少或消失。

因为管理型医疗更偏重于治疗,所以它省略了不少心理治疗的灵性维度。这不是说管理型医疗对灵性维度无动于衷,而是他们可能倾向于更多地参考教牧咨询的做法,而不是增加精神科医师的成本去治疗编码 V"宗教的或灵性的问题"(V62.89)。付费的第三方会认可、支持精神病治疗包括灵性维度到多大程度,还有待观察。可能有赖于合作的程度和水平。

第三节　心理健康专业工作者对灵性干预的使用

一项全美范围调查显示,大部分美国成年人(63%)相信如果病人请求,医生应该和病人一起祈祷。另外 34% 的人相信祈祷应该是医疗实践的标准组成部分(CBS News poll,cited by Shafranske,2000)。另外一项调查发现 58% 的精神科医师报告如果病人请求他们愿意为患者祈祷,但只有 15% 的医生愿意和患者一起祈祷。该调查中,精神科医师还被问到,如果科学研究证明灵性可以改善患者病情,他们是否愿意使用灵性干预。37％的医师报告会使用这种干预,57％的医师表示会推荐患者去找牧师或拉比。还有 62％的医师会推荐使用诸如冥想的灵性干预方法(Shafranske,2000)。其他心理健康专业工作者什么想法? 来访者是否期望临床工作者使用灵性干预? 对于使用灵性干预,心理健康专业工作者的信念是什么,如何实践? 这些对于执业医生、研究生和继续教育项目都是非常合理的疑问。不幸的是,目前很少有研究来回答这些问题。下面的资料是近期出版的一些调查研究,调查对象是社会工作者、精神科医师、咨询师、临床医生和康复心理工作者。

在一项对弗吉尼亚的社会工作者的调查中,要求他们对 25 项在临床中使用的宗教和灵性干预手段进行分级评价,其中探索当事人的灵性背景、探索当事人的宗教背景、澄清灵性价值和推荐当事人参加灵性训练项目(比如冥想团体或 12 步骤小组)评级最高。评价比较低的是现场与当事人一起祈祷、与当事人一起诵经、为了"疗愈"触摸当事人,以及施行驱魔术(Bullis,1996,pp. 19—20)。

在最近的一次针对全美精神科医师的调查报告中(Shafranske,2000),超过 80％的人将"灵性"在自己生活中评价为重要或非常重要,而 57％的人将"宗教"在自己生活中评价为重要或非常重要。当被问到宗教或灵性问题在他们临床实践中的频繁性时,49％的人报告经常遇到或要花很多时间。"生活目的迷失或没有意义"是最常见的治疗焦点。接受调查的精神科医生就他们对 13 种宗教、灵性干预方法的使用和认可程度进行了评价。结果了解当事人的宗教背景、探索他们的宗教信仰、推荐牧师、拉比等神职人员、使用宗教语言或概念的评价最高,与病人一起祈祷、建议患者放弃宗教的评价最低。

在一项针对全美的临床和咨询心理学工作者的调查报告(Shafranske,1996)中,73％的人认为在自己的生活中"灵性"重要或非常重要,48％的人认为在自己的生活中"宗教"重要或非常重要。在心理工作者对各种灵性和宗教干预手段的使用和认可程度的评价中,了解患者的宗教背景和使用宗教语言或概念评价最高,与病人一起祈祷、建议患者放弃宗教评价最低。但是一项对全美康复心理学工作者的调查有很多不同发现（Shafrankse，2000）。80％的受访者认为在自己的生活中"灵性"重要或非常重要，55％的受访者认为"宗教"在自己的生活中重要或非常重要。当要求受调查的心理工作者对13种宗教、灵性干预方法进行评价时，康复心理工作者的评价结果与沙弗兰斯基报告的精神科医师的结果类似。这种结果差别，是否是由临床心理工作者和康复心理工作者的人格特征、工作设置或其他因素的差异引起，并不确定。

这些调查显示心理卫生从业者是将宗教和灵性区分开来的。研究也表明社会工作者、心理工作者和精神科医师愿意施行或推荐某些灵性干预，比如灵性评估。但是，他们不太可能使用其他的灵性干预方法，比如与患者一起祈祷。

第四节　教牧咨询、灵性指导和灵性取向的心理治疗

进一步展开之前，把灵性取向的心理治疗确定为一个职业实体是有益的。要达到这一目的，我们首先就与此相似但并不相同的两个灵性取向的职业实践领域进行比较，即教牧咨询和灵性指导。尽管有某些相似之处，灵性取向的心理治疗在目标、服务对象、过程、干预方法，以及行业组织诸方面与两者是不同的。本节描述这些差别，并介绍灵性取向的心理治疗的实践。

一、教牧咨询

几个世纪以来，教牧人员既努力帮助信众处理个人问题和危机，也向有心理疾病的人提供教牧关怀。除了牧师提供的教牧关怀，教牧咨询基于临床教牧训练和教牧人员职位。人们认识到为了有效为信众提供治疗必须接受专门的职业训练。将教牧咨询认定为职业咨询始于

1963 年,并以美国教牧咨询协会的建立而规范,教牧咨询师主要接受神学、教牧关怀和心理学方面的训练。直到最近,教牧咨询常常被看作是常规心理治疗的一种替代方式。有时,也被看作是灵性指导的替代方法,因为在过去人们认为灵性指导是一种宗教的"干预"方法。

目标

教牧咨询的基本目标和功能是应对身体、情绪或道德应激,也应对意义危机。其次的目标是心理改变,包括减轻症状和问题解决。教牧咨询的基本假设是解决灵性或宗教需求是有效处理个人问题和危机的关键,对信众来说尤其如此。

目前,实践中有三种形式的教牧咨询:简单的一个咨询单元内完成的咨询形式;有时间限制的聚焦于问题解决或寻求解决方案的咨询形式,一般需要 2~5 个咨询单元;长程形式称为教牧治疗,通常是精神分析取向,聚焦于人格改变,可能会持续一年或数年(Montgomery,2010;Stone,1999)。牧师和其他受过教牧关怀和咨询训练的宗教人员提供大部分的短期教牧咨询。但是只有接受过心理咨询和心理治疗正规督导,具有资质的教会人员才能实施教牧治疗。教牧治疗有各种定义(Wise,1980),但一般指长程治疗,在某些情况下与心理治疗难以区分。

服务对象

教牧咨询主要服务于这样一些遇到麻烦的人:生活转变、情感或关系危机,或因为自责、物质滥用或成瘾,或者低自尊(Benner,2003;Stone,1999)。教牧咨询特别适合这些危机或问题,其独特之处在于既利用宗教和灵性资源又利用心理学的理解来有效促进疗愈和个人成长。其基本目标是问题解决和恢复心理健康,但是转变人格也可能是教牧咨询的目标之一。

过程与干预方法

如同心理治疗一样,教牧咨询师和来访者的关系很重要,保持临床上的距离有利于诊断和治疗改变。但是,最近许多接受过训练的教牧咨询师鼓励与来访者建立双向协作的关系(Benner,2003)。评估过程可能包括教牧评估或诊断，这样的评估维度有：对上帝的觉察、对上帝恩典的接受、忏悔和责任，以及对信仰团体的卷入程度（Benner，2003）。

治疗干预通常包括主动倾听和其他的问题解决或聚焦解决之道的咨询方法。也可能包括宗教建议或灵性问题，比如宽恕。不像灵性指导，教牧咨询一般不利用来访者的信仰团体资源来促进治疗、成长或统合。教牧咨询一般仅限于来访者，有时也会请配偶或家庭成员加入（Sperry，2002）。咨询单元通常每周一次，更多是在诊所而不是教堂或社区会堂进行。另外，教牧咨询可能会推荐来访者一些灵性取向的心理治疗甚至普通的心理治疗的材料。

培训

教牧咨询师是如何训练和实习的？教牧咨询经常是既接受心理学也接受神学训练，所以教牧咨询师或治疗师经常既有神学学位，也有教牧咨询或者其他心理卫生相关学科的学位。越来越多的教牧咨询师在心理卫生专业注册执业。美国教牧咨询协会，一个大约拥有3 000名会员的职业组织，可以提供教牧咨询师的资格认证。

行业组织

教牧咨询行业目前正努力发展成为一个更受认可的行业。这样，培训、注册和认证就是关键问题（Sperry，2002）。越来越多的教牧咨询师开始注册后执业，通常是作为心理卫生专家（例如，注册的专业咨询师），可以从美国教牧咨询协会得到认证。这个行业组织大约有4 000会员，致力于探索将对灵性的关注与灵性指导整合到教牧咨询实践中的方法。该机构成立于1963年，主要负责认证教牧咨询师、鉴定教牧咨询中心资质以及审查训练项目。这是一个由不同信仰者组成的共同组织，代表了80多个信仰团体。作为一个无宗派的行业机构，它尊重寻求帮助者的灵性和宗教传统，而非将咨询师的信仰强加于他们。

当然有些人对于扩大教牧咨询范围非常谨慎，主张通过认识论观点和实践立场来区别两个领域，也有人支持这种扩展（Galindo，1997）。显而易见，下面这些力量对教牧咨询行业的发展有影响：行为健康管理、逐渐增多的灵性指导和心理卫生咨询师（他们与教牧咨询争取部分同样的来访者)(Stone,1999)。

二、灵性指导

灵性指导也称为灵性引导、灵性友谊和灵性陪伴(Lesser,1999),它可以追溯到 3 世纪,过去主要是和尚、牧师和宗教人员在实际使用。过去 40 多年,它被重新发现、发展、按照灵性传统以各种方式实践运用(Edwards,1980,2001)。

灵性指导可以描述为灵性倾听的艺术,它聚焦于另一个生命故事里的神圣移动(Stairs,2000)。灵性指导包括一位受过训练的指导者,由他/她指导或陪伴其他人(称为受指导者)。尽管灵性指导可以以小组的形式进行,但最常见的是在彼此信任的一对一的情况下实施,并会有诸如蜡烛、《圣经》或其他神圣的非言语象征物。

目标

灵性指导也称为灵性陪伴或灵性引导,主要关心的是灵性成长,其次是心理成长和转化。基本目标是协助灵性成长(Barry & Connolly,2009;Gratton,1992)。通过强调受指导者与上帝的关系以及利用灵性资源,达到这个目标。灵性指导基本假设是灵性成长可以通过与一位引导者和掌握者在一起进行的反思过程得到促进(Rudding,2000)。灵性指导能够而且确实可以处理损害灵性成长的危机问题。

服务对象

前面提到,在灵性指导中来访者称为受指导者。灵性指导聚焦于灵性健康和幸福感的维护与发展,其基本假设是个体是完整的,但是还没有完全接受这一真理。因此灵性指导并不适合所有人,而是适用于心理健康和幸福感中等程度的人(Sperry,2002)。

过程与干预方法

洞察力是灵性指导的关键,通常包括重新组织受指导者生活中的事件或环境的灵性或终极意义(Barry & Connolly,1982,2009)。指导者和受指导者的关系是建立在他们共同走一段灵性之旅的认知上的一种相互关系。灵性维度的信仰角色和个体与信仰团体的关系对灵性指导起关键作用(Gatton，1992)。另外灵性指导也包括灵性对话，集中于"通过对话的改变动力，一种根本的转化……一种理性的、个体向自己的、活生生的上帝的臣服"(Galindo，1997，p.400)。

灵性指导中的干预包括祈祷指导、仪式处方和其他灵性练习。关注对受训者祈祷生活的开发和监护(比如冥想和默观)是灵性指导的关键。如果是适应症，灵性指导者也可能对有一定心理问题的受指导者同时使用心理治疗，或将灵性指导推迟到心理治疗疗程结束(Culligan，1983)。是否某一职业能有效而合适地提供灵性指导与心理治疗或教牧咨询是一个争议很大的问题(May，1992)。灵性指导通常以一对一的方式进行，并持续一个月以上，有时也以小组的方式进行。有一些灵性指导者收费或要求自由奉献，而其他人不这样做。

培训

如何培训灵性指导者？灵性指导如何实施？从事灵性指导没有一定的要求。有些人认为灵性指导是使命而不是职业，对这种使命召唤，培训和督导都不是必要的。其他人认为在诸如神学和心理学方面进行专业化的训练是重要而有益的(Lescher，1997；Sperry，2002)。当前对于灵性指导者有一些正规的研究生训练和培训项目，但没有得到普遍认可的认证或注册。

行业组织

作为一种职业，灵性指导由国际灵性指导师协会代表，该组织的会员来自世界各地。与教牧咨询和灵性取向的心理治疗组织相比，国际灵性指导师协会对会员限制性要求很少。任何人，只要对灵性指导有兴趣，就可以加入灵性指导师协会的全球学习群体。该组织自己颁布对其会员的伦理要求。

三、灵性取向的心理治疗

灵性取向的心理治疗是本章讨论的三种方法中最新的。它的产生可以溯源到理论心理学的进展，比如超个人心理学，但也可以追溯到来访者的需求，最重要的是人们期望灵性价值和灵性需求被尊重并整合到心理治疗过程中去。灵性取向的心理治疗是以对灵性维度敏感为特征的一大类心理治疗方法的总称。这些方法包括非宗教的方法、超个人心理治疗（Cortright，1997；Karasu，1999），以及无神论的（Richards & Bergin，2005）和各种宗教方法（Sperry，2001，2002，2005；Steere，1997）。尽管这些方法间存在很大差异，但在目标、服务对象、干预过程、培训和职业要求上存在一些共同点。

目标

灵性取向的心理治疗的首要目标是心理改变，其次是灵性改变或成长。相应的，症状减轻、人格改变是这种方法的特征性结果。往往关注与灵性和宗教问题有关的心理症状，具体有三种形式：在严重程度挣扎的健康问题、个人或职业丧失、处于人际冲突中；挣扎在由于背叛、孩子死亡或其他丧失而出现的信仰危机或生命意义危机中；追求幸福感的增长或灵性成长（Shafranske & Sperry，2005；Sperry，2010）。虽然对灵性成长的关注可能与传统的灵性指导更一致，但越来越多的来访者选择求助于心理治疗师而不是牧师或灵性指导者，以培养自己的灵性成长和发展。

服务对象

寻求灵性取向心理治疗的个体从相对健康的灵性追寻者到为症状所困的障碍来访者（可能有一个或多个领域的生活功能损害）（Sperry，2002）。治疗焦点根据来访者的表现和需要而变化。治疗可能包括：帮助度过灵性危机、灵性成长过程、增加幸福感、自我丰足或个体化，或者减轻症状痛苦、恢复基本社会功能（Sperry，2002）。

过程与干预方法

不似教牧咨询或灵性指导可以使用根植于特定宗教或组织机构的资源或建议，灵性取向的心理咨询师和治疗师更有可能不限于特定的宗教方案。典型的治疗关系通常包括双方的共同协作。相应地，灵性取向的心理治疗师被期望能尊重来访者的灵性价值和关注的问题。

依据来访者的需要和指征而选择不同的心理治疗和心理灵性干预

方法（Miller，1999）。如果有指征，可以请精神科医师进行是否需要药物或住院治疗的评估。也可以使用灵性干预：包括灵性练习，比如祈祷或冥想；如果有指征，也可以单独转介牧师或与牧师一起工作（Sperry，2001）。

培训

将灵性结合到心理治疗临床的人是如何培训、如何实习的？当前整合灵性的心理治疗师的培训既没有正规化也没有管控，但是有几个为受训咨询师的推荐项目，主要说明在心理治疗背景下要关注的灵性问题（Russell & Yarhouse，2006；Worthington，1988；Yarhouse & Fisher，2002）。虽然在心理学博士课程中有一些面向灵性的内容，但大部分致力于整合灵性的这类计划是世俗的。亚豪瑟和费希尔（Yarhouse & Fisher，2002)将灵性结合到培训计划中的做法分为三种模式。最近，沃辛顿及其同事大胆地在培训计划中更明确地训练学生与灵性和宗教相关的内容（Worthington et al.，2009）。

行业组织

美国心理学会（APA）和美国心理咨询协会（ACA），两个行业组织代表了大多数的结合灵性的心理咨询师和治疗师。APA 的 36 号专委会(即宗教心理学专委会)代表和支持灵性取向的执业心理工作者，不断推出受训者和执业者的伦理和临床指南。最近，该组织提出了"《处理宗教和灵性问题的基本临床指南》"。指南主要聚焦于整合灵性的心理治疗临床实践中的评估、治疗和各种注意事项（cf. Hathaway & Ripley，2009，附录 2.1）。与之相似，ACA 也有一个专委会，称为咨询中的灵性、伦理和宗教价值专业委员会（ASERVIC），支持灵性取向的心理咨询执业者。最近，ASERVIC 出版了修订后的《咨询中处理灵性和宗教问题的胜任力》（Cashwell & Watts，2010）。

表 1.1 总结了前面对于教牧咨询、灵性指导和灵性取向的心理治疗三种方法的讨论，包括：目标、干预方法、培训、行业组织几个方面。

表 1.1　教牧咨询、灵性指导和整合灵性的心理治疗比较表

	教牧咨询和心理治疗	灵性指导	整合灵性的心理治疗
目标	灵性改变、其次是心理改变；也可能聚焦于减轻症状或寻求问题解决之道	主要通过祈祷产生灵性改变；其次聚焦于影响灵性生活的危机问题	心理改变、其次是灵性改变或灵性成长；减轻症状和人格改变
服务对象	遇到与宗教问题相关困扰和/或希望自己的灵性或宗教价值得到尊重的人群	通常是相对健康的灵性追寻者	从相对健康到有问题或障碍的关注灵性或宗教方面问题的人群
过程与干预方法	倾听、建议；其他的治疗性干预方法；包括宗教或灵性的建议与练习；求助于心理治疗	倾听、指导祈祷和其他灵性练习；可能求助于心理治疗	各种心理咨询和心理治疗干预方法，外加灵性练习和干预，包括求助于牧师
培训	神学或教牧咨询的硕士或博士学位；督导经历；宗教组织的认可	灵性或心理学的硕士学位；一些正式训练与督导经历	心理学博士学位；可能没有或有正式培训和督导经历
行业组织	美国教牧咨询协会	国际灵性指导师协会	宗教与心理专业委员会（APA），咨询中的灵性、伦理和宗教价值专业委员会（ACA）

✋ 第五节　临床实践中的灵性：理论 ✋

　　本部分的接下来一章将对有关灵性维度和灵性成长与发展的几个模型和观点进行详细描述和讨论。另外还将描述与灵性维度相关的一系列的常见灵性问题、危机和紧急情况。

一、灵性的维度观点

人类经验有五个基本维度：心理、社会、道德、身体和灵性。本书的基本假设是灵性维度对其他四个维度来说是关键的、有内在联系的。专业文献描述了几种关于灵性维度的概念化以及灵性成长与发展过程的观点。第二章描述了有关灵性发展过程的六种观点，具体包括伦理的、性格的、超个人心理的、自我超越、客体关系和转化（也称为转变）。

二、灵性的发展模型

第三章描述的六个阶段发展模型，直接或间接说明了灵性维度，包括心理发展、道德发展、信仰发展、自我发展、灵性发展、灵性成长和全谱模型。有些模型得到了广泛的研究支持，另一些理论模型则是治疗师在临床应用中发现很有意义的。总体上，这些模型是单维度模型聚焦于单一维度或一个维度的单一方面（如，富勒的信仰发展模型），其他模型更加多维（如，威尔伯的全谱模型）。

三、临床实践中的灵性动力、危机和紧急情况

由于鼓励个体讨论灵性问题，临床医师辨别健康与病理性宗教体验的技能变得很重要。三种诊断上的常见情况是对精神病、抑郁症和其他精神障碍与"神秘声音和视觉图像""灵魂的暗夜"和其他"灵性紧急情况"的鉴别。灵性紧急情况这个术语用来描述表现为各种情绪或身体症状的强烈能量体验。格罗夫和迪奥夫（Grof & Drof, 1989）、格斯滕（Gersten, 1988）将"法定的"灵性紧急情况与躁狂、分离障碍和边缘性人格障碍的表现相区别。DSM-IV-TR（APA, 2000）更多地将"灵性危机"作为一种对特殊的灵性或宗教体验的明确的反应，并将其定义为编码 V"宗教或灵性问题"（V62.89）。第四章进一步探索灵性紧急情况、宗教或灵性障碍和问题，以及与灵性相关的问题，也描述了一些人格类型以及他们特征性的上帝表征、祈祷方式，及其他灵性行为。

第六节 临床实践中的灵性：治疗过程

本书第二部分重点从理论转向实践，讨论了治疗过程的各个阶段，包括：治疗关系、评估和概念化、各种类型的干预（心理治疗的、心理灵性的和灵性的）和结案。另外，还讨论了在灵性取向的心理咨询和心理治疗中，要在文化、伦理和法律方面注意的问题。

一、治疗过程：概述

对那些过去从事灵性取向的心理治疗临床工作的人来说，有所探索是必须的，因为没有治疗方法、原则或指南可借鉴。有些人发展出新的方法，比如超个人心理学（Cortright，1997）。但多数人采用常见的方法，在临床上应用灵性取向的认知疗法或灵性取向的动力疗法（Sperry & Shafranske，2005）。当前，临床工作者更希望使用有确实证据证明且有积极临床效果的疗法。相应的，灵性取向的心理治疗将会反映这些证据。第五章总结了常规心理治疗的治疗过程并预言在灵性取向的心理治疗情境下的这些治疗过程。

二、治疗关系

第六章聚焦于有效治疗关系的发展和维持，更正式的称呼是治疗联盟。研究表明有效的治疗联盟是取得积极治疗效果的首要因素，经验表明治疗过程中增加了灵性问题可以使建立关系的过程复杂化。相应的，关系的建立和维持在灵性取向的心理治疗临床中是关键因素之一。另外，反移情和治疗联盟破裂与一般心理治疗相比在灵性取向的心理治疗中更多见，往往容易导致治疗进展缓慢、来访者过早脱落或两者都有。该章讨论了反移情、联盟破裂的多种形式，治疗中引起或存在的相关因素，以及处理这些因素的策略和指导原则。

三、评估和案例概念化

评估和案例概念化也是灵性取向的心理治疗的关键过程。第七章描述了一个全面而综合的评估策略，包括人格动力、灵性动力、文化动力和家庭动力的评估。综合的评估是一个不断进行的过程，从开始直到结案。与一般心理治疗一样，案例概念化起着连接评估与治疗计划的作用。该章也讨论并说明了如何将灵性因素和问题整合为案例概念化架构中的一个成分，包括设定治疗目标和治疗重点、选择干预方法并使之适合来访者的需要、人格风格和个人期望。

四、干预方法

第八章描述了在灵性取向的心理治疗中的各种有效干预方法，包括：认知重建、认知和行为替代、诠释和体验式方法（尤其是来访者存在灵性问题时）。该章也描述了聚焦、正念、接纳、自我意识、灵性训练、定心冥想、宽恕和祈祷等方法。

五、评价和结案

评价和结案在一般心理治疗培训中常常被忽视。实际上，该领域有很少的研究和文献，而关于灵性取向的心理治疗文献就更少。第九章描述了对治疗结果评价的重要性，尤其是对治疗过程每一个治疗单元的评定。该章也描述了当灵性问题作为治疗重点时所引发的结案问题，包括：转诊讨论、与牧师或灵性指导师协作、冥想评价和脱落预防。

六、文化与伦理因素

第十章首先说明了在实施与灵性和灵性问题有关的临床治疗中需要考虑的，来访者在文化方面的注意事项。然后，独特的伦理注意事项得到说明，尤其是关于知情同意、边界和与来访者一起祈祷方面的。注册临床工作者会特别关注临床治疗的范围，主要指处理什么类型和处理到什么程度能得到注册当局的认可。这些伦理方面的注意事项也得到了描述与说明，另外还为灵性取向的心理治疗临床工作提供了临时性的伦理指南。

❀ 本 章 小 结 ❀

当代，越来越多的人在他们的生活中寻求意义和满足感。他们相信灵性对于成长来说是关键因素，也是处理生活问题的首要因素。许多人开始追求灵性之旅并已经开始进行诸如祈祷和冥想的灵性训练。尽管这些人希望能过上灵性意义的生活，他们却经常发现自己陷在旧的情绪、态度和习惯中，而这些往往干扰他们的灵性进步、影响自己对灵性之旅的信心。这样，更加灵性存在的理想就看起来更遥不可及。即使那些在灵性旅程上取得进步的人也经常会遇到成长路障，这种情况有时会持续数月或数年。

灵性已经开始影响心理咨询和心理治疗的临床实践。当代心理临床工作者正尝试着把各种方式的灵性维度结合到自己的职业实践和个人生活中。责任文化已经影响到一般心理治疗的临床工作，临床工作者们更多地被期望使用循证有效的治疗方法。毫无疑问，这些也会影响到灵性取向的心理治疗实践。相应的，灵性取向的心理治疗实践将会反映这些要求。

参 考 文 献

American Psychiatric Association. (2000). *Diagnostic and statistical manual of mental disorders* (4th ed., Text rev.). Washington DC: Author.

Barry, W., & Connolly, W. (1982). *The practice of spiritual direction.* New York, NY: Seabury.

Barry, W., & Connolly, W. (2009). *The practice of spiritual direction* (2nd ed.). New York: Seabury.

Benner, D. (2003). *Strategic pastoral counseling: A short-term structured model* (2nd ed.). Grand Rapids, MI: Baker Academic.

Bhikku, T. (2003). Making a cup of tea: Some aspects of spiritual direction within a living Buddhist tradition. In N. Vest (Ed.), *Tending the holy: Spiritual direction across traditions* (pp. 3–18). New York: Morehouse.

Bullis, R. (1996). *Spirituality in social work practice*. Philadelphia: Taylor & Francis.

Cashwell, C., & Watts, R. (2010). The new ASERVIC competencies for addressing spiritual and religious issues in counseling. *Counseling and Values, 55*, 2–5.

Cloninger, C. R. (2004). *Feeling good: The science of well-being*. New York: Oxford University Press.

Cloninger, R., Svrakic, D & Przybeck, T.(1993). A psychobiological model of temperament and character. *Archives of General Psychiatry*, 50, 975-990

Cortright, B. (1997). *Psychotherapy and spirit: Theory and practice in transpersonal psychotherapy*. Albany: State University of New York Press.

Culligan, K.(1983). The counseling ministry and spiritual direction. In B. Estadt (Ed.), *Pastoral counseling* (pp. 37-49). Englewood Cliffs, NJ: Prentice-Hall.

Domasio, A. (2003). *Looking for Spinoza: Joy, sorrow, and the feeling brain*. Orlando, FL: Harcourt.

Edwards, T. (1980). *Spiritual friend: Reclaiming the gift of spiritual direction*. Mahwah, NJ: Paulist Press.

Edwards, T. (2001). *Spiritual director, spiritual companion*. Mahwah, NJ: Paulist Press.

Elkin, D. (2005). A humanistic approach to spiritually oriented psychotherapy. In L. Sperry & E. Shafranske (eds.). *Spiritually oriented psychotherapy* (pp. 131-152). Washington, DC: American Psychological Association.

Ellenberger, H. (1970). *The discovery of the unconscious: The history and evolution of dynamic psychiatry*. New York: Basic Books.

Ellwood, R. (1990). Religion. In R. Hunter (Ed.), *Dictionary of pastoral care and counseling*. Nashville, TN: Abingdon Press.

Emmons, R. (1999). *The psychology of ultimate concerns: Motivation and spirituality in personality*. New York: Guilford Press.

Emmons, R. (2000). Is spirituality an intelligence? Motivation, cognition and the psychology of ultimate concerns. *International Journal of Psychology of Religion, 10*(1), 3–26.

Fontana, D. (2003). *Psychology, religion, and spirituality*. Malden, MA: BPS Blackwell.

Frankl, V.(1975). *The unconscious God: Psychotherapy and theology*. New York: Simon and Schuster.

Freud, S. (1927/1995). *The future of an illusion*. New York: Norton.

Galindo, I. (1997). Spiritual direction and pastoral counseling. *Journal of Pastoral Care, 51*(4), 395–402.

Gersten, D. (1998). *Are you getting enlightened or losing your mind? How to master everyday and extraordinary spiritual experiences*. New York: Random House/Three Rivers Press.

Gratton, C. (1992). *The art of spiritual guidance: A contemporary approach to growing in the spirit*. New York: Crossroad.

Grof, S. & Grof, C. (Eds.). (1989) Spiritual emergency: *When personal transformation becomes a crisis*. New York: Tarcher/Putnam.

Hamer, D. (2004). *The God gene: How faith is hardwired into our genes*. New York: Doubleday.

Hathaway, W., & Ripley, J. (2009). Ethical concerns around spirituality and religion in clinical practice. In J. Aten & M. Leach (Eds.), *Spirituality and the therapeutic process: A comprehensive resource from intake to termination* (pp. 25–52).

Washington, DC: American Psychological Association.

James, W. (1902/1985). *The varieties of religious experience: A study in human nature.* Cambridge, MA: Harvard University Press.

Jung, C. (1963). *Memories, dreams, reflections.* New York: Vintage Books.

Karasu, T. (1999). Spiritual psychotherapy. *American Journal of Psychotherapy, 53*(2), 143–162.

Katz, S. (2004). *The Spiritual Transformation Scientific Research Program.* Philadelphia: Metanexus Institute on Religion and Science.

Larsen, D., & Milano, M. (1997). Making the case for spiritual intervention in clinical practice. *Mind/Body Medicine: A Journal of Clinical Behavioral Medicine, 2*(1), 20–30.

Leech, K. (1977). *Soul friend.* San Francisco: Harper & Row.

Lehman, C. (1993, January 30). Faith-based counseling gains favor. *The Washington Post*, pp. 7–8.

Lescher, B. (1997). The professionalization of spiritual direction: Promise and peril. *Listening, 32,* 81–90.

Lesser, E. (1999). *The new American spirituality: A seeker's guide.* New York: Random House.

Lesser, E. (2000, Spring). Insider's guide to 21st-century spirituality. *Spirituality and Health: The Soul/Body Connection, 46–51.*

London, P. (1985). *The modes and morals of psychotherapy* (2nd ed.). New York: Hemisphere.

Maslow, A. (1968). *Toward a psychology of being* (2nd ed.). New York: Van Nostrand.

May, G. (1992). *Care of mind, care of soul: A psychiatrist explores spiritual direction.* San Francisco: HarperCollins.

McSherry, W., & Cash, K. (2004). The language of spirituality: An emerging taxonomy. *International Journal of Nursing Studies, 41,* 151–161.

Miller, L. (2005). Interpersonal psychotherapy from a spiritual perspective. In L. Sperry & E. Shafranske (eds.). *Spiritually oriented psychotherapy* (pp. 177-206). Washington, DC: American Psychological Association.

Miller, W. (Ed.). (1999). *Integrating spirituality into treatment: Resources for practitioners.* Washington, DC: American Psychological Association.

Miller, W., & C'de Baca, J. (2001). *Quantum change: When epiphanies and sudden insights transform ordinary lives.* New York: Guilford Press.

Montgomery, D. (2010). *Pastoral counseling and coaching.* Monticello, CA: Compass Works.

Pargament, K. (1999). The psychology of religion and spirituality? Yes and no. *International Journal of Psychology of Religion, 9,* 3–16.

Pargament, L. (1997). *The psychology of religion and coping: Theory, research, practice.* New York: Guilford.

Pew Forum on Religion & Public Life. (2008). *U.S. religious landscape survey.* Washington, DC: Author.

Piedmont, R. (1999). Does spiritual represent the sixth factor of personality? Spiritual transcendence and the five-factor model. *Journal of Personality, 67,* 985–1013.

Post, B., & Wade, N. (2009). Religion and spirituality in psychotherapy: A practice-friendly review of research. *Journal of Clinical Psychology, 65,* 131–146.

Reed, P. (1991). Toward a nursing theory of self-transcendence: Deductive reformulation using developmental theories. *Advances in Nursing Science, 13*(4), 64–77.

Richards, P. S., & Bergin, A. E. (2005). *A spiritual strategy for counseling and psycho-therapy* (2nd ed.). Washington, DC: American Psychological Association.

Rolheiser, R. (1999). *The holy longing: The search for a Christian spirituality*. New York: Doubleday.

Rose, E. M., Westefeld, J. S., & Ansley, T. N. (2001). Spiritual issues in counseling: Clients' beliefs and preferences. *Journal of Counseling Psychology, 48*, 61–71.

Ruffing, J. (2000). *Spiritual direction: Beyond the beginnings*. New York, NY: Paulist Press.

Russell, S., & Yarhouse, M. (2006). Training in religion/spirituality within APA-accredited psychology pre-doctoral internships. *Professional Psychology: Research and Practice, 37*, 430–436.

Schneiders, S. (1986). Theology and spirituality: Strangers, rivals, or partners? *Horizons, 13*, 253–274.

Shafranske, E. (1996). Religious beliefs, affiliations, and practices of clinical psychologists. In E. Shafranske (Ed.), *Religion and the clinical practice of psychology* (pp. 149–162).Washington, DC: American Psychological Association.

Shafranske, E. (2000). Religious involvement and professional practices of psychiatrists and other mental health professionals. *Psychiatric Annals, 30*, 525–532.

Shafranske, E. (2005). A psychoanalytic approach to spiritually oriented psychotherapy. In L. Sperry & E. Shafranske (eds.). *Spiritually oriented psychotherapy* (pp. 105-130). Washington, DC: American Psychological Association.

Shafranske, E., & Sperry, L. (2005). Addressing the spiritual dimension in psychotherapy: Introduction and overview. In L. Sperry & E. Shafranske (Eds.), *Spiritually oriented psychotherapy* (pp. 11–29). Washington, DC: American Psychological Association.

Sperry, L. (2001). *Spirituality in clinical practice: Incorporating the spiritual dimension in psychotherapy and counseling*. New York: Brunner-Routledge.

Sperry, L. (2002). *Transforming self and community: Revisioning pastoral counseling and spiritual direction*. Collegeville, MN: Liturgical Press.

Sperry, L. (2005). Integrative spiritually oriented psychotherapy. In L. Sperry & E. Shafranske (Eds.), *Spiritually oriented psychotherapy* (pp. 307–330). Washington, DC: American Psychological Association.

Sperry, L. (2006). Is a consensus definition of spirituality possible? Theory construction in spiritually-oriented psychotherapy. *Research in the Social Scientific Study of Religion, 17*, 10–22.

Sperry, L. (2010). Psychotherapy sensitive to spiritual issues: A post-materialist psychology perspective and developmental approach. *Psychology of Religion and Spirituality, 2*, 46–56.

Sperry, L., & Mansager, E. (2004). Holism in psychotherapy and spiritual direction: A course correction. *Counseling and Values, 48*, 7, 149–160.

Sperry, L., & Mansager, E. (2007). The relationship of psychology and spirituality: An initial taxonomy for spiritually-oriented counseling and psychotherapy, *Journal of Individual Psychology, 63*, 359-370.

Sperry, L., & Shafranske, E. (Eds.). (2005). *Spiritually oriented psychotherapy*. Washington, DC: American Psychological Association.

Stawski, C. (2003). Definitions and hypotheses: William James, religion and spiritual transformation. *Cross Currents, 53*(3), 424–437.

Stairs, J. (2000). *Listening for the soul: Pastoral care and spiritual direction*. Minneapolis, MN: Augsburg Fortress.

Steere, D. (1997). *Spiritual presence in psychotherapy: A guide for caregivers*. New York: Brunner/Mazel.

Stone, H. (1999). Pastoral counseling and the changing times. *Journal of Pastoral*

Care, 53, 47–56.

Tan, S., & Johnson, B. (2005). Spiritually oriented cognitive-behavioral therapy. In L. Sperry & E. Shafranske (eds.). *Spiritually oriented psychotherapy.* (pp. 77-104). Washington, DC: American Psychological Association.

Walsh, R. (1999). *Essential spirituality: The seven central practices to awaken heart and mind.* New York: Wiley.

Weld, C., & Eriksen, K. (2007). Christian clients' preferences regarding prayer as a counseling intervention. *Journal of Psychology and Theology, 35*, 328–341.

Wise, C. (1980). *Pastoral psychotherapy.* New York: Jason Aronson.

Worthington, E. (1988). Understanding the values of religious clients: A model and its application to counseling. *Journal of Counseling Psychology, 34*, 166-174.

Worthington, E., Sandage, S., Davis, D., Hook, J., Miller, A., Hall, L., & Hall, T. (2009). Training therapists to address spiritual concerns in clinical practice and research. In J. Aten & M. Leach (Eds.), *Spirituality and the therapeutic process: A comprehensive resource from intake to termination* (pp. 267–292). Washington, DC: American Psychological Association.

Yarhouse. M., & Fisher, W. (2002). Levels of training to address religion in clinical practice. *Psychotherapy, 39*, 171–176.

Zinnbauer, B. J., Pargament, K. I., Cole, B., Rye, M. S., Butter, E. M., Belavich, T. G., et al. (1997). Religion and spirituality: Unfuzzying the fuzzy. *Journal for the Scientific Study of Religion, 36*, 549–564.

第二章

灵性发展的维度观

本章首先介绍了人类经验的五个基本维度，并描述了灵性维度是人类经验的一个中心维度。接下来，我们简要回顾了灵性维度对健康以及主观幸福感的积极影响及相关研究结果。之后介绍的道德维度不仅在心理和行为科学中是"被忽略的"维度，在灵性理论中也是这样。最后，介绍理解灵性维度六个视角的参考框架体系，并介绍灵性发展的进程。

第一节 人类经验的维度

历史上，人类经验已经被划分成几个维度。这些包括灵性或宗教、道德、生理或躯体及心理维度。然而，人类经验一般从东方人视角进行整体解读，最近才开始从西方人视角进行解释。因为西方人忠实于严谨的科学方法和简约法则或遵循奥卡姆剃刀定律（比如，简单的解释会比复杂精确的更让人接受），他们满足于用一些单一的维度来解释人类经验。比如，在20世纪早期，科学家们满足于依据人类经验的单一维度来建构医学理论和临床实践，即生理或躯体维度。类似的，当对个体行为或者社会及组织进程下定义时，便会依据心理或社会维度。将心理维度和躯体维度结合称为"身心的"，而心理维度与社会维度结合则称为"社会心理的"。

当代在精神病学和心理学专业上的努力使人能更充分地理解和改

变人类行为,甚至组织行为,并促使生理—心理—社会模型的运用。最早的模型是(乔治·恩格尔,George Engel)在 1977 年提出的,他将人类经验在以往模型一到两个维度的基础上,分为三个维度。由于过去二十年间科学知识和医疗水平的不断发展,精神病学、家庭医学和内科医学已经将生理—心理—社会模型作为专业实践的理论与临床基础。最近,基于科学、政治、经济等方面考虑,美国心理协会(APA)已经正式将生理—心理—社会模型作为临床实践的基础。

一、灵性维度的中心地位

人类经验的五个普遍维度是:心理、社会、道德、灵性/宗教和生理/躯体(Willber,1999)。图 2.1 描述了五个基本维度的内在关系。灵性维度放在图的核心位置,以表明灵性维度是人类经验其他维度的基础。这个核心与宗教传统不一定有什么联系,但它反映了信仰、影响和行为都与个体经验中基本的灵性匮乏或对自我超越的渴望有关。

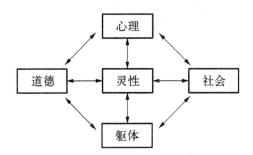

图 2.1　在人类体验维度中灵性维度处于中心

二、灵性维度与健康和主观幸福感的关系研究

最近,大量研究关注了灵性维度对心理、社会以及躯体维度上的影响。有很多在进行的研究和已经完成的研究表明灵性或宗教行为对身体健康和主观幸福感有影响。基于已经出版的两百多份文献,研究表明高水平的灵性与更低的患病风险、更少的医学与精神疾病、更高的社会功能相关(Koening,1999;Levin,1994;Levin & Chatters,1998;

Worthington, Kurusu, Mc Cullough & Sandage, 1996)。有趣的是，这些结果似乎不受性别、种族或者疾病类型和严重程度的影响，也与如何测量灵性和实验设计方法无关。

让我们更具体地看看在躯体、心理、社会维度上的研究结果。

(一) 躯体维度

有研究表明，宗教和灵性上的投入与较低的疾病发生率相关，包括心脏病、高血压、中风和大部分癌症。这些个体倾向于活得更长，有更强的免疫系统，在被诊断出有一种疾病后对治疗有更好的反应。如果进行手术，比如臀部骨折和开胸手术，他们有更低的术后死亡率和更快的恢复速度。而且，他们觉知障碍的发生率也更低。

(二) 心理维度

有更高的灵性或宗教投入的个体，倾向于报告更高的主观上的幸福感与生活满意度。他们体验到更少焦虑，包括对死亡的恐惧、担心和神经质的内疚。他们更不容易患上抑郁症和药物依赖，报告更少的自杀冲动和自杀尝试。而且，他们表现出更多的同情心和利他倾向。

(三) 社会维度

对宗教或灵性服务活动的投入或社会参与，倾向于对健康和幸福感有积极作用。个体从事像祈祷、深思这样的灵性活动，还有阅读神圣的著作，在消沉的时候寻求宗教领袖或社团的咨询和帮助等行为，使他们能更好地应对危机和问题。宗教投入往往导致更少的抑郁情绪。参与宗教服务与婚姻满意度和适应相关，显示出更少的离婚，更少酒精或药物的滥用，以及更低的婚前性行为、早孕和青少年犯罪，在老年人中更少的临床抑郁。

另外，这一系列研究也说明了在道德维度上灵性维度的影响。宗教投入与道德行为正相关，更高的宗教投入往往意味着坚持较高的道德标准和控制个人欲望的利他行为。与其他维度相比，这些结果更不让人感到惊讶。

第二节　道德维度的恢复和
积极心理学的兴起

　　道德维度在心理学和心理治疗中被描述成"被忽视的"维度。为什么？对心理学和心理治疗的简要回顾可以给出答案。随着心理学作为单独的学科领域的形成，它试图与其道德哲学上的根源区分开来。道德哲学强调共同的利益、价值和美德，合理的判断，以及个人的意志方面，而心理学则逐渐集中关注个体、行为、情感，和人性中非理性、中立、无意识的部分。

　　把心理学和它的产生源头——哲学区分开的最佳策略是把关于人格的研究和关于性格的研究区分开来。戈登·奥尔波特是众多美国学院派心理学家中之一，他们将"性格"这一概念从美式心理学理论体系中剔除了出去。戈登·奥尔波特的名言说道，"性格以人格来评估，人格即是性格（浓缩的）"（Allport，1937，p.252），表明了心理学对性格概念的轻视。

　　由此导致的一个结果是，心理学成功地建立了一个科学的，大概是价值中立的，并且不同于哲学的理解人类行为的基础。为了所有的实际目的，曾经是一个主要话题的"性格"这一概念几乎完全被人格的概念所取代（Taylor，1995）。

　　从 20 世纪 50 年代末到 70 年代初，心理学专业致力于将心理治疗纳入与其他心理学分支一样的、科学且价值中立的学科框架中。不幸的是，许多心理治疗师对以《精神疾病诊断和统计手册》（第 4 版）、临床实践指南和治疗效果评估为代表的假定的价值中立、科学的心理治疗观感到日益不满。对心理治疗的价值中立立场的批评是长期的，包括菲利普·里夫（Philip Rieff）在其著作 *Freud：The Mind of a Moralist*（1959）和 *The Triumph of the Therapeutic*（1966）中尖锐的分析，以及杰罗姆·弗兰克（Jerome Frank）的 *Psychotherapy and the Human Predicament*（1978）。

弗兰克发现所有的心理疗法都共享了同一种价值体系：把自我实现放在首要地位，将个人作为道德世界的中心。他认为，这种价值体系很容易因对个人幸福不切实际的期望，或对诸如"痛苦的积极力量、接受命运、坚持传统和自我调控"等传统价值观的贬低，而成为个人痛苦的根源(Frank,1978,pp.6—7)。

菲利普·库什曼(Philip Cushman,1990,1995)认为实现和维护一个"自主的自我"的目标可能是被误导的。此外，库什曼认为这样专注于一个内在的自我，是自我安慰、自爱和自足，最终导致"空虚的自我"。

此外，越来越多的人关注到传统的心理治疗实践往往更倾向于促进个体自我实现而非群体的幸福。例如，詹姆斯·希尔曼和迈克尔·文图拉在 *We're Had a Hundred Years of Psychotherapy and the World's Getting Worse* (James Hillman & Michael Ventura,1992)中认为心理治疗成功地把我们对日常生活中的问题的看法重新聚焦在了个人问题上，并且以精神病理学的内涵重构我们对世界的看法。他们注意到，治疗往往会让敏感且聪明的人走下政治舞台，进入内省和支持者的团体中。其结果是，这些个体曾有的任何旨在改善自己所在社区水平（例如摆脱饥饿、文盲、无家可归等）的动机都被有效地替代了。此外，他们注意到，大多数治疗方法很少提及性格、良心或承诺。换句话说，心理治疗有效地改变了道德考量，即从社会伦理转到个体伦理(Richardson,Fowers & Guignon,1999)。

一些研究人员和临床医生提出，价值观和伦理观可以并且一定会被心理学和心理治疗的科学认识整合到一起。价值观和伦理对任何一门要系统地研究人的科学来说都是不可分割的一部分，而不应被视为科学和心理治疗的阻碍。这一观点提供了一种令人信服的方式来重新定义心理治疗，即保留许多基础，同时给它带来更大的社会意义和责任的挑战。它承认，心理学和心理治疗是充满价值的，它要求精神卫生专业人员自觉地将价值观、道德、伦理和政治整合到他们的专业工作中去。其结果将是造就一门更能反映人类生活的充实、在实践中更有效的科学，随之而来的是将会带给心理治疗师更多的成就感。

心理治疗的实践是否能对人类幸福和构建更美好社会的努力做出重大而积极的贡献? 在 *Re-enrisioning Psychology：Moral Dimensions of Theory and Practice* 一书中,理查德森(Richardson)和他的同事(1999)提出了一个振兴心理学、心理治疗及其社会目的的观点,并提供了一个可供选择的哲学基础,心理治疗师可以从中更加深刻地审视自己的工作。他们发起了一个从新的角度看待心理学和心理治疗的社会价值的号召,旨在重振个人心理治疗师对他们工作的更高目标的信念。

一、积极心理学的兴起

1954 年阿伯拉罕·马斯洛第一次提出了积极心理学。但是直到马丁·塞利格曼(Martin Seligman)成为美国心理学会主席后,心理学和心理治疗才逐渐融入积极视角并推动了积极心理学的发展(Seligman & Csikzentmihalyi,2000)。积极心理学来源于人本主义心理学,强调幸福与满足。其早期影响来自哲学,特别是亚里士多德提出的,幸福是由与美德一致的理性行为所构成的,并由基督教哲学家托马斯·阿奎那(Thomas Aquinas)进一步发展,后者强调了四种基本美德(审慎、节制、正义、坚忍)和三种神学美德(信仰、希望、慈善),作为与集中表现在自我放纵和自恋上的七宗罪或恶习对比。

美德始终处在心理学的中心地位,直到 1879 年科学心理学的出现,即第一个心理学实验室成立。美德以前被传统定义为一种使人做出符合道德或当下价值判断的作为的倾向(Peterson & Seligman,2004)。本质上,美德自从科学心理学发展以来就"丢失"了,直到积极心理学运动出现才再次"复苏"。在彼得森和塞利格曼(Peterson & Seligman)2004 年出版的 *character Strengths and Virtues* 一书中,介绍了一系列研究,并对人的积极心理特质进行了鉴别和分类。它将美德分为 6 个层次,由 24 个可测量的性格优势组成。这些包括(1) 智慧与知识。由创造力、好奇心、开放性思维、好学、洞察力和创新性组成;(2) 勇气。由勇敢、毅力、正直和热情构成;(3) 仁慈。由爱的能力,善良和社交能力组成;(4) 公正。由社会责任感、公平和领导力组成;

（5）节制，由宽恕、谦逊、谨慎和自我管理构成；（6）自我超越，由对美和卓越的欣赏、感激、希望、幽默和信仰组成。必须说，由积极心理学对美德传统的恢复，使得心理治疗尤其是灵性取向的心理治疗受到一定影响。

二、道德和灵性的关系

不言而喻，道德和灵性是紧密相连的。但就像心理学和心理治疗中心理和道德之间的关系那样，道德和灵性的关系也曾一度被认为十分勉强。在历史上，道德神学与灵性神学原来是同一学科，直至中世纪晚期才相互区分。许多因素导致了这种分裂，结果道德成为平民的领域，而灵性成了小部分精英的领域。道德与善良、道德准则、罪恶和现实世界中日常责任、义务联系在一起，而灵性则与神圣、转化状态、静观祈祷、以一种超世俗的存在与僧侣或修道院联系在一起。简单来说，道德是关于善良与否，灵性则是关于神圣。几乎每个人都期望自己是善良的，却很少人会达到圣洁的程度。应该注意的是，在东方的宗教里道德和灵性没有这样的分裂。

从1960年代末开始，在西方，道德和灵性在意识形态上有逐渐"和解"，在灵性修行者上也是如此。现在，任何一个人，不论是否住在修道院都可以既追求善良也追求圣洁。消费主义、唯物主义和不受拘束的个人主义似乎助推了灵性发展的追求。许多人说灵性之旅需要同时追求灵性和道德，并且集合人类体验的其他三个维度。（Gelppi,1998；Keating,1998；Wilber,1998）许多"新时代"的灵性学说抬高对神圣的追求而淡化对善良的追求。灵性寻求者们究竟是同时追寻神圣与道德，还是只追寻神圣，这是而且应该是灵性取向的心理治疗和咨询的一个基本考虑。

🖐 第三节　灵性发展的视角 🖐

这部分描述了包括灵性维度和灵性发展进程的几个视角，

表 2.1 列出了这 6 种视角。

表 2.1　灵性发展的六种视角

---

1. 性格视角
2. 伦理视角
3. 超个人视角
4. 自我超越视角
5. 客体关系视角
6. 转化视角

一、性格视角

性格作为人格维度的一部分被用来描述个体在人际交互和组织情境下管理自己的行为的方式,它由个体的自律和自我认知不断发展所塑造(Cloninger,2004)。当这种学习或社会化的过程是充分地,并没有重大的改变,个体很可能会发展出具有适应性、创造性、社会责任感或善良的行为——我们称之为好的性格。总体而言,一个拥有良好性格和声誉的个体被认为是负责的、值得信赖的、受人尊敬的、公正的、关心他人的,是一个好公民,这意味着他或者她在与人相处中遵守规则。

性格与人格有什么不同? 目前,人格是性格与气质的总和。气质指的是人格中更多由生物性决定的部分,但性格则是受到后天学习和社会及心理影响下的组成部分(Sperry,2003)。由于性格是后天习得的,所以它可以通过心理治疗等手段进行改变。由于弗洛伊德及其后的心理动力革命的影响,心理治疗聚焦于性格维度,其意义等同于人格。在 1980 年以前,人格的概念经常使用"性格语言",比如说口唇期性格和强迫性性格。在 DSM-Ⅰ 和 DSM-Ⅱ 中对人格障碍的定义就反映了对性格和心理动力的强调(Sperry,2006)。在精神分析团体内部的观点中,性格反映了特定防御机制。因此,强迫性格可以常见情感隔离、合理化、理智化的防御方式。

另外一种理解人格中性格成分的方式是图式。不论是在传统的精神分析还是认知治疗中,图式是个体组织他们对自己、对世界、对未来看法的基本信念。虽然在传统上认知和认知行为疗法比精神分析更强调图式，但近来已有所改变。传统的精神分析强调利比多驱动，然而许多当代（精神）分析学者已经将注意力集中在关系上，强调自体、客体及其相互作用，许多自我心理学家、客体关系心理学家已经开始强调图式理论。

尽管有关性格研究的理论和临床文献数量颇丰，但实证文献相对匮乏。基于广泛的访谈研究，克洛宁格和其同事认为：具备成熟人格的个体倾向于自我独立、合作与自我超越（Cloninger，2008；Cloninger，Svrakic & Przybeck，1993）。与此相反，那些患有人格障碍的个体表现出自我接纳困难、对他人难以容忍或充满报复心理与自我意识觉察不明。这表明人格障碍的存在可以依据自我指向、合作与自我超越等性格维度进行定义。这三大性格维度随后被纳入克洛宁格的气质和性格七因素模型，并可以使用气质与性格量表进行测验（Cloninger，et al.，1993）。在这三大性格维度上，健全人格的个体表现出正向或较高的分数，而患有人格障碍的个体表现出负性或较低的分数。此外，在一个或多个性格维度上呈现低分和在一个或多个气质维度上表现失调率增加的个体，通常会经历严重的情绪困扰、生活功能障碍或者两者兼而有之。例如，边缘型人格障碍可能倾向于表现出在两个气质维度上高分，而在自我指向性与合作的性格维度上低分。

（一）自我指向性

自我指向性的基本概念是自我决策，即依据个体选定的目标和价值，个体表现出自我控制、管理和适应行为的能力。个体的自我决策能力不同。具有中等偏高水平自我决策能力的个体，通常认为其是成熟的，高效的和有良好自制能力的人群，他们表现出自尊，能够承认错误与接纳自我的本来面目，认为自己的生活富有意义、目标明确，为了实现自己的目标可以延迟享乐，主动克服困难。另一方面，具有低水平自我决策能力的个体，表现出低自尊，因为自己的问题而埋怨他人，对自己的定位和目标不确定，经常表现出依赖性，思维狭隘。

自我决策被认为由多个部分组成，例如内归因、目的性、策略性与自我效能感。倾向于内归因个体往往相信他们的成功是由他们自己的努力所控制，而外归因的个体倾向于相信他们的成功是由他们自身之外的因素所控制。有关归因的研究指出，那些倾向于内归因的个体更有责任感，解决问题更加足智多谋，而那些外归因的个体则更加疏远和冷漠，倾向于埋怨他人和外部环境。

目的性和有意义的目标导向是一个成熟个体的原动力。这种目的性的个体差异很大。问题解决的主动性和策略性，被定义为高效管理，是成熟性格的一个重要方面。自我效能感同样与目标导向中的策略性和主动性相关。

自尊与接纳自我缺陷修正的能力，没有超能力和永葆青春的幻想，是成熟的自我指向行为发展的关键方面。个体自我调整能力匮乏与充满自卑感、不足感的个体经常表现出拒绝、抑制或者忽视自身的缺点，希望每件事情总是最好的；而具备良好自我调整能力的个体能意识和承认关于自身缺陷的事实。这种积极的自尊和接受自我缺陷的能力与责任心和策略密切相关。自我指向性的缺乏是所有人格障碍类别患者的普遍特征。不管其他的人格特征或情境如何，如果自我指向性低那么人格障碍是可能存在的。

简言之，自我指向性是一个多重维度的发展过程，包括为自己的选择负责还是责备其他个体、外在环境；对个体看重的目的、目标认同还是缺乏目标导向；问题解决技能、策略丰富还是策略发展缺乏；自我接纳还是自我挣扎；适应良好还是与自我怀疑。

（二）合作

作为性格因素的合作是专用于评价个体在认同和接纳他人方面表现的差异。该因素是一项性格维度，其与和善还是以自我为中心的攻击性、敌意有关。低合作得分一般有助于判断伴随人格障碍的可能性。当个体具备高或仅适当偏低的自我指向时，人格障碍诊断的可能性随着低合作而增加。所有人格障碍的类别均与低合作相关。合作的个体倾向于社会包容、共情、乐于助人及富有同情心，而非合作的个体倾向于社会不容忍，对他人兴趣了然、冷酷无情及充满报复心理。合作的个体更可能表现出无条件接纳他人，共情与无私地帮助他人完成他们的目标。毫不奇怪的是，社会接纳、乐于助人和尊重他人的权利与积极自尊相关。共情是一种感情的共鸣或对他人的认同。宽容助人和同情心经常在发展心理学中被视为成熟的表现。进一步来说，这样的同情心表现为更愿意原谅、不论他们的行为如何对他人更友好，而不是寻求报复或者以他人的困窘或灾难为乐；它是兄弟般的情谊、毫无敌意。成熟的个体更希望相互满足，寻求问题解决的共赢方案而不是攫取个人利益。此外，宗教传统强调"无私"接纳、不去干扰个体或社会的必然性。

简言之，合作是一个多维度的发展过程，包括社会接纳还是不容忍；共情还是社会漠然；助人还是袖手旁观；同情还是报复；无私还是自我利益至上（Cloninger 等，1993）。

（三）自我超越

与灵性有关的自我超越和其他性格特征，一般在系统研究中被忽视，在人格问卷中被省略（Cloninger，2004）。虽然自我超越和自我实现的观察很丰富，具体地讲，由于顿悟和冥想而达到自我超越境界的人，他们的体验和行为改变在超个人心理学中有不少文献。自我超越个体稳定的忘我性，可以描述为类似于当个体被完全吸引、全神贯注、并对一件事着迷时，出现的短暂体验。在这样一种状态下，他们可能忘记自己在哪里，失去所有时间流逝的感觉。这种全神贯注经常导致有关个体自身以外事物的"超个人"识别。他们可能发现或体会到一种与任何事物或每一事物灵性融合的感觉。在这样一个精神高度聚焦的情境下，人们可能会忘记他们在哪里，失去时间流逝的一切感觉。

与一般成人相比，自我超越在精神科住院病人中发生的可能性特别低（Cloninger，2008）。除分裂样和分裂型人格障碍的个体外，自我超越不能作为区分病人是否患有人格障碍的因素。自我超越在区分分裂样与分裂型人格障碍时尤其有用，因为后者倾向于拥护关于超感知觉和自我超越的其他方面，而分裂样人格障碍倾向表现出低自我超越。相反，自我指向与合作在所有的人格障碍患者中均表现得分低（Svrabic，Whitehead，Pryzbeck & Cloninger，1993）。

考虑到作为一个发展的进程，自我超越具有多重维度。这些维度可以被简单概括为一些可在很大的范围内描述的基本的体验和行为：忘我还是自我意识经验；超个人认同还是自我分化；灵性接纳还是理性唯物主义。因此，较之不太成熟的个体，似乎心理健康的灵性追寻者具有更明显的自我超越。

二、伦理视角

心理治疗师和咨询师被要求遵守其所属的专业机构的伦理守则（在某些情况下，是州注册机构），在其专业角色里从事专业行为。专业伦理守则和国家法规并不打算涉及所有可能的伦理道德事件。因为研究表明，大多数当事人期望专业人员在涉及伦理方面的问题和困境上帮助他们（Richardson，Fowers & Guinon，1999），灵性追寻者和其他有宗教方面问题的当事人可能需要或希望在治疗过程中解决其伦理和道德问题。许多问题由此引发。治疗师和咨询师讨论这些问题是否合乎伦理规范？灵性追寻者和其他当事人是否可以被建议在他们的专业领域和私人生活中，行为合乎道德规范？心理治疗师和心理咨询师与灵性追寻者讨论伦理问题是否符合伦理规范？显而易见，这些问题没有一个简单的答案。伦理视角应该比伦理准则的规定更加广阔。

发展伦理视角不仅要学习伦理理论和原则，也要将其融入个人的人生哲学，然后在个体的私人和专业生活中践行这些原则。这就是说变成一个具有良好性格的人，即个体行为合乎道德规范。换句话说，发展伦理视角意味着变成一个"贤德的治疗师"。

强调性格和美德的伦理理论是美德伦理学（virtue ethics）。美德伦理学定义性格特征即是促使个体变成一个道德高尚的人。伦理学原理侧重于个体道德上的良好行动，而美德伦理学的重点是道德良好的性格。对美德伦理学来说，问题不是"这种行为是否符合道德规范？"，而是"我能成为什么样的人？"。根据美德伦理学，美德是性格的状态，不仅控制和引导一个人思想和理性思维过程，也控制和引导一个人的情绪和情感过程。具备美德的人旨在达到道德至善而不是成为一个聪明、目标导向的人。

那么接下来，什么是一个贤德的治疗师呢？一个贤德的治疗师是具备良好道德性格、良好专业性的个体。这样的人，其行为表现兼具践行美德的能力和在日常工作中实践专业水平的能力。"一个贤德的心理治疗师力求对当事人诚实，不仅仅是因为这种行为是其实现利益最大化的手段——假如有兴趣的当事人进行'道德付费'——也因为诚实，它本身就是十分可贵的"（Cohen & Cohen, 1999, pp：19—20）。Cohen 和 Cohen 指出，伦理规则或原则，即职业伦理准则的框架，作为心理咨询与治疗的伦理实践的基础，是极其不充分的。相反，他们提出了一个复合伦理理论，认为道德行为不仅涉及规则或专业标准，也涉及情绪、人际关系，美德和对具体的个人语境细微差别的敏感性。

临床心理治疗师和那些正在接受培训的专业人员，经常认为伦理是一种必要的推诿。当治疗师们开始越来越关注伦理投诉和治疗事故的诉讼，伦理经常被当作防御性的和风险管理的策略。这反映出有关伦理的消极观点。另一方面，积极伦理（Handlesman, Knapp & Gottlieb, 2002）却与此抗衡。它补充了消极道德理论，承认风险管理是一个必要的考虑因素，但不是伦理决策的充分条件。积极伦理理论认为，伦理价值而非法律法规才是伦理实践的出发点。它强调伦理敏感性是专业实践所必不可少的，认为伦理推理和决策是情境性的，而不是简单的线性过程。此外，积极伦理理论赞同持续的自我关怀、个人及专业成长是伦理敏感性、有效性和专业实践所必不可少的（Sperry, 2007）。

三、超个人视角

在关注灵性维度（例如，意识、神秘体验、意识改变的状态）以及涉及生命价值与存在意义问题的治疗方法领域，超个人心理学是一个宽泛的术语。在心理学中，超个人心理学被许多人称为继精神分析、行为疗法和人本主义心理学之后的第四势力。超个人心理学的前身出现于东方宗教和西方世界。奥古斯丁（Augustine）和托马斯·阿奎纳被公认为早期的思想家，他们将心理学的意识与灵性和哲学的关注点相结合。随后,威廉·詹姆斯(William James)预言了当代超个人心理学的观点,即意识改变的状态能够被感应到,并且平常意识状态过程获取不到的特定知识也能被感知到。

在卡尔·荣格分析心理学的描述中,他提出了几个与超个人心理学紧密相关的概念,包括自我、集体潜意识、原型与个体化过程。荣格心理治疗方法的核心是人类存在灵性层面的价值与重要性。例如,个体化包括灵性(或者说精神)的重新整合。

引入超个人心理学其他的一些方法包括罗伯特·阿萨鸠里(Roberto Assagioli)的心理综合(psychosynthesis),斯坦尼斯顿·格罗夫(Stanislav Grof)的全息模型(holotropic model),存在主义的超个人心理治疗,超个人精神分析治疗和身体中心的超个人方法(Cortright,1997)。

或许在过去几十年中,超个人心理学界最为人熟知和富有影响力的理论家是肯·威尔伯(Ken Wilber)。他第一次系统论证了神秘状态下意识是如何与神经症和精神病的意识相关的。威尔伯提出并重新定义了一个谱系(光谱)模型(Wilber,1977,1995,1999;Wilber,Engler & Brown,1986),该模型是一个整体结构,在模型中所有对立的心理系统和灵性传统,被认为包括人类意识的部分与互补真相。这是威尔伯理论发展、精神病理学以及心理治疗的基础。由此可知,意识包含多个水平,不同的心理疗法与谱系模型的特定水平相关。威尔伯认为传统的西方心理治疗体系指向谱系模型中较低的水平,精神病代表着意识的最低水平,而谱系的中间部分代表了神经症和存在主义的水平。灵性体系与超个人取向的方法代表着谱系的较高水平,意识在这一水平是充足的。基于这一构想,威尔伯得出结论(也有许多被认为是错误的),心理与灵性整体地与意识的单一线性或谱系水平相关。

当今,在超个人心理学领域日益达成一个共识,即人类体验的心理和灵性维度尽管有重叠,但是并不相同,灵性是基础(Cortnight,1997,p.237)。在早期的构想中,超个人心理学认为心理与灵性的发展路径是等同的,或者形成一个连续线/谱系(Wilber,1977)。同时超个人心理学认为个人将先追求心理整合，然后转向灵性整合。通常意味着，从心理治疗开始，当其成功完成后才能在灵性引导者的陪伴下从事灵性实践。总的来说，通常认为只有得到充分疗愈与心理整合的人才能够真正地发展与实现灵性。

这种观点与当前的临床研究与实践是不相符的。一些具有较高灵性发展的来访者，可能心理与人际交往的发展水平比较低，然而也有些人的心理发展将远远超过灵性发展。也有另外一些来访者，他们心理与灵性层面的发展是更加平衡的。相似的是，历史记录了大量心理失常，精神病性或神经症水平的圣人与灵性超前的个体。而且，假定所有圣人、智者在儿童创伤与潜意识防御中以某种方式自然地在灵性发展之前引导完成了更高水平的心理整合，这显然是站不住脚的（cortright,1997）。

超个人心理学取向的临床医生认为，心理与灵性的发展由多元复合的路径构成，两者相互影响但却并不相同。或者说，灵性存在于心理中并通过心理发挥作用而不是在心理发挥作用之后。而且，赞成将超个人方法用于心理治疗的临床医生倾向于从灵性的情境下看待他们的工作，因为超个人心理学基本假设，每个人都是灵性的存在而不仅仅是一个自我或者是心理学上的本我。另一个超个人心理学的基本信条是实现心理整合对灵性的实现并不是必需的，而且灵性的实现同样也不会必然引起心理整合。然而，心理治疗却可以帮助那些在灵性之旅中满足于回避和潜意识防御的人们，正如个体内心深处的灵性练习有助于个体心理功能。简言之，心理与灵性两者可以相互促进，但每个对于彼此来说都不是必需的（cortright,1997）。

运用超个人心理治疗的临床医生认为，追求心理与灵性的同时整合是可能的，虽然两者中的一个有时会占主导，但整合是两者同时发生的过程，而不是只有其一，更不是一前一后（Cortnight, 1997, p.234）。心理治疗通过打破无意识和防御的模式有助于灵性的展现；与仅仅借助灵性实践相比，利用自我探索能更巧妙地进入灵性的更深处。最后，由于旨在扩展意识，心理治疗也可以被视作灵性活动的一种。

意识是灵性与心理治疗的交叉点,两者都是探索、深化与扩展意识的方法。超个人取向的心理治疗主要关注于意识。这种治疗勘查意识及意识的内容。据说,大多数人寻求治疗的原因是他们感觉被束缚了,停滞不前,这意味着他们不能发挥所有意识功能。这样的个体存在盲点或者通过封闭关乎自身重要内容的意识(感觉、身体知觉、想法等)来加以防卫。被封闭的意识将会造成一些症状、自我挫败模式,以及生命中的"不平静"。意识涉及人类体验的所有维度:认知、情感、道德、躯体与灵性。意识的水平越高越复杂,心理与灵性改变与发展的可能性就越大(cortright,1997)。

超个人取向的心理治疗的一个信条是探究病人的意识是改变与成长的关键。然而,临床医生自己的意识、现状与内心的清晰性将是治疗之旅的导航灯。(Cortnight,1997,p.238)。据说临床医生的意识像是一个能量场,可以引导病人进到更深的体验。

最后,超个人心理治疗是体验性的。灵性的体验满足了心灵的需求,并且只有渗透到内心与感觉的深处,灵性的领域才能够被探测到(Cortnight,1997,p.239)。在意识被视为多元维度的基础上,将意识作为核心关注点意味着关注来访者整个人所有的体验过程。

考虑治疗情境中人类体验的不同维度(例如,情感、道德、智力与躯体维度)意味着可替换的体验模式的开放性,不限于传统心理治疗仅关注言语的模式。当然,言语是重要的,在娴熟地跨越内心世界的感觉与意义时,内心体验的言语表达的价值是难以估量的。只有当言语成为进入更深经验触发器时,个体的潜能才会实现(Cortnight,1997,p.239)。

从科特莱特(Cortnight,1997)的观点可知,超个人范式已经严重挑战了心理学与灵性学、科学与灵性,神圣与世俗的区别。超个人心理学坚称精神的根源是灵性,意识的基础是灵性实现,自我的概念也要比传统心理学下的定义更为宽泛。与其他心理学体系相比,超个人心理学为人类经验提供了一个更为整合与包容性的观点。因此,临床医生将灵性维度纳入咨询与心理治疗是极有价值的。

四、自我超越的视角

自我的概念在东西方的灵性传统、心理学及文学作品中有大量论述。本章主要讨论真自我，假自我以及自我超越的概念。假自我是温尼考特（Winnicott, 1960）用于描述防御结构的术语。该防御结构是婴儿期在不能得到"足够好的母亲"提供的照顾与必要的舒适状态以发展真自我的情况下形成的。正如第二章提到的，基廷（Keating, 1998）将假自我描述为应对儿童早期情感创伤而发展起来的自我。假自我通过满足本能需求、自尊及控制感而寻求快乐，在文化与组织认同中建立自我价值。与此相反的是，真自我是个体对由个体自身的独特性所体现的神圣生活的参与。威尔伯（wilber, 1998）在假自我与他论述的真自我之间做了一个相似的区分。有趣的是，托马斯·莫顿（Thomas Merton, 1974）有关假自我的观点表明假自我在自我超越中是一种失败。对于大多数灵性作家来讲，假自我向真自我的过渡包含自我超越的过程。

自我超越的概念为寻求将灵性维度整合到心理治疗的临床医生提供了大量启示。自我超越是一个在哲学、神学及心理学中广泛使用的术语，并在两种看似矛盾的体系中充当概念性的桥梁。例如，在神学中，自我超越提供了一种如何理解爱自己与爱他人这一明显的矛盾的方法，然而在哲学中，它涉及自由与善行，在心理学中，它消除了独立与亲密的矛盾。

自我超越被认为是最基本的人类愿望与内驱力，促使个体超越自我（Cloninger, 2004; Conn, 1997; Lonergan, 1972）。它是最基本的人类内驱力，并涉及人类其他的内驱力，同时是关乎人类独特性的一切事物的来源。神学上，这一内驱力代表着个体的神圣生命，并在个体与上帝的关系中得到充分实现。心理学上，自我超越既不同于自我牺牲——对真自我的否认，又不同于自我实现——所期待实现愿望的集合。"相反，自我超越的体验支持似是而非的观点，真正的自我实现并非来自自我实现个体所有愿望的努力，而是来自在实现他人利益的尝试中对个体自身的超越"(Conn,1998,p.324)。

自我超越反映在人类体验的各个维度中：情感、道德、灵性以及宗教。科恩(Conn,1998)提出了自我超越的结构：

因为(自我超越)是意识的,也通过指定意识的明确水平来勾画出自我……在展现自我超越的人类灵性愿望中,不同因素交互作用形成一个连续的阶段。从身体的神经与心理意象、到敏感性与智力、再到自由选择与爱,自我超越的强烈愿望在探索的动力中统一了自我,在实现超越中整合了自我。(p.325)

因此,除了认知的自我超越外,还有情感的自我超越。当个体打破自身的社会独立性,且自身的行为是同时为了自己与他人时,情感的自我超越就出现了。"情感的自我超越因此为实现追求价值的道德自我超越奠定了基础。最终,在认知,情感以及道德自我超越之上,存在着宗教的自我超越的可能性"(Cortnight,1998,p.326)。

自我超越对于心理治疗临床实践意味着什么？自我超越与心理治疗确实是有关联的,这种关联的理解体现在灵性取向的心理治疗与咨询的基本目标与策略中。基本的目标是"使人们更有力量去实现生命中更高的超越。在一定程度上,这意味着帮助人们从数不清的防御机制与阻碍自我超越的人格扭曲中解放出来"(Cortnight,1998,pp.326—327)。治疗的策略是"处理这些限制,以提升个体生命中自我超越的可能性"(p.325)。简言之,目标是促进自我超越的发展。

五、客体关系视角

客体关系理论是精神分析思想的新发展。它为理解灵性维度中形成上帝表征(the formation of God represent-ation)这一重要内容作出主要贡献(Guntrip,1969)。该理论认为,消极的上帝表征能够阻碍灵性之旅的进程。对于那些在宗教背景下,运用灵性取向治疗与咨询的人来说,评价并努力修正上帝表征是极为重要的。

客体关系理论的名字源于"客体关系(object relations)"或者"客体表征(object representations)"。客体关系意味着儿童早期中出现的重要个体以及与重要个体相关的动力关系的内化，以及这些内化的客体关系的持续性心理影响。该理论将儿童早期发展分为三个阶段：共生、分离—个体化、客体恒常性（Mahler, Pine & Bergman, 1975）。个体上帝表征化的基本发展发生在这三个阶段，并包含特定的过渡客体。

（一）共生

在这一发展阶段，儿童形成有别于他人的自我觉知。儿童需要看护人，看护人通常是父母。看护人在儿童出生时就为其提供一个自我调节或"抱持性环境（holding environment）"。一个抱持性环境能使父母向孩子传达出这样的信息："我足够强大，可以照料和保护你、抱着你、照顾你、让你舒适，并抚慰你。"在开始的时候一切都是完美的，儿童将自己的形象与母亲混为一体。儿童十分相信她可以控制一切。

（二）分离—个体化

在大概10～14个月的时候，儿童的发展需求将会出现重大转变。就像生命开始预期的那样，儿童开始承担抱持与自我管理的功能。然而，儿童没有准备好承担这一责任，所以他必须"欺骗"自己。好比他对自己说："自己要发挥起抱持的功能，这不在我的控制范围内，而要把它过渡到我能够完全控制的客体上。"他的毛绒玩具或者泰迪熊不仅完全处于他的控制之下，而且还会抚慰他成长并成为一个独立个体过程中的焦虑。这个过程包含对外部现实的扭曲：儿童将原本属于养育者的抚慰功能归于过渡性客体。过渡客体允许我们所有人借助替代物逐步训练出稳定/抚慰的能力。过渡客体能够帮助个体探索自身所处的环境，并学会如何掌握它。在内化自我管理能力的过程中，这是一个中间步骤。在3至4岁时，儿童将具备足够的能力理解并掌控周围的环境，减少对现实的扭曲。

一个过渡客体在自我与客体之间是种中介性体验，他能够抚慰分离焦虑，并有助于个体化——自身身份独特性的感知。一个相关的术语是过渡现象（transitional phenomenon），包含过渡客体与过渡模式。过渡模式涉及正常人的后续生活经历。过渡模式是个体发展更高的自我功能，如逻辑思维之前的休息区或暂停区，可以使个体自由地深入探索现实中的其他模式,例如音乐、艺术创作与创造性表达。本质上,过渡模式具有抚慰功能,但其服务于后续的自我整合与自我改变。

当谈及上帝,过渡客体这一术语就不再适用。因为上帝不是客体,而是儿童在独特的心理空间中创造出的一种特定客体表征。心灵空间里的过渡客体,不管是玩具、毛毯还是其他心理表征,都被赋予强大的真实的幻想生命。因为上帝不伴随其他过渡客体的过程,所以他只是一个过渡现象。通常,离开生命过程,过渡客体将会失去意义与价值,个体变成他/她自己的自我管理者。另一方面,随着时间流逝,上帝并不会失去意义,反而会变得更有意义。当其他的过渡客体被抑制甚至忘记时,上帝不能被完全抑制。上帝总是与更好的爱、接纳、生气甚至拒绝同在。上帝在心理上对我们是有帮助的。上帝作为一种过渡现象,帮助我们从自己、他人和生命本身那里获得更多。据鲁祖德(Rizzuto,1979,1991)所说,上帝,像泰迪熊,他自身一半的填充物来自父母的支持功能,另一半的填充物来自儿童根据自己需求创造"上帝"的能力。(1979,p.179)。创造并寻找上帝的过程——过渡现象——在生命过程中不会停止。并不断被文化改变与增强。在美国的文化中上帝有特定的位置,例如宪法中的奉献,经济体制(硬币与账单)、复活节、圣诞节之类的节日,教堂建筑、税收抵免等。

(三) 客体恒常性

假设经过最初的三四年,儿童或多或少都成功地发展到了客体恒常性阶段——儿童能够与他所认为的分离和独立的人建立稳定与爱的关系——儿童对上帝的意象将更加模糊与概念化。这一认知过程很大程度上是通过想象来发展的。幻想的早期阶段是想象同伴(imaginary companion)(Rizzuto,1979)。想象的朋友/同伴能帮助他们解决与他人相处过程中的日常小问题。在儿童开始经历的残酷环境中,新发展的想象力充当了缓冲器。想象同伴在儿童发展阶段起到独特的积极作用,一旦作用完成,想象就会消失。具体来说,想象充当着不良或消极念头的替罪羊,独处儿童的玩伴以及儿童全能控制感的守护者等角色。

对于男孩来讲，从三岁开始想象同伴的顺序依次是怪兽、魔鬼、英雄、超级英雄（Rizzuto，1979）。

想象同伴与怪兽帮助儿童忍受他的不良、狂怒的念头以及怀疑与沮丧。据说，怪兽可以帮助儿童了解、掌握并忘记他们自己会变成"怪物"。在 2 岁时，儿童认识到上帝被成人所重视，上帝将会惩罚他、祝福他与爱护他。虽然儿童看不见上帝，他能感知到上帝是有力量的，无处不在，控制一切。不可避免地，儿童将最有影响力的父母的代表作为上帝的表征。

在两岁半时，儿童发现事物是由人们创造的。然后他开始疑问像云、海洋这样的事物是怎样形成的，并从别人那里得知上帝创造了它们。儿童需要想象到上帝足够强大到能制作云这样大的东西。这类问题与好奇将一直持续到 5 岁。

在六岁时，儿童掌握了上帝创造世界、动物和美好事物的概念。他开始与上帝形成一种感觉上的关系。祈祷是重要的，他开始相信祈祷就是答案。在这一阶段，上帝的对手是魔鬼。这可能反映了儿童的敌意的、严酷的父母表征。然后，随着儿童开始经历对自己父母幻想的破灭，他可能开始想象自己有理想的父母，幻想有一个双胞胎兄弟和他玩耍，有一个守护天使引导他。事实上，圣经故事和天堂以及更美好生活的图像，可能在其中一些幻想中起到同样的作用。

因此，在六岁之前，一个正式的上帝表征就会形成。鲁祖德（Rizzuto，1979）提出，伴随着这些丰富多彩的角色以及幻想中的希望、恐惧以及性先占观念，最后上帝将会来临。由于多元的社会文化宗教、仪式以及家庭因素，上帝获得了一个特定与重要的地位。经过潜伏期与青春期，这个表征将会继续被修正与加强，尤其是英雄与超级英雄的形象：摇滚明星、运动员、电影明星甚至政治家。

总的来讲，客体理论提出了上帝表征的发展序列：随着儿童成长并建立一个过渡的现实环境——一个中介空间——儿童可以暂时从自我中心并依赖母亲的世界转移到更大的世界。当儿童在大约两岁半至五岁的阶段，他会将经历的过渡现实看作富有生命力的，想象的人与怪兽。这些表征将会激起强烈的恐惧感与脆弱感，而之前这些都会被母亲令人安心的言语与陪伴缓冲。在这一阶段，上帝经常会出现在小孩子意识场景中。因为别人告诉他，上帝是非常强大的，上帝是最强大的男性。他是最强的、最大的、最好的。最终，怪兽将失去令人恐怖的力量，牢牢占据在儿童的想象中。在五到六岁之前，小男孩将会内化对上帝的认知概念，这一概念融入了儿童看待世界中的自己的方式之中。当男孩长大并开始与母亲分离开时，他就能够加入更大的男性主导的特定文化的世界。这一过程是便利的，因为他既有自己的父亲也有男性的上帝相联系。对于小女孩来说，形成一个上帝的表征似乎有所不同（Heller,1986）。

如果成长过程进展顺利，儿童将学会区别世俗的父亲与全知全能、保护一切的神圣的父亲。在区别的过程中，世俗的父亲将会变成不再神圣、更易犯错的人。在这关键的时刻，如果这种区分没有完成，上帝的形象就会变得令人迷惑与扭曲。如果儿童与母亲连接的质量与稳定性不够，这种扭曲也会发生。父母自身有关上帝的表征也会影响到小男孩上帝表征的形成。从某种程度上讲，如果父母有关上帝的意象是相对成熟的，并且父母与青春期孩子的关系是和谐的，青少年将可能会有一个真实的、平衡的、健康的上帝形象。但是，父母有关上帝的表征是扭曲的，与青春期孩子的关系是矛盾的、不良的，那青少年男性可能形成扭曲的上帝表征与风格。

（四）临床启示

上帝表征的临床价值是什么？鲁祖德（1991）描述了临床医生理解他们病人上帝表征的潜在治疗价值：

> 仔细地探索个体对上帝的客观描述可能会揭示出有关精神类型与人际关系的重要资料，正是这些导致他们心中特定的上帝形象。……理解个体的上帝表征反过来会提供关于他/她的精神历史与干扰潜在信仰和上帝表征更新的障碍类型。我正在研究心灵内部的过程；……这可能会阻碍上帝表征与个体的宗教行为转化

到与个体发展水平相适应的水平(pp.56—57)。

六、转化的视角

转化(transformation)，也作转变(conversion)，是灵性取向心理治疗与灵性指导的核心关注点(Gratton,1992,p.122)。转化有多种内涵与定义(Rambo,1993)，从宗教信仰的转化到重要的生活转化。这样定义首先被伯纳德·罗纳根(Bernard Longger,1972)使用，而唐纳德·格尔佩(Donald Gelpi,1998)做了扩大与延伸。格尔佩将转化定义为拒绝不负责任的行为与承担个体自身经验某些方面后续发展的责任。转化的两种形式是不同的：最初的与持续的。最初的转化涉及在经验的某些维度从不负责任到负责任行为的转变。例如，情感、智力与宗教。持续的转化是转化的多种维度与生活中持续改变过程的互动。格尔佩假设持续的转化是整体的，意味着在生活的所有方面都可能发生基本转化：情感的、智力的、宗教的与社会政治的。最近躯体的转化维度也增加进来(Sperry,1999)。六个维度描述如下：

(一) 情感转化

情感转化包括为自己情感生活负责、承认并宽恕过去的伤痛。情感成熟的发展是与种族主义、性别主义、军国主义以及其他种类的社会偏见不相容的。情感转化要求从关注自我转移到爱他人，常常忏悔那些可以使个体与上帝分离的主题，尤其是愤怒、害怕和负罪感。当消极的情感在信仰中得到疗愈后，个体需要学习拥有和表达他们的积极情感，包括爱、友谊、同情、敏感性以及热情。当需要或能起到帮助时，持续的情感转化可能要求"必要时完整的灵性引导与心理治疗"(Gelpi, 1998)。持续的情感转化需要主动面对个体自身关于暴力与破坏性的潜意识。这种类型的持续转化意味着开创一个新的意识整合，原谅是其中必不可少的。(p.198)。

(二) 道德转化

道德转化要求个体从简单的即刻满足转变到在道德与正义的原则

下生活。道德转化假设，个体可以正确地区分对错，能够解决日常生活中所面临的道德困境与挑战。这将引导个体将其他人视作上帝意象中的人，并维护共同利益。持续道德转化，将消除自私、欺骗、违反法律法规、不履行法律责任、恶意与破坏性行为的可能性与冲动。道德转化要求个体掌握致力于共同利益的实践的结果(Gelpi,1993)。它同样要求提升对腐蚀个体良心的错误价值体系的批判能力。

（三）智力转化

在个体意义的层面上，智力转化要求个体能够理解与表达他/她与上帝的关系。这不只是背诵《圣经》与教义的能力，还是追求真理与直面任何不道德行为的错误意识形态和个人偏见的能力。持续的智力转化要求个体建立一种平衡的生活哲学。在持续的智力转化过程中，他们应该从单纯的宗教信仰与信条中脱离出来，走向个人持有的信仰。从富勒(Fowler)的信仰发展阶段讲，格尔佩(Gelpi)认为初始的转化至少要达到信仰的综合与形成惯例阶段(synthetic-conventional)，然而持续的转化要求达到甚至超过个体反省(individual-reflective)的信仰水平(Gelpi 1993)。相应地，个体能够充分地理解围绕在他们信仰传统周围的问题与争议，以建立他们自己的位置或对这些问题做出回应。

（四）宗教转化

这种形式的转化要求个体为真上帝而不是偶像生活。宗教转化的动力对每种宗教传统来说都是一样的，真正的宗教转化超越了狭隘的宗派门户之见，因为被宗教改变的个体将同情任何需要帮助的人们，无关乎种族、信仰与阶层(Gelpi, 1993)。忏悔能够让个体对自然美与神圣美变得敏感。持续的宗教转化策略包括常规的祈祷、冥想、斋戒、理性阅读和布施。

（五）社会政治转化

情感的、智力的、道德的与宗教的转化聚焦于个体，而社会政治转化聚焦于社会。这意味着其中的社会系统，例如企业政府，对他们的行为能够合理解释与负责。不仅仅是个体的道德原则，社会政治原则将产生它自己的道德原则。原则包括所有人能够分享生活中的美好事物的权利以及法律、分配以及交换的公正。它要求个体在思考与行动上符合政治正确性并承受生活的压力。持续的社会政治转化包括致力于重新审视个体对特定群体与亚文化的偏见与歧视，以及质疑漠视穷人需求、享受便利和奢侈的生活方式（Gelpi，1993）。

（六）躯体转化

躯体指人的身体、身体结构以及身体知觉、感觉（包括性感觉）和记忆。它涉及个体的或灵魂与灵性的表现（Sperry，1999）。因此，当身体受伤时，例如交通事故或者中风，躯体的表达将变得扭曲与有限，导致个体表达健全人格的能力下降。同样地，如果个体的灵魂或灵性受伤了，例如哀悼死去的爱侣，可预料到的躯体表达将会是痛苦与抑郁的症状。躯体转化的基础是安康（wellness），安康与健康（health）相似但不相同，因为安康能够与慢性病、疾病、晚期病症共存。有高水平躯体转化的个体被认为有高水平的安康而不一定有很好的健康状况。为体验高水平的安康，个体在躯体方面需要持续的转化。像适当的饮食、锻炼与睡眠这样的防护措施能够有效提高活力、躯体健全以及转化程度。然而防护措施不能保证安康，因为安康独立于健康状况。最后，有高水平躯体转化的个体可能对他们的身体持积极的态度——包括性能力——并且将会把这些态度整合进他们的生活哲学中。

❀ 本 章 小 结 ❀

第二章从六个视角描述了与灵性发展过程有关的灵性维度。我们认为这些视角有助于个体理解与评价灵性发展过程。这些不同的视角为灵性取向的心理治疗与咨询的实践提供了怎样的潜在临床价值？表 2.2 提出了一些关于将灵性维度应用到临床情境的关键启示。

表 2.2 在灵性维度中整合多元视角的关键启示

视 角	整合灵性维度的启示
客体关系	客体关系是内化的关系,上帝表征(意象)反映了早期的亲子客体关系。消极的上帝意象对灵性旅程有消极影响,但可以在治疗中被矫正。
自我超越	灵性的渴求反映了个体自我超越的基本驱动力。灵性的发展意味着增加自我超越,这需要平衡自由与关系。灵性咨询与治疗的目标是协助个体的自我超越进程。
超个人	意识是核心概念。灵性与心理维度不同但有重叠,灵性维度是所有人类体验的核心。灵性危机不同于心理病理问题。自我超越是一种增强意识的功能。
性 格	人格包括性格与气质。自我负责、合作与自我超越是性格的基本成分。这些成分的低水平与人格扭曲是相关的。
伦 理	贤德的治疗师是具有良好道德品质的专业人士,他的行为既反映了美德的实践,又将职业伦理标准融入日常实践的能力。
转 化	转化意味着自我转变。自我转变要求个体在人类经验的每种维度中,从不负责任转变为负责任的行为;这是个持续改变的过程。

参 考 文 献

Allport, G. (1937). *Personality: A psychological interpretation.* New York: Holt.

Cloninger, C. R. (2004). *Feeling good: The science of well-being.* New York: Oxford University Press.

Cloninger, C. R. (2008). The science of well-being: An integrated approach to mental health and its disorders. *World Psychiatry, 5*(2), 71–76.

Cloninger, C. R., Svrakic, D. M., & Przybeck, T. R. (1993). A psychobiological model of temperament and character. *Archives of General Psychiatry, 50,* 975–990.

Cohen, E., & Cohen, G. (1999). *The virtuous therapist: Ethical practice of counseling and psychotherapy.* Belmont, CA: Brooks/Cole.

Conn, W. (1997). Understanding the self in self-transcendence. *Pastoral Psychology, 46*(1), 3–17.

Conn, W. (1998). Self-transcendence, the true self, and self-love. *Pastoral Psychology, 46*(5), 323–332.

Cortright, B (1997). *Psychotherapy and spirit: Theory and practice in transpersonal psychotherapy.* Albany: State University of New York Press.

Cushman, P. (1990). Why the self is empty. *American Psychologist, 45,* 599–611.

Cushman, P. (1995). *Constructing the self, constructing America: A cultural history of psychotherapy*. Reading, MA: Addison-Wesley.

Frank, J. (1978). *Psychotherapy and the human predicament*. New York: Schocken.

Gelpi, G. (1998). *The conversion experience*. New York: Paulist Press.

Gratton, C. (1992). *The art of spiritual guidance: A contemporary approach to growing in the spirit*. New York: Crossroad.

Guntrip, H. (1969) Religion in relation to personal integration. *British Journal of Medical Psychology, 42*, 323-333.

Handlesman, M., Knapp, S., & Gottlieb, M. (2002). In C. Snyder & S. Lopez (Eds.), *Handbook of positive psychology* (pp. 731–744). New York: Oxford University Press.

Heinrichs, D. (1982). Our father which art in heaven: Parataxic distortions in the image of God. *Journal of Psychology and Theology, 10*, 120–129.

Heller, D. (1986). *The children's God*. Chicago: University of Chicago Press.

Hillman, J., & Ventura, M. (1992). *We've had a hundred years of psychotherapy and the world's getting worse*. San Francisco: HarperSanFrancisco.

Keating, T. (1998). *Invitation to love: The way of Christian contemplation*. New York: Continuum.

Koenig, H. (1999). *The healing power of faith: Science explores medicine's last great frontier*. New York: Simon & Schuster.

Levin, J. (1994). Religion and health: Is there an association, is it valid, and is it causal? *Social Science and Medicine, 38*, 1475–1484.

Levin, J., & Chatters, L. (1998). Research on religion and mental health: An overview and empirical findings and theoretical issues. In H. Koenig (Ed.), *Handbook of religion and mental health* (pp. 34–50). San Diego, CA: Academic Press.

Lonergan, B. (1972). *Method in theology*. New York: Herder & Herder.

Mahler, M., Pine, F., & Bergman, A. (1975). *The psychological birth of the human infant*. New York: International Universities Press.

Maslow, A. (1954). *Motivation and personality*. New York: Harper.

Merton, T. (1974). *New seeds of contemplation* (Rev. ed.). New York: Norton.

Peterson, C., & Seligman, M. (2004). *Character strengths and virtues: A handbook and classification*. Oxford, UK: Oxford University Press.

Rambo, L. R. (1993). *Understanding religious conversion*. New Haven, CT: Yale University Press.

Richardson, F., Fowers, B., & Guignon, C. (1999). *Re-envisioning psychology: Moral dimensions of theory and practice*. San Francisco: Jossey-Bass.

Rieff, P. (1959). *Freud: The mind of a moralist*. Chicago: University of Chicago Press.

Rieff, P. (1966). *The triumph of the therapeutic*. New York: HarperCollins.

Rizzuto, A. (1979). *The birth of the living God. A psychoanalytic study*. Chicago: University of Chicago Press.

Rizzuto, A. (1991). Religious development: A psychoanalytic point of view. *New Directions for Child Development, 52*, 47–60.

Seligman, M., & Csikszentmihalyi, M. (2000). Positive psychology: An introduction. *American Psychologist, 55*, 5–14.

Sperry, L. (1999). The somatic dimension in healing prayer and the conversion process. *Journal of Christian Healing, 21*(3/4), 47–62.

Sperry, L. (2003). *Handbook of diagnosis and treatment of DSM-IV-TR personality disorders* (2nd ed.). New York: Brunner-Routledge.

Sperry, L. (2006). *Cognitive behavior therapy of DSM-IV-TR personality disorders* (2nd ed.). New York: Routledge.

Sperry, L. (2007). *Ethical and professional practice in counseling and psychotherapy*.

Boston: Allyn & Bacon.

Svrakic, D., Whitehead, C., Przybeck, T., & Cloninger, C. R. (1993). Differential diagnosis of personality disorders by the seven factor model of temperament and character. *Archives of General Psychiatry, 50,* 991–999.

Taylor, C. (1995). *Philosophical arguments.* Cambridge, MA: Harvard University Press.

Wilber, K. (1977). *The spectrum of consciousness.* Wheaton, IL: Quest.

Wilber, K. (1995). *Sex, ecology, spirituality: The spirit of evolution.* Boston: Shambala.

Wilber, K. (1999). *Integral psychology: Consciousness, spirit, psychology, therapy.* Boston: Shambala.

Wilber, K., Engler, J., & Brown, D. (1986). *Transformation of consciousness: Conventional and contemplative perspectives on development.* Boston: Shambala.

Winnicott, D. (1960). *The maturational processes and the facilitatory environment.* London: Hogarth Press.

Worthington, E., Kurusu, T., McCullough, M., & Sandage, S. (1996). Empirical research on religion and psychotherapeutic processes and outcomes: A 10-year review and research prospectus. *Psychological Bulletin, 119,* 448–487.

第三章

灵性维度的发展模型

第二章介绍了人类经验的五个维度以及在理解灵性维度和灵性发展过程中作为参考依据的六种视角或框架。本章阐述了另外七种视角。与第二章不同的是，这些视角代表了人类发展的阶段模型，直接或间接地凸显了灵性维度和灵性发展的过程。本章第一部分总体介绍了这些阶段模型以及对这些阶段理论的总体评价，后续部分则对七个发展模型逐一进行介绍。

第一节 阶段模型和人类发展

灵性取向的心理治疗和咨询，其理论及应用的基础来源于四个流派：（1）心理动力理论——弗洛伊德、艾里克森和荣格；（2）结构发展理论——皮亚杰、柯尔伯格（Kohlberg）、福勒（Fowler）、基根（Kegan）和赫尔米亚克（Helminiak）；（3）超个人心理学理论——威尔伯（Wilber）；（4）灵性流派——基廷（Keating）。

本章介绍了四个流派中代表性的理论和阶段模型。在心理动力理论中，艾里克森的阶段模型对灵性取向的心理治疗师、咨询师来说更有关联，因为它是一种与美德发展有关的模型。

艾里克森认为在人的一生中，个体的自我发展要经历八个阶段。在每一个阶段，自我必须整合躯体、心理、社会、道德以及文化等各项因素，从而对自我形成一个稳定认知。这种模型认为，发展危机预示着下一个阶段及危机的解决方法,发展危机促使个体去整合积极和消极因素,即繁殖感对停滞感。(译者注:艾里克森的心理社会发展的第七阶段)

结构发展的理论基础不是生命的周期,而是基于以可预测的、普世的、连续的、分层的模式进行发展的形式结构。每一个阶段都代表了个体建构现实经验时所采用的日趋复杂而迥异的认知方式。皮亚杰是第一个结构发展理论家,建立了识别儿童和成人认知或智力发展阶段的研究范式。柯尔伯格、福勒、基根和赫尔米亚克在皮亚杰范式的基础上进一步阐述了道德、信仰、自我和宗教发展的阶段模型。因此,柯尔伯格、福勒和基根提出的三种阶段模型吸引了许多基督教灵修的专业人士,这一点也不奇怪。

需要明确指出的是柯尔伯格和福勒的阶段模型促生了大量的研究、批判和论战。系统地回顾这些批判和论战已超出了本章的范畴,更确切地说,因为目的在于推广这些阶段模型在理解灵性维度和灵性发展中的临床效用,所以本章只简要介绍了一些针对临床效用的批判。

由于对东方宗教和基督教默观流派的复兴既有批判又有诉求,威尔伯关于超个人心理学、基根关于基督教灵性流派的著作受到了青睐。今后,理论家和学者将会对灵性维度和发展提出更多的补充模型。

❀ 第二节 灵性发展的相关模型 ❀

一、历史上的模型

从最开始,学者们就试图描述灵性发展的过程。精神生活被看成是接近上帝的攀登过程,"梯子"和"阶段"常被用来形容灵性成长的过程。例如公元 7 世纪的修道士圣克里马克斯(John Climacus)在其经典著作 *The Ladder of Divine Ascent* 中认为精神生活包含了 30 个步骤。另一方面,亚历山大学派的奥利金(Origen)认为精神生活起始于净化原罪，需经过 3 个阶段，人从上帝的恩典中获得启蒙，并最终与上帝融为一体（Cunningham & Egan，1996）。在基督教的灵修传统中，这三个达到灵性发展的阶段，即净化、启蒙和整合（基督教中的"三种途径"），也被称为初学者、熟练者和完美者。表 3.1 简述了"三种途径"的各个阶段。

表 3.1 灵性成长中"三种途径"的介绍

净化（purgative）：初学者经过净化或涤罪，逐步祛除那些阻碍个体完全归属于上帝的附加物。祈祷是杂乱无章的，灵修的练习包括斋戒和施舍。效果是消除恶习。
启蒙（illuminative）：熟练者从散漫的祈祷转向情感性的，即更多聚焦于心灵，道德成长之路由黑暗的原罪转向上帝的启蒙。效果是美德的增长。
整合（unitive）：美德和祈祷创造了一颗对灵性修行全然开放与接受的心，会产生一种自我与上帝融为一体、紧密结合的状态。效果是不断增加的灵性天赋。

值得注意的是，净化和启蒙的方式反映了道德的维度，因为他们"假定任何祈祷和神性中的成长都需要道德的参与，反之亦然。对于一个在神性中成长的个体来说，他必须成长为具有美德的人。一个人要想圣洁至善，他必须成为一个真正的好人"（O'Keefe，1995，p.49）。奥基夫认为"三种途径"需要宗教和道德的转化。盖尔皮（Gelpi，1998）补充说智力、情感和社会政治等方面的转化对于全然的、持续进行的转化也是必不可少的。

可以这样假定，灵性的成长反映了个体的健康和幸福感。在我的临床经验中，这个观点得到了验证。更确切地说，我发现灵性成长的途径或阶段与 DSM-Ⅳ-TR 轴 5（American Psychiatric Association，2000）的《整体功能评定量表》（the Clobal Assessment of Functioning，GAF）的分数相关。我还发现灵性成长阶段也和个体应对悲伤和沮丧的时长有关。例如，处于灵性成长较高阶段的个体相比较于较低阶段的个体，悲伤持续的时间更短。换句话说，灵性成长的阶段和这两种临床指标更加准确地反应了个人整体精神健康状况和幸福感水平。

更确切地说，在净化阶段，个体处于无压力环境时，功能相对良好，但是在中等压力环境下表现功能较差,显示出一系列负性情感。该阶段个体 GAF 的分数范围是 60～74。他们经历悲伤和沮丧的时间通常持续几个小时。在启蒙阶段,处于无压力环境时个体功能相对良好,但是在中等压力环境下功能相对较差,显示出一系列负性情感。个体经历悲伤和沮丧的时间通常持续几个小时,GAF 的分数范围是 75～90。在任何情况下,处于整合阶段的个体的功能都表现良好,他们经历悲伤和沮丧的时间非常短暂,相应的 GAF 的分数范围是 90～100(Sperry,2010)。表 3.2 描述了三者之间的关系。

表 3.2　灵性成长阶段、GAF 和悲伤持续时间

灵性成长	GAF	悲伤持续时间
净化阶段之前	<60	几小时或几天
净化阶段	60～74	几小时
启蒙阶段	75～89	几分钟到一小时
整合阶段	90～100	非常短暂

二、当代模型

为了更好地从整个生命历程去理解灵性的发展过程,十分有必要去研究认知、心理社会、道德等人类发展的主要领域是如何在特定的灵性经验中强化与表达的。比如,艾里克森关于心理社会发展阶段的理论提供了一个非常实用的切入点,用于研究有关灵性的内容是如何融入身份构建、亲密关系、道德发展、宗教情感等生命过程的。此外,皮亚杰关于认知发展的理论具有一定的启发意义,有助于我们理解物体恒常性、符号表征、逻辑思维和形式运算等不断发展的认知能力如何促进了看不见的上帝的表征形成;有助于我们理解宗教背景如何影响道德概念的发展,道德在宗教背景中应运而生,象征着信仰的客体;也有助于我们思考宗教问题,并将信仰与人生经验之间复杂的互动关系概念化。这些观点在柯尔伯格的道德发展理论和福勒的信仰发展理论中都有所阐述。

尽管在发展过程中，灵性维度与宗教维度的互动模式在个体与群体之间有很大差异，但是我们仍可以非常明显地从许多个体的生命中，直接或间接地看到灵性和宗教所发挥的重要作用。尽管这种交互作用通常会对个体发展产生有益的影响，但是有些时候它带来的影响也可能是消极的甚至是混淆的。

❀ 第三节　阐述灵性维度的阶段模型 ❀

接下来将简要介绍几个对灵性发展有直接或间接影响的阶段理论。我们先从艾里克森的(1984)心理社会发展模型开始，然后介绍柯尔伯格的(1984)道德发展模型，最后介绍福勒的(1981)信仰发展模型和基根的(1983)自我发展理论。表 3.3 列出了这七种模型。

表 3.3　阐述灵性维度的阶段模型

心理社会发展阶段模型
道德发展阶段模型
信仰发展阶段模型
自我发展阶段模型
灵性发展阶段模型
灵性成长阶段模型
灵性之旅阶段模型

一、心理社会发展阶段

如上所述，艾里克森关于心理社会发展阶段的理论为研究宗教和灵性如何融入身份认同构建、亲密关系等主要生命过程，提供了非常实用的切入点。有趣的是艾里克森通过区分不同年龄阶段相关的美德，发现了性格维度的作用。出人意料的是，道德心理学和道德哲学领域的理论家们似乎并没有认识到艾里克森对道德发展历程洞见的重要性。

下面是心理社会发展的八个阶段及其相关的美德

1. 信任与怀疑(Trust vs. Mistrust)：从一出生，婴儿就有生理需求和驱力。与照看者之间的人际关系的质量会影响到婴儿对其他人信任或怀疑的程度和总体感知世界的程度。这个阶段相关的美德是"希望"(hope)。

2. 自主与怀疑羞愧(Autonomy vs. Doubt and Shame)：社会要求我们在童年早期学会自控和机体调节，因此，如厕控制会影响到自我效能感和自我怀疑感的建立。这个阶段出现的美德是"意志力"(will)，意志力可以让我们去做那些预期或可预期的事情。

3. 进取心与内疚感(Initiative vs. Guilty)：学龄前儿童开始学着主动探索周围的世界。在这一阶段，"目的"(purpose)的美德——尽管存在危险和失败，个体执著追求个人目标价值的勇气——得以强化。

4. 勤奋与自卑(Industry vs. Inferiority)：前三种危机存在的社会背景主要是家庭和直系亲属。但是在第四阶段，孩子开始步入学校或者类似的正式教育机构。由老师或者社会根据个体掌握技能程度所作出的评定成为焦点问题。这个阶段的美德——"胜任力"(competence)得到发展。

5. 同一性与混乱(Identity vs. Diffusion)青少年期是关键时期，在这一阶段，青少年开始主动尝试整合他们的经验，形成对个体身份的一种稳定的认同感。在这个过程中人们必须要适应社会或与群体观点保持一致，尽管其本质属于心理社会的范畴，但是艾里克森更加强调个体准确的自我认知和现实判断。个体将自己视为以往经验的产物，体验到这种连续性。对过往危机的积极应对，如值得信赖、独立自主、恣意率性、勤勉进取等方式方法都有利于形成身份认同。相反，以往的失败经历会导致身份认同混乱。因此，青少年期的美德就是"忠诚"(fidelity)。这种能力使个体在矛盾的价值体系中仍能信守承诺。

6. 亲密与疏离(Intimacy vs. Isolation)：一个年轻人必须愿意且有能力将自己的身份与另一个人整合在一起。坦诚相待和亲密关系容易使个体受到伤害，因此对于自身的稳定的认同是先决条件。这个阶段涌现的美德是"爱"(love)。

7. 繁殖感与停滞感(Generativity vs. Stagnation)：人到中年，个体努力通过多种途径充分发挥出自身的潜力，如养育后代、制作手工艺品、形成观点等。此时出现的美德是"关爱"(care)。具有繁殖感的个体通过抚养、教育、监管后代等方式来关爱其他人，而拥有停滞感的个体则只关注个人需求。

8. 完善与绝望(Integrity vs. Despair)：对个体生命的完善感或充实感是最后一个阶段的重点。最后一项美德是"智慧"(wisdom)。智者会认为事物的对立面皆可相互转化，且人的一生要"顺应自然"。

二、道德发展阶段

如前所述，在皮亚杰关于结构发展研究范式的基础上，柯尔伯格提出了道德发展阶段模型，试图描述道德发展而非道德行为的发展过程。他认为道德发展与道德行为之间的理论联系很难确定，即相同的行为背后是迥异的原因。

他提出道德推理的三个层次——前习俗水平、习俗水平和后习俗水平。他认为在后习俗道德水平，发展准则对行为有调节作用，道德发展与道德行为之间的联系最紧密，遗憾的是，并没有一致性的数据结果能证明此假设。为什么要费力去介绍这个阶段模型呢？首先，这些道德发展阶段是比较其他阶段学说和观点的基准点，诸如，关于信仰、自我和宗教发展的阶段学说以及转化理论的观点。其次，目前个性发展再度受到重视，某些基于阶段模型的训练计划被应用于公共教育、社区发展和一些灵修课程中。第三，道德维度是本书的重点，它包括个性、伦理和道德规范，例如，如何成为一名贤德的咨询师等。

该模型认为道德发展共有三个水平，且每个水平有两个阶段。

前习俗水平

此阶段，道德标准由外部建立，决定的关键因素是外部控制。

1. 惩罚与服从取向：对与错的评判标准是个体是否服从权威或者个体是否因为其行为而受罚。

2. 相对功利取向：对与错的评判标准是个体是否因为其行为而受

到别人、社会或者上帝的奖惩。

习俗水平

此阶段的重点是取悦其他人或维持标准。

3. 人际和谐：也叫作"好男孩""好女孩"取向，对与错的评判标准是在这些情境下，一个"好人"应该怎么做。行为的动机和意图主要是取悦他人。

4. 社会系统维护：也叫作法律与准则取向。对与错的评判标准来源于社会系统的维护以及遵守合理、健全的法则。尊长尽责非常重要。

后习俗水平

此阶段，道德判断建立在对抽象道德标准的理解之上，这也是具体的法律法则的基础。它承认在备选方案之间存在冲突与选择。

5. 社会契约取向：对与错的评判标准基于对社会契约的认同。对共同利益的关注使社会契约对每个人来说既是义不容辞的，又具有一定的约束力。在这个阶段，个体的道德判断可以反映和评估社会上大多数人所拥有的隐性或显性意志。

6. 普世伦理准则取向：对与错的评判标准来自内化的标准，而没有考虑是否与社会习俗相一致。个人承诺而非社会舆论帮其作出选择，个体行为举止受自选的榜样指导，而不是他人的反应。

对道德发展学说和研究的批判

有趣的是，过去 30 年里有关道德发展的研究和文章都是基于柯尔伯格和吉利根（Gilligan）的研究成果，并没有意识到他们的理论存在巨大的局限性。大部分研究成果的基础是柯尔伯格提出的第三和第四阶段，可惜的是，这些经验反应存在缺陷。即便使用他自己的评判方法，也几乎没人能够达到道德发展的最高阶段，在最新的评分系统中，最高阶段仍没有得到证实（Flanagan，1991）。

对于道德发展学说的批评日渐激烈（Shweder & Haidt，1993）。弗拉纳根（1996）认为柯尔伯格的学说是"一个可怕的失败，尽管有许多信徒，但它仍然是彻头彻尾的学术倒退"（p.138）。甚至柯尔伯格学说的忠诚拥趸现在也承认，应该像研究道德判断一样去研究道德敏感性、动机与性格（Rest，Edwards & Thoma，1997）。最后，柯尔伯格和其追随者都没能成功地证明道德思维产生了道德上正确的行为。事实上，对道德模范认知过程的研究表明他们的得分主要处于习俗阶段，调查结果对柯尔伯格提出的测评意义和道德教育计划提出了严峻的挑战（Colby & Damon，1992）。

吉利根在道德发展方面所取得研究成果似乎也存在着明显的局限性。在 *In a Different Voice* 一书中，吉利根（1982）驳斥了柯尔伯格的道德发展模型，提出了两个重要观点。第一个观点是存在两个基本的道德思维方式，一个建立在公正（Justice）之上，另一个建立在关爱（Caring）之上。第二个观点是绝大多数的男性会选择公平正义的思维方式，而绝大多数的女性会选择关心爱护的思维方式。这些观点引发了激烈的辩论，讨论的内容主要围绕"关爱—公正假说"是否得当，以及吉利根提出的在道德思维方式的维度上存在性别差异等流行观点。这本书读起来不像是对不同意见表达的假设，倒更像是对这些不同意见表达的结果证明。在后续的讨论中，有实证研究表明男性和女性在道德推理过程中差异不显著，相比较于性别因素，个体采取关爱还是公正的思维方式与问题的本质相关性更高。数据还显示无论男女都可以在两种思维方式之间自由转换，只有一少部分人绝对采用其性别固有的思维方式（Kerber，1986；Walker，1991）。

吉利根最初的立场和后续的假设都是以儿童发展学说为基础，两者都受到了很多女性学者的批判（Flanagan & Jackson，1987；Friedman，1993；Larrabee，1993；Tanner，1996）。学界还没有对比男性和女性之间在道德经验上的差异，因此她提出的这项研究十分重要，但是她并没有证明存在一个女性特有的道德发展模型。毫无疑问的是，这些批判和缺陷并没有降低大众对吉利根道德模型的认可程度。

三、信仰发展阶段

福勒认为（1981）信仰就是一个人的终极关怀，与信仰的特定内容无关。福勒将信仰的概念结构化，而不是采用一些具体的信念，但是他也承认信仰通过具体的信念得以表现。从这个意义上来说，信仰体现了在处理终极的、先验的现实与意义时个体在认知和灵性上的发展。从这个角度理解，信仰显然与心理治疗和心理咨询中的灵性维度相关，因为它体现了个体对人生意义与价值问题的内在取向，对许多人而言这些问题与灵性和宗教有着紧密联系。福勒认为信仰发展有六个阶段，前信仰阶段是个体在生命的最初几年建立人际信任和亲密关系的自发阶段。下面列举了这六个阶段：

1. 直觉—投射信仰（Intuitive-projective faith）（3～7 岁）：这是一个充满幻想和模仿的阶段。周围直系亲属的可见的信仰行为，会对孩子产生强烈而持久的影响。在这一阶段，想象力占主导地位。例如，孩子会想象一个拥有善良天使的世界并对外界充满信任感，也可能会幻想出一个极其严厉的上帝而产生罪恶感和恐惧。

2. 神话—文字信仰（Mythic-literal faith）（7 岁～青春期）：在这一阶段，个体开始试着自己解释带有他们所在群体文化特点的故事、教义、仪式。他们从文字上理解教义和符号，并主要通过拟人化的神话故事来理解信仰的内涵。

3. 人为—习俗信仰（Synthetic-conventional faith）：从青少年到青年时期，信仰可能是在人际交往中形成的但更多的是遵从已有的形式，权威的作用十分重要。他们能深切感受到信念、价值观等意识形态，但是并没有关注这些。福勒坚持认为这个阶段是未成年人所特有的，也是成年之后的行为标准。

4. 个性化—反省信仰（Individuative-reflective faith）：这一阶段由个体通过外显的个人行为方式来展现自我和个人信条，并为自己的信仰作出承诺。尽管仍有许多无意识因素存在，但是个体将教义概念化，并进行自我审视和批判性反思。

5. 融合信仰（Conjunctive faith）：为了获得第四阶段的自我确定性和对现实的主动适应力，在第五阶段个体整合了自我中受压抑或未被认知到的部分。通过理解悖论和接受差异，个体试图去综合多方意见，建立一个包容社会。在这个阶段，个体会全身心地投入到对信仰的追求中去。

6. 普世化信仰（Universalizing faith）：普世化信仰主要涉及对约束悖论的展望，以及某种特殊信仰的具体内容，即寻求一种可以公正友爱地对待他人的新秩序。在第六阶段个体展现出改变固有常态的特性：不再强调保全自我，全身心关注高尚的道德和宗教的现实存在，将自身奉献到普济众生、天下大同中去。达到第六阶段的个体数量有限，他们在某些方面很像甘地、特蕾莎修女或者那些将完善作为一生奋斗目标的人。

对信仰发展学说和研究的批判

考虑到福勒的学说是以柯尔伯格的研究成果为基础，信仰发展模型受到批判就不足为奇了。福特·格拉保斯基（Ford-Grabowsky）对这个模型的批评非常犀利。福特说男性的和文化上的偏见让福勒更多地关注认知，忽视了宗教情感；关注发展的积极方面，忽视了欺骗和原罪这两个信仰发展中的绊脚石。强森（Johnson，1989）对阶段学说的批评则更为重要，她认为阶段学说没有重视自我发展中性格和道德的作用。最后，其他的批判认为结构发展假说中提到的各个阶段是普遍的且恒定不变的。

信仰发展模型对临床实践的启示

福勒的学说对咨询中的灵性维度有许多启示。通过描述宗教信仰的不同发展阶段的认知、情感和行为因素，福勒帮助咨询师找到了理解有典型和病态的灵性发展的途径。精神信念是信仰在多个维度上的成长过程，是宗教内涵的转化过程，不单单依附于某一个特定内容的符号或者公式。因此，当面临这些灵性维度时，不断成长的咨询师可以帮助来访者审视和改造文字与符号象征的宗教意义，同时保持这些文字与符号背后的基本宗教内涵。通过这种方式，咨询师帮助来访者将信仰的内涵进行个性化加工，但是又不破坏其宗教根基的核心内容。这些来访者关心的是保持对宗教传统的信仰，克服信仰早期阶段某些特殊的象征所带来的阻碍和困难。理解信仰发展的动力，咨询师就可以帮助这些来访者从另一个角度去审视自己的灵性或宗教意识。

四、自我发展阶段

虽然已经有很多人讨论过自我发展和自我动力学,如客体关系学说和自我心理学,但是对自我发展阶段模型的研究仍显不足。珍妮·洛文格(Jane Loevinger,1976)详细地研究了自我的发展,以理论和数据为基础设计了自我发展的阶段。基根提出了(1983)自我发展阶段,并受到了灵性导师和灵性取向心理治疗师的高度评价。基根理论的吸引力在于它强调了在所有灵性文学作品中有两个基本的人性需求:对连接或关系的需求,以及对独处或自主的需求。另外,治疗师和灵性导师对这个理论特别感兴趣,因为他表明男性和女性一样都有依恋(Conn,1989;Liebert,1992)。

在 *The Evolving Self* 一书中,基根阐述了人类发展的建构发展之路,其基本的动力是来自建构意义的活动。意义建构整合并催生了思维、感觉以及自我(主体)和他人(客体)。基根认为,情感是一个有关防御、屈服、重构意义中心的过程。人类的活动包括创造出他者(区分)和连接他者(融合)。不断向前发展的过程产生了自我与他者的关系,也让自我不断与外界分化区别。这个过程导致的结果就是日渐复杂的客体关系。

包括儿童在内,每一个发展阶段的基础都是意义构建的演化,个体不断地经历融合、分化、归属等途径,反复构建"自我"和"他者"的定义。在每一个发展阶段,个体可以放弃独立控制的权利,主动选择相互依存,包括平衡对自主和依恋的双重追求。与其他阶段学说不同,基根指出了发展超越自我引导阶段的必要性,这一阶段,个体更偏爱控制而非互利,从而抑制了亲密关系。对于基根来说,最成熟的阶段是个体可以放弃独立控制的权利,主动选择相互依存,与他人亲密且平等地相处。从这个角度来看,精神上的成熟是指个体主动放下自我并试图与他人建立一个真诚而亲密的关系。

自我进化学说包括五个发展阶段:

1. 冲动阶段(impulsive stage):自我进化始于未分化的、由条件反射主导的合并状态，基根称之为零阶段。冲动的自我由无组织的、持续变化的冲动和知觉来控制。因此，它可以在多个极端情绪之间自由转换，但是无法同时接受矛盾情绪。

2. 主控阶段（imperial stage）：随着具体运算思维的出现，儿童创造了一个内心世界，将冲动和知觉具体化。自我将不再受冲动和知觉控制，它可以积极主动地探索周围的环境。

3. 人际交往阶段（interpersonal stage）：自我可以通过协调个人需求和他人需求、展示一定程度的共情来与他人建立关系。毫无疑问，这是前身份认同阶段，其特点是与他人的依附融合。个体尚不能在人际关系中区分自我。尽管对个体来说，亲密关系非常重要，但是他会害怕这种自我缺失、虚无的状态。

4. 制度阶段（institutional stage）：感受到身份的一致性，意味着个体可以在人际关系中区分出自我，有自主权。毫无疑问，在这个阶段，自我的主要任务就是把控制感和独立感组织起来，这些都远胜于依恋和亲密关系的力量。但是，自我还不能以批判性的方式完善这个体系。

5. 个体间阶段（interindividual stage）：自我不再受自身体系的控制，可以与他人自由地建立关系，成为一个"普世性"的人。此阶段，个体可以放弃自我的独立性，自由平等地与他人建立相互依赖的亲密关系。个体既可以与自我和他人建立真正的亲密关系，也能够容忍内心的冲突。个体有能力并有意识地去转化整合神性之爱。

五、灵性发展阶段

纵观人类发展结构学说的各个流派，赫尔米亚克（Helminiak，1987）在 *Spiritual Development：An Interdiscriplinary Study* 一书中介绍了灵性发展的各个阶段。他的基本假设是灵性发展不是一个与身体、情感、智力、道德、自我、信仰发展等同时进行的单线过程，而是包含了人类发展的方方面面。最恰当的灵性发展定义共包含了四个因素：完整性、开放性、自我负责和真正的自我超越。这是一个不断将人类精神准则整合到人格塑造中的过程，最终使人格可以准确全面地定义真正的自我。赫尔米亚克认为(1987)这个融合的过程包括五个发展阶段：

1. 墨守成规阶段(conformist stage)：这是灵性发展的源头，其特点是深切的感受和全面合理化的世界观。外部权威和重要他人的认同感是其奠定基础和发展的动力。

2. 尽职墨守成规阶段(conscientious conformist stage)：这个阶段的特点是接受社会习俗，即个体要为自己的人生负责。在此阶段，个体开始意识到，人生由自己决定。

3. 个性化阶段(conscientious stage)：是真正开始发展灵性的阶段。其特点是个体按照个人理解和意愿构建生活，乐观地认为他们有责任照顾好自己的生活，并遵守规章制度。

4. 慈悲阶段(compassionate stage)：在此阶段，个体开始逐渐地放弃自己辛辛苦苦建构的生活，他们不像之前那么执著，更加讲究实际、更加体贴入微、情感体验更为复杂深刻。他们更加温和地对待自己和他人。

5. 广阔阶段(cosmic stage)：达到最后一个阶段时，个体关于知觉、认知、人际关系等固有的行为模式以及方方面面都变得完全彻底的真实。他们可以全然接受、随遇而安、活在当下，能够与内心世界最深的部分连接，也可以感知到来自精神世界最深远的启示，他们可以与自己和他人和谐相处。所有这些都不是片刻停留、转瞬即逝，而是持久永恒地贯穿于自我的方方面面。这是精神与自我之间意义深远的融合，是完全彻底的一致，人即人的真实存在。很多伟大的精神流派把这个阶段描述为：神秘主义、三昧、见性、解脱、宇宙意识或开悟。

六、灵性成长阶段

肯·威尔伯(1999)提出的灵性发展阶段理论与赫尔米亚克的研究视角非常不同。这个有关意识的综合理论包括了从古至今、从东方智慧流派到西方现代科学的许多重要的真理。他把这个理论称作人类成长发展阶段的全光谱模型。在过去的二十年里，这个模型经历了许多更改和修正，下面列举了三个发展过程。

光谱模型的进化（Evolutionary of Spectrum Model）

首先是意识的进化模型。威尔伯称之为意识的演化结构或存在巨链（the Great Chain of Being），从上到下，共有六个逐级不同的意识。

1. 爬虫意识（reptilian consciousness）：是最初级的意识，其特点是完全沉浸在自然天性中，即刻满足本能的需求和自我意识的空白。

2. 深源意识（typhonic consciousness）：个体慢慢有意识地与他人区分出身体自我。这个阶段的特点是个体不能区分外部现实和头脑想象。

3. 神话成员意识（Mythic membership consciousness）：这个阶段的意识通过社会分层变成等级化形式。其特点是个体与所在群体在价值观和思维想法上极其相似，他们过度认同并遵循群体价值体系。简而言之，个体的身份认同和自我价值来自家庭、民族或者宗教教派。

4. 精神利己意识（mental egoic consciousness）：这是自我意识全面发展的阶段。从 8 岁能够进行逻辑推理开始，到十二三岁可以进行抽象性思考结束。这个阶段意识的特点是，拥有个人责任感以及个体对态度与行为所产生的罪恶感。

5. 直觉意识（intuition consciousness）：这个阶段的意识远超过理性思维。它不仅仅拥有竞争意识，还拥有和睦融洽、协同合作、宽恕原谅、磋商谈判和相互依存等特点。它包括与他人合而为一，以及对世界的归属感。

6. 统一意识（unitIve consciousness）：伴随着个体将神圣之爱融入人际关系的过程，个体经历了一系列的进化体验。

光谱模型的发展（the Development of Spectrum Model）

发展模型是意识进化模型的子集。每个阶段都包含了获得新技能和调节适应等发展任务。达到这些任务目标后，个体的心理体系就变得更为复杂，如果没有完成这些任务目标，会导致个体的心理固着或使下一阶段心理发展发生混乱。威尔伯认为他的"七阶段模型"与其他的模型结构存在一致性。"七阶段模型"如下：

1. 初始阶段（archaic）：这个阶段包括身体、感觉、知觉和情感。它等同于皮亚杰的感觉运动阶段、马斯洛的生理需求阶段、洛文格

(loevinger)的自我中心和共生阶段。

2. 魔力阶段(magic)：这个阶段包括简单的想象、象征和一些最基本的概念，或者一些最简单初级的精神活动。这个阶段的"魔力"在于个体可以凝缩和转移情感，并有无所不能的想法。它等同于弗洛伊德的初级阶段，皮亚杰的前运算阶段，类似于柯尔伯格的前习俗道德水平、洛文格的冲动和自我保护阶段，以及马斯洛的安全需要阶段。

3. 神话阶段(mythic)：这个阶段比魔力阶段更高阶，但是个体在此阶段并没有清晰的理性思考能力和假设—演绎推理的能力。它等同于皮亚杰的具体运算阶段、赫尔米亚克的墨守成规阶段和尽职墨守成规阶段，马斯洛的归属感需要阶段，以及柯尔伯格的习俗道德水平。

4. 理性阶段(rational)：这个阶段等同于皮亚杰的形式运算阶段，类似于洛文格的个性化阶段，柯尔伯格的后习俗道德水平，以及马斯洛的自尊需要阶段。

5. 通灵阶段(psychic)：这里的"通灵"不一定是指超自然心理，而是把"心智"看成一种比思维本身发展更高的事物。这种认知结构叫做统观逻辑或整合性逻辑。与洛文格的整合自主阶段、马斯洛的自我实现需求阶段一致。

6. 精微阶段(subtle)：这个阶段包括原型内涵和启蒙思想(illumined mind)。它的本质属性是超个人心理学。直觉是其最高等级的感觉。等同于马斯洛的自我超越需求。

7. 自性阶段(causal)：这个阶段是所有成长发展的终点，是灵性的最高发展层次，等同于蒂利希的"存在根基"，斯宾诺莎的"永恒实体"。

超个人全光谱模型(Transpersonal Spectrum Model)

威尔伯认为可以将全光谱发展模型的七个阶段进一步归纳为 3 个主要领域：前个人领域(即前习俗领域)、个人领域(即习俗领域)和超个人领域(即后习俗领域)。因此这个模型也被叫做超个人全光谱模型。这让我们想起柯尔伯格也使用了前习俗、习俗和后习俗的理论框架模式。

绝大多数的超个人哲学家和心理学家都认为这三个领域是区分实相(realty)的最重要最有效的方法(Cortright, 1997; Walsh, 1999)。除了发展理论，韦伯还将意识的全光谱模型与精神病学和心理治疗结合在一起。这三个意识阶段的发展顺序是从最低级到最高级，从局部到整体。全光谱三阶段模型可以归纳为：

1. 前个人阶段（Pre-personal level）：这是发展的最初阶段，发展过程中所遇的失败更多是精神病学方面的，比如精神错乱、严重的人格障碍（如自恋和边缘性人格障碍）、神经症。威尔伯将一些经典的心理疗法（如动力心理治疗）称之为"结构建造疗法"，这些疗法都是这个阶段很实用的干预措施。

2. 个人阶段（Personal level）：尽管个体在这个层面上的生活符合日常传统，但是他们非常不高兴也不快乐。他们普遍关注的是对生命意义、未来前途、人际关系以及道德良心的担心和焦虑。韦伯认为这个阶段的病理心理学包括认知脚本病理学（cognitive script pathology）、身份同一性神经症（identity neurosis）、存在主义病理学（existential pathology）等，他推荐的疗法有沟通分析疗法、认知疗法、内省和哲学分析。

3. 超个人阶段（Transpersonal level）：在这个阶段，个体已经发展出完整的自我意识，并超越了所有心理创伤和防御，已经实现或正在实现有限的潜能。灵性流派把这个阶段的精神病理学定为"危险之路"（Cortright1997，p.69）。可预知的危险包括"灵性急症""灵魂的黑夜""伪涅槃""整合失败"。此阶段的治疗与干预方法包括建构疗法、冥想和灵性修行，以及灵修指导（Wilber，1999）。

表 3.4 意识发展阶段与灵性之旅发展阶段的比较

意识发展阶段	灵性之旅的发展阶段
一体意识	统一
统一意识	精神暗夜的转化统合
直觉意识	灵魂暗夜的间接默观祈祷
精神利己意识	初始默观祈祷
神话成员意识	
深源意识	
爬虫意识	

基于威尔伯（1996a）和基廷（1998）

七、灵性之旅阶段

天主教特拉普派修道士托马斯·基廷(Thomas Keating,1998)以默观祈祷著称,他认为自我转化的过程就是灵性之旅。从根本上说,灵性之旅就是自我发现之旅,因为与上帝交心,就是与真实的自我交心。和威尔伯一样,基廷(1995)试图整合古典灵性流派与现代心理学中的真知灼见。虽然基廷精通东方的宗教和灵性流派,但是他建立的发展模型以基督教的默观传统为基础。和威尔伯一样,基廷的理论核心也是意识的范畴。因此基廷将他所表述的灵性之旅与威尔伯的全光谱进化模型联系起来。表 3.4 列举了两者之间的对比。

这六个阶段指的是与上帝进行连接的 6 个层次(Keating,1992,p.142)。虽然基廷并没有系统化地提出这些阶段,但是可以用下列方式描述:

1. 初始默观(Initial contemplation):这个阶段相当于韦伯说的精神利己意识阶段。在此阶段个体有能力全面发展自我意识。基廷指出这个阶段的祈祷和灵修称为诵读圣言(lectio divina),其中包括默观祈祷(超越语言、思考和感受的祷告或交流)。默观祈祷是"从单纯地侍奉上帝的活动逐渐转向将灵性恩泽作为祈祷的不竭源泉"的过程(Keating,1998,p.145)。归心祈祷(centering prayer)是默观祈祷的一种被动形式,主要应用于此阶段。

2. 感觉的暗夜(Dark night of the senses):"暗夜"一词指的是灵性枯竭、自感被上帝抛弃的阶段,个体既不能祈祷也不能像以前一样感受到灵性的慰藉。这个阶段的目标是净化个人的动机而且是被动地净化。在灵性的文学作品中,这个阶段也被叫做灵魂的暗夜。

3. 间接默观(Intermediate contemplation):这个阶段相当于威尔伯的直觉意识阶段。在此阶段,个体感觉到与他人的合一,以及对宇宙的归属感。基廷将其称为"祈祷阶段",可以加强巩固合一性和归属感,代表性的形式有:对天下大同的祈祷、对团结统一的祈祷,对安静祥和以及往昔回忆的祈祷。

4. 灵性的暗夜(Dark night of the spirit)：这一阶段指个体超越感觉的黑夜，净化自己的无意识，消除虚假自我的残余，尤其是消除精神上的傲慢。"从传统意义来讲，精神傲慢的最后净化过程就是指灵性的黑夜"(Keating，1995，p.98)。

5. 转化联合(Transforming union)：这个阶段既是上帝不间断的、完全彻底的分享过程，又呈现了人类经验中五维度之一的仁爱。不同于以往对上帝存在的常规体验，个体在日常生活中"怀着坚不可摧的信念，不断与上帝统合(Keating，1998，p.10)。"这个阶段包含意识重建过程，个体从自身和周遭一切感知到神圣实相。

6. 统一(Unity)：在此阶段中个体近乎完成了灵性之旅。所以它也被称为圆智(perfect wisdom)阶段，圆智是一种"在为了天国的利益而受难的过程中"发现幸福的智慧。"人从获得个人利益转向放弃对自身的占有欲。……他们是神圣生命的创造者，是他人的和平使者"(Keating，1998，p.112)。

灵性之旅的阶段性条件

灵性之旅的各阶段与人类由生到死的变迁一一对应。在童年、青春期和成年早期等不同人生阶段，灵性之旅都需要满足一些条件。因为未能得到疗愈的情感创伤以及其他种种原因，大多数灵性寻求者在相应年龄段都难以满足这些条件。基廷将这四个共识描述为：

第一阶段条件：与童年有关。要求将人最根本的善良视作上帝的恩赐，并为此感激不尽。

第二阶段条件：与青少年时期有关。要求接受人的全面发展，发挥天赋和创造力，为自己和人际关系负责。

第三阶段条件：与成人早期有关。接受"无"的存在，随着疾病、衰老和死亡，自我在不断缩减。

第四阶段条件：与转化有关。转化联合需要认可虚假自我的衰亡。包括那些在灵性的旅途中取得很高成就的人在内，相比较于害怕身体上的死亡，大多数人更害怕虚假自我的死亡。

灵性之旅的动力

简单地说来,基廷关于灵性维度的观点是个体真实的自我未被掩盖,蕴藏于内心深处的神性。人类的现实境况削减了活出真实自己的动力。为了应对出生和婴儿期的创伤与痛苦,个体发展出一个虚假的自我,用来代替真实的自我并掩盖了潜能。虚假自我代替了自由意志,个体在情绪上被外部事件和无意识防御所主导时持续运作。通过灵修和归心祈祷,人可以打破无意识的障碍,重新发现真实的自我。换句话说,灵性之旅是去除虚假自我,重获真实自我的过程。本节后续部分将从心理学角度详细解读灵性之旅的动力源泉。

基廷开历史之先河,令人叹服地构想了生命早期虚假自我的发展,并将找回真实自我作为在灵性之旅中个体转化基础。他从发展心理学、精神分析、家庭系统理论、超个人心理学、人类学、神经科学、默观流派和神秘主义中汲取重要理论观点,并整合到对灵性成长模式的构想中(Keating,1995)。

真正拥有爱自己和爱他人的能力需要相当大程度的自我牺牲和舍己为人。说起来容易做起来难,人性的缺点使得人都会倾向于自私自利。宗教将这个缺点称之为原罪,基廷把它叫做"人性制约"(human condition)。人性制约使得自私的动机总会损伤善意的行为,而且人们往往不能自知。有关基督殉难的文学作品描述了灵性的发展历程,个体听从召唤、由自爱心转向真正的无私爱,这种爱总是为他人着想,既不依附也不操控他人。在开始灵性之旅的伊始,每个人都是扭曲的,都需要治疗。灵性之旅是一场有关改正自身缺点、将人类不完美的思维、仁爱和行为的方式转化为神圣之爱的历程。

以人的角度理解思维、仁爱和行为是有其局限性且不完美的,因为它们受到虚假自我的扭曲。虚假自我必须转变为真实自我。基廷认为虚假自我是指我们认为自己是什么样的,真实自我是指我实际是什么样的。虚假自我渴求名望、权力、威信和财富。它来源于"人性制约",人从出生和投身于特定社会文化环境开始一直伴随着三个重要的本能需要:对爱和情感的需要、对生存的需要、对权力与控制的需要。

情感的需要影响着个体如何看待别人对待自己的方式，影响他的归属感以及是否感到有价值、被他人需要和关爱。对生存的本能需要影响着人是否能正确地感知世界，影响着他在某个特定环境中感受到安全还是威胁。对权力和需要影响着个体对待别人的方式，以及操控别人的程度。这些来自天性的需求是本能的且至关重要的，当这些需求未被满足的时候，人们会去主动寻找。

幸福感等同于即时或持续的需求满足，是个人需求满足后的一种复杂的情感。可以把这种复杂的情感比作计算机程序，一个简单的指令可以引发一系列通过满足个体需要而获得幸福感的反应。基廷（1999）把这个现象叫做"情感机制"（emotional programs）。最终，这些幸福感的机制可以激发无意识的行为动机，因此某些看似完全无私的行为实际上是由无意识的自私动机所驱动。

为了免受外界伤害或被剥夺爱、生存和控制权等假想的困扰，个体通过自我保护的补偿性行为形成了虚假自我。虚假自我通过过度补偿这些需要来追求幸福。当本能需要未被满足时，我们就会尝试通过行为来补偿，这时严重限制自由的行为模式就会得到强化。基廷把"情感机制"所产生的这些情感称之为"痛苦的情感"（afflictive emotions，Keating，1995）。痛苦的情感包括愤怒、恐惧、挫败感以及负性情绪，这些都是人在对想要的求而不得、对畏惧的避而难逃的情况下产生的应激反应。

基本上，虚假自我汇聚了种种渴望获得情感、生存和控制权的能量。在某种程度上，当个体感觉到被剥夺了对其幸福感有重要影响的事物时，他会觉得悲伤或惊慌失措。随着不断强调虚假自我，个人逐渐沦为其信念和情感的牺牲品。

除非满足这些需要，否则个体就会体验到失衡感，其幸福感的情感机制会试图去补偿。只有当行为被无意识地过度补偿时，情感机制才会引发问题。在这种情况下，即便原意是试图帮助他人的行为，也会被巧妙地转变为对个体自身需要的满足。

基廷（1999a）把虚假自我的另一个决定因素称之为"文化群落调节

作用"(culture conditioning)。文化群落是指个体所属的家族和社区等社会群体。文化群落调节作用始于人生早期,包括认同或过度认同所属群体文化的过程,这个过程为个体需求提供安全感、友爱和控制感。与群体规范保持一致可以使个人被群体接纳并保证其社会化。相应地,个人也随之产生了观点、价值观、偏见和歧视。结果是童年期建立起来的情感机制,不太容易通过逻辑推理进行修改。它们还停留在前意识水平,个体也不了解它们的运作功能,所以这些情感机制是极其非理性的。它们很容易成瘾,因为现有的需求得到满足后,就会产生更大更高的需求。它们也是贪得无厌的,因为没有什么可以完全满足人们对幸福的渴求。

"安全感、爱、权力和控制感等这些追求幸福感的动力,与对所属群体的过度认同感相结合,使我们追求幸福感的情感机制更加复杂。孩子的情感机制可以正常发展,但是到了成年之后,受这些动机驱使的行为就显得很幼稚了"(Keating,1999a,p.15)。虚假自我是人类痛苦的根源。

如前所述,情感机制好比一架处理海量记忆的计算机软件,它存储了个体从子宫到现在的每一个情感体验,而不考虑我们是否有能力回忆起来。事件本身可能会被忘记,但是我们不会忘记情感反应的模式。当现实情景与首次触发情绪的情境相似时,会非常容易激发相同的情绪反应。因此,当我们遇到的事件与那些曾让我们感到受伤、危险、被拒绝的事情类似时,我们就会产生相同的情绪,而且通常与情境不相符。尽管个体可能没有经历严重的创伤,但是几乎每个人在童年早期都经历过失败和冲突,来自情绪上的伤害和未被满足感会被带到成年时期。可以预知的是,一个成年人会不自觉地从他人或环境中寻求支持、安全感和幸福感,尽管这些永远不可能被完全满足。

任何一个决定投身于灵性之旅的人,都不是一块白板,都需要重构他的情感机制。首先是倾听内心的声音,明确内容,然后尝试消除那些影响灵修的障碍。我们会面对狡猾而强大的阻力。单单运用好的解决方法来破除虚假的自我是远远不够的。灵修和戒律对帮助我们直面内心的阴暗是非常有用的。当逐步觉察到这些阻碍,我们就进入了深度治愈和转化阶段。这种治愈不仅仅是表面的、针对外部的,更是人格全面转化的开始。

只有当个体所有旧有的价值观与想法都得到直接的检视与面对，真正的灵性成长才可能发生。除非觉察到这些深藏的动机，否则我们不会拥有真实的自我，而是继续用自己的需求和欲望（即虚假自我）去理解世界。

虚假自我会用非常巧妙的方式发挥作用。一旦虚假自我觉得受到攻击，它就会伪装自己、隐藏真实的意图。虚假自我的真正面目是完全以自我为中心的，它将自己隐藏在宗教和灵性的伪装下，更易于接受而难以被发现。遵守宗教礼仪的外在形式会让人们的生活看似典范，但是虚假自我会运用灵修戒律和宗教残余巧妙地满足自己对接纳、安全感和权力的渴求。

对付虚假自我，需要制订专门的计划和特别的努力。单纯的心理治疗未必有效。毫无疑问，首先我们要承认虚假自我的存在，试着去了解它的反应模式。做不到这点就会降低个体进行灵修的信心。这是因为虚假自我好比一台空气过滤器，可以过滤掉它不想看见或听见的东西。它只能看到或听到感到愉悦的东西，任何让它感到愤怒的事情都会被忽略掉。

奇怪的是，影响个体认知虚假自我运行模式的主要障碍居然是虚假自我适应灵修的狡猾的方式。虚假自我仍然通过自尊、权力、安全感等情感机制来获得幸福感，并试图控制个体。换句话说，虚假自我通过灵修建立自尊，但是当个体的天赋或者圣洁没得到认可的时候，虚假自我会回之以愤怒。服务于他人是想控制他人而不是自我的牺牲和奉献。只有通过审视当别人对自己疏于感谢或忽视时自己的反应，个体才得以窥见自己真正的动机。简而言之，虚假自我是极其狡猾的，除非去直面它，否则它会继续影响个体的思想和行为。

我们应该怎么扭转虚假自我的作用呢？基廷倡导用归心祈祷的方式消除虚假自我。他认为这种祈祷方式可以治疗情感创伤，使个体获得更广阔的内心自由。在归心祈祷的日常训练中，身心灵得到最深层次的放松，进而个体的防御机制开始松动，早期的未被污染的童年经历从无意识中涌出,有可能是最初的感受,也可能是大量的图像或解释。消除虚假自我的另一个好处是自我意识的提升。另外,个体对上帝的认识(表征)也会更加宽广与深刻(Keating,1995,p. 102)。

"在祈祷过程中,意识成为一种宣泄渠道,这与身体的排泄系统类似。……一个婴儿或者小孩没办法表述自己的痛苦,所以早期的情感创伤一直没有得以完全消化、整合和宣泄。……只有承认和表达才能消解这些痛苦。"(Keating,1995,p.78—79)。基廷把这个过程称之为"卸载无意识",认为它既可以发生在默观祈祷的时间里,也可以发生在非祈祷的时间里。之前提到过,他把这个过程叫做神性疗愈。通过这种方式,可以从根本上治疗自我为中心主义,改写以往的情感模式。"道德训练"是清除旧有模式,重构新模式的一项传统科目(Keating,1992,p.16)。

对比传统的心理治疗,基廷认为神性疗法不去分析或者探索那些可能已经造成情感伤害的早期创伤,它是卸载人生中情感垃圾的过程。通常来说,如果我们可以忍受这个净化过程,我们就可以治愈创伤,发现原本就有的一直相伴左右的神性(Keating,1999b,p.25)。他认为当个体"固着"于某点,或者心烦意乱,或者无法忍受净化过程的时候,可以采用灵性取向的心理治疗和咨询。

简而言之,基廷用当代心理学语言对古老的灵性之旅所做的重新阐述是有说服力的。不足为奇,临床医师和灵修导师发现基廷的构想在定义咨询和心理治疗中的灵修实践上具有非常实用的临床价值。表3.5概括了基廷对灵性转变过程及其驱动力所做的定义。

表 3.5 自我转化的过程和驱动力

---

1. 真实的自我,聚焦于上帝,是善良的重要核心。尽管上帝和真我的相关非常紧密,但真我不是上帝。

---

2. 人性制约(即原罪)是一种普世经验,引起了不完整性、异化、罪恶感等一系列产生于童年早期的情感创伤和性格中自私自利的行为。人性制约受文化影响,集中表现为一个人的情感模式,即虚假自我。虚假自我催生了对安全、生存、爱和自尊、权力和控制的追求。它阻碍着个体觉察真实自我。

（续表）

---

3. 消除虚假自我,需要灵修练习和卸载无意识的净化过程,挖掘在童年生活中以原始感受或形象存在的早期无意识情感模式。卸载过程开始于个体能够规律地练习冥想,如归心祈祷。这种以自我为导向的治疗过程叫神性疗愈。灵修引导抑或是灵性取向心理治疗对这一过程是有帮助的,尤其是当个体"固着"于某一点或在神性疗愈过程中手足无措的时候。

---

4. 伴随着个体逐步认识真实自我,精神上会产生深深的安宁和喜悦,足以平衡虚假自我分裂与消亡过程中的痛苦。这就是自我转化的过程。

🖐 本 章 小 结 🖐

本章介绍了几种发展阶段模型,它们都直接或间接地强调了灵性维度。总的说来,这些模型都是单一维度的模型,只聚焦于某一个维度或某个维度的一个方面,如柯尔伯格的道德发展阶段和道德维度。显然,威尔伯的谱系模型是一个例外,它属于多维度模型。第二章介绍了其他关于灵性发展过程的观点,即非阶段学说和模型。然而,它们绝大多数也都是单维度或双维度模型,只有转化理论是多维度的,表 3.6 对第二章和第三章的多个模型和观点进行了比较。

表 3.6　单维度与多维度模型及视角的比较

经验维度	单维度模型和视角	转化维度	谱系发展模型
灵性	自我转化视角 灵性发展模型 超个人视角 自我超越视角	宗教	灵性
心理学	信仰发展模型 自我发展模型 客体关系视角	智力 情感	认知 情感
社会	心理发展模型	社会政治	人际关系
道德	道德发展模型 伦理视角 性格视角	道德	道德
躯体	自我转化视角	躯体	

很可能每一种阶段模型都会对我们理解和认识灵性发展过程有所帮助。那么这些阶段模型对灵性取向的心理咨询与治疗实践有哪些潜在的临床价值呢？表 3.7 列举了一些模型中的核心观点，它们有助于我们在临床实践中兼容灵修维度。

表 3.7 阶段模型和灵性维度

阶 段 模 型	灵性维度的核心观点
心理社会发展	发展是相互关联的，通过发展序列逐步获得美德
道德发展	道德发展不一定导致相应的道德行为，女性的道德发展模式可以和男性不同。
信仰发展	信仰是在转化宗教意义的过程中逐步建立的，而不是单纯附属于某一信念或教条的公式化的内容。
自我发展	灵性的成熟是自我臣服于他人和上帝，试图建立一种真正交互的关系。
灵性发展	灵性发展是正直诚实、完整和谐、自我负责、自我超越的过程。
灵性成长	根据灵性的定义，灵性成长可能发生在心理成长之前或之后阶段，也可能同时发生，它需要灵性的训练。
灵性之旅	摒除错误的自我概念、重获真实的自我是灵性之旅的路线图；灵性成长需要冥想、默观和灵修实践。

参 考 文 献

American Psychiatric Association (2000). *Diagnostic and statistical manual of mental disorders* (4th ed., Text rev.). Washington DC: Author.

Colby, A., & Damon, W. (1992). *Some do care: Contemporary lives of moral commitment.* New York: Free Press.

Conn, J. (1989). *Spirituality and personal maturity.* New York: Paulist Press.

Cortright, B. (1997). *Psychotherapy and spirit: Theory and practice in transpersonal psychotherapy.* Albany, NY: State University of New York Press.

Cunningham, L., & Egan, K. (1996). *Christian spirituality: Themes from the tradition.* New York: Paulist Press.

Erikson, E. (1984). Reflections on the last stage--and the first. *Psychoanalyric Study of the Child, 39* (1), 55-65.

Flanagan, O. (1991). *Varieties of moral personality: Ethics and psychological realism.* Cambridge, UK: Harvard University Press.

Flanagan, O. (1996). *Self expression: Mind, morals and the meaning of life.* New York: Oxford University Press.

Flanagan, O., & Jackson, K. (1987). Justice, care and gender: The Kohlberg–Gilligan debate revisited. *Ethics, 97,* 622–637.

Ford-Grabowsky, M. (1987). Flaws in faith-development theory. *Religious Education, 82*(1), 81–83.

Fowler, J. (1981). *Stages of faith: The psychology of human development and the quest for meaning.* San Francisco: Harper & Row.

Friedman, M. (1993). *What are friends for? Feminist perspectives on personal relationships and moral theory.* Ithaca, NY: Cornell University Press.

Gelpi, D. (1998). *The conversion experience: A reflective guide for RCIA participants and others.* New York: Paulist Press.

Gilligan, C. (1982). *In a different voice: Psychological theory and women's development.* Cambridge, MA: Harvard University Press.

Gilligan, C. (1988). Remapping the moral domain: New images in self and relationship. In C. Gilligan, J. Ward, & J. Taylor (Eds.), *Mapping the moral domain: A contribution of women's thinking to psychological theory and education* (3–19). Cambridge, MA: Harvard University Press.

Helminiak, D. (1987). *Spiritual development: An interdisciplinary study.* Chicago: Loyola University Press.

Johnson, S. (1989). *Christian spiritual formation in the church and classroom.* Nashville, TN: Abingdon Press.

Keating, T. (1992). *Open mind, open heart.* New York: Continuum.

Keating, T. (1995). *Intimacy with God.* New York: Crossroad. New York: Continuum.

Keating, T. (1998). *Invitation to love: The way of Christian contemplation* New York: Continuum.

Keating, T. (1999a). *The human condition: Contemplation and transformation.* New York: Paulist Press.

Keating, T. (1999b). Practicing centering prayer. In G. Reininger (Ed.), *The diversity of centering prayer* (pp. 16–26). New York: Continuum.

Kegan, R. (1983). *The evolving self: Problem and process in human development.* Cambridge, MA: Harvard University Press.

Kerber, L. (1986). On *In A Different Voice*: An interdisciplinary forum. *Signs,* 304–333.

Kohlberg, L. (1984). *Essays on moral development.* New York: HarperCollins.

Larrabee, M. (Ed.). (1993). *An ethics of care: Feminists and interdisciplinary perspectives.* New York: Routledge.

Liebert, E. (1992). *Changing life patterns: Adult development in spiritual direction.* New York: Paulist Press.

Loevinger, J. (1976). *Ego development: Conceptions and theories.* San Francisco: Jossey-Bass.

O'Keefe, M. (1995). *Becoming good, becoming holy: On the relationship of Christian ethics and spirituality.* New York: Paulist Press.

Rest, J., Edwards, L., & Thoma, S. (1997). Designing and validating a measure of moral judgment: Stage preference and stage consistency approaches. *Journal of Educational Psychology, 89,* 5–28.

Shweder, R., & Haidt, J. (1993). The future of moral psychology: Truth, intuition, and the pluralist way. *Psychological Science, 4*(6), 360–374.

Sperry, L. (2010). Psychotherapy sensitive to spiritual issues: A post-materialist psychology perspective and developmental approach. *Psychology of Religion and Spirituality*, 2, 46–56.

Tanner, K. (1996). The care that does justice: Recent writings in feminist ethics and theology. *Journal of Religious Ethics*, 24, 171–191.

Walker, L. (1991). Sex differences in moral reasoning. In W. Kurtines & J. Gewirtz (Eds.), *Handbook of moral behavior and development* (pp. 333–364). Hillsdale, NJ: Erlbaum.

Walsh, R. (1999) *Essential spirituality: The seven central practices to awaken heart and mind.* New York: John Wiley & Sons.

Wilber, K. (1996a). *Eye to eye: The quest for the new paradigm* (3rd ed.). Boston: Shambala.

Wilber, K. (1996b). *Up from Eden: A transpersonal view of human evolution.* Wheaton, IL: Quest Books.

Wilber, K. (1999). *Integral psychology: Consciousness, spirit, psychology, therapy.* Boston: Shambala.

第四章

心理治疗中的灵性动力、危机和紧急情况

很多人相信，灵性的生活方式和治疗能帮助人们缓解压力，保持健康状态。最近，这一点在许多书籍和文章中也被提及，这些书籍和文章宣称参加宗教活动和灵性实践有助于健康。换句话说，灵性之旅应当是一条安全的路径。事实上，灵性之旅包含了许多的风险和危机。其中之一便是被夸大了的自我重要性和自我膨胀，尤其是那种认为自己比别人虔诚比别人更优秀的信念。但是，在灵性之旅中也会出现许多的灵性危机和灵性的紧急情况，临床医生期望能把这些情况与心理病理学中的常见疾病相区分。因此，当个人寻求心理治疗时，他们的灵性与宗教问题就会预见性地反映出他们自己独特的人格动力。本章描述的是 DSM-IV-TR 中与宗教和灵性问题相关的诊断类别，以及在一些来访者当中最常见的灵性危机和灵性紧急情况。本章随后介绍了不同诊断方式的重要性，提供了一些有用的标准来区分灵性危机和紧急情况与严重的心理病理状况。最后，文章讨论了特有的宗教和灵性的动力与问题，这些问题常常表现在个人寻求心理病理治疗和咨询的过程中。

第一节 DSM-IV-TR

DSM-IV-TR 包括一个有关宗教和灵性的诊断分类，这是编码 V "宗教和灵性问题"（V62.89）。这种诊断编码和分类更加关注"灵性危

机",即由于具体的宗教和灵性体验产生的短暂性反应。

当临床关注的是宗教或者灵性问题,那么这一分类就适用。例如由于信仰的缺少或动摇而产生的痛苦的体验、因信仰改变而产生的问题,或者是对于那些有组织的教堂和宗教机构能否有效地与灵性价值相符合的质疑。(美国精神病协会,2000,p.741)。

这一分类可能看起来非常的笼统和粗略,并且被设计成"编码 V",意味着并不被第三方医疗保险认可。值得注意的是,在之前版本的DSM 中并没有类似的分类。相应的,在随后章节描述的关于"灵性危机"和"灵性紧急状况"等疾病,将按照 V62.89 编码。

🖐 第二节　灵性危机 🖐

危机通常被定义为一种情感上的重大变故或一个人生活状态的彻底改变,在一个不稳定的或者关键时刻或者是某些事情中,一些决定性的改变被搁置。在危机中,个人在生活中的整体感和信仰被撼动,甚至被生活事件的压力摧毁。此外,个人存在的核心成分和与他人的关联经常会被拉至临界点。危机可以划分为不同的严重程度,可以是时间很短暂的,也可能持续时间很长或者永久存在。如果灵性维度是人类经验的所有其他维度的中心,那么可以推论,所有的或者说大多数的危机本质上都是灵性危机。在灵性生活中存在关键性的转折点,此外,个体极大程度上被多种多样的生活事件影响,这必将融合到他们的信仰结构中去或是从之开始。

表 4.1　常见的灵性危机

创伤
人际关系和家庭矛盾
宗教幻灭

（续表）

信仰转换
教派认同
丧失
身体疾病
极端的思想或者生活方式
心理障碍
宗教倦怠
道德冲突
个人身份的认同
干预处在危机中的人而产生的危机

与自我分离，从而导致不健康的叛逆、否认或冷漠。许多诚实的探索者已经在心理上拒绝接受教会和正式的宗教，或者至少有些人会感到困惑，因为他们的精神生活无法契合信仰旅程中所呈现出的规范模式。（McBride，1998，p.4）

麦克布赖德（McBride，1998）非常详细地描述了一些牵涉灵性维度的生活危机的动力及相关问题。表格 4.1 便是这些危机的一个列表。麦克布赖德对于多种多样危机详细的描述，有非常重要的理论和临床意义。一个很重要的理论意义便是麦克布赖德展示了与这个新的DSM 分类相关的科学文献的宽度和深度。

❀ 第三节 灵性紧急情况 ❀

灵性紧急情况是用来描述"个体因为被过多的灵性能量灌注或者因难以融合一个新经验而变得失常"的一个专用术语。（Cortright 1997，p.156）。这一领域经典教材 *Spiritual Emergency*（Grof & Grof，1989）的副标题——当个人转化成为危机（When Personal Transformation Becomes a Crisis）——非常恰当地阐明了这一术语的意义。

表 4.2　灵性紧急情况

高峰体验

濒死体验

附体（possession states）

前世体验

UFO 遭遇体验

与灵性指导者沟通和通灵体验

心理开放危机（The crisis of psychic openings）

归于中心导致的心理全新体验（Psychological renewal trough return to the center）

生命力（Kundlini）觉醒

萨满危机（Shamanic crisis）

　　当成长变化的进程变得混沌且来势凶猛时，产生危机是非常正常的。危机的产生已经被好几个世纪以来的宗教文献认为是冥想的结果，"神秘之路"（mystical path）的指路牌（Grof & Grof,1989）。经历过这些危机的人认为他们的自我身份正在破碎，他们的旧的信仰和价值观不再真实，个人现实的基础正在迅速改变。灵性体验的新领域戏剧性地突然出现，带来了巨大的困惑、紧张感，有时会损害个人社会功能。对于没有易患性或者精神疾病家族史的人来说，他们会想知道是否他们有精神病或者类精神病症状。

　　传统上，精神病学还没有把神秘主义与精神疾病相区分。结果，对这样的转化危机和非正常的认知状态趋向于用治疗精神病的方法进行药物治疗和住院处理。毫不令人吃惊的是，精神疾病治疗专家有可能产生误诊。

　　以下是格罗夫和格罗夫（Grof & Grof,1989）的书中阐述的十大最常见的灵性紧急情况。其中的六个对于美国民众来说是常见的，因为这些已经在诸多的电影和电视剧中展现过。在表格 4.2 中，这些灵性紧急情况被按照美国大众和精神病治疗专家对它们的熟悉程度从高到低的次序排列出来，描述如下：

　　1. 高峰体验。这些高峰体验同样被称为统一意识，有时候也会被误诊为人格解体或者是现实感丧失。在这种状态中，当事人称有一种与其他人、自然或者是整个宇宙一体的感觉。时空似乎可以被穿越，感觉可以表现为自豪宁静、狂喜或兴高采烈。

2. 濒死体验。由于这样的体验在过去的二十年间被广泛宣传，不太可能像过去那样被误诊为妄想障碍。比较典型的是这种体验像是通过隧道或者管子去往有亮光的地方。在行走过程中，人们形容他们毫无条件的被爱，得到了宽容且被人接受，然后又回到了现实中。这种体验可能会让人深深不安，难以融入新生活，也有可能会被当作重生的机会而心存感激，进而生活得更加灵性和谐。

3. 附体。这种现象可以被诊断为多重人格、精神分裂或者是转换障碍。在这种状态里，人们有一种强烈的被侵略的感觉，被邪恶的东西所控制着，会发出奇怪的声音，做出包括扭曲和痉挛在内的奇怪的行为。准确的鉴别诊断在这里很重要。通常说来，心理学已经明确表明这是一种本我的能量与冲动对自我的入侵，可确诊为精神病。有可能在一些情况下这种精神病的解释是正确的，然而，在另一些例子中，这种现象完全是因为灵性原因，甚至还有可能是精神病因素和附体因素并存。

4. 前世体验。常常被误诊为幻觉或者错觉，当意识的警觉状态被回溯的治疗方法，例如呼吸重生法、原始疗法或者催眠疗法等所触发的时候，前世体验就会发生。前世体验是灵性紧急情况中最具戏剧性的一种体验，尤其是当这种体验在无法控制的情况下发生的时候。它通常与强烈的情感发泄身体感受，以及真切的个人记忆与早期经历重现都相关联。当整个前世体验结束后，与过去生活经验相关的症状通常会有显著的改善或得到解决。

5. UFO遭遇体验。这种现象常常被误诊为，与精神分裂或者是其他的精神疾病有关的幻想或幻觉。通常的体验都是遭遇到外星人，有时候是被那些外表看起来像外来宇宙的人类或者外星飞船劫持。那些声称遇到此种经历的人认为这种经历的确是发生了的。如此密集的劫持事件使得我们对于意识与客观存在以及个人和集体无意识的关系开始越来越关注。尽管这些劫持事件的真实性很小，但是还是有一些类似的内在体验过程发生，这对如何区别真的精神病理现象与无意识的意象以及集体无意识原型提出了挑战。

6. 与灵性指导者沟通和通灵体验。最有可能被误诊为解离性身份认同障碍或者是精神分裂。此种现象包括通过某种渠道或者媒介来与超越实体进行对话，不论是灵魂出窍还是心灵感应。这种现象是非常棘手的，因为看到灵魂、听到声音的这种经历会导致拥有传统世界观科学观的人产生严重的心理混淆。

7. 心理开放的危机。有可能被误诊为幻觉或幻想、人格解体或是解离障碍。此种现象包括非正常渠道信息的涌入，这种渠道包括通灵术、神见力、胡言乱语、灵魂出窍或者是超感官的预知力。当人们无法用理论框架来理解这些体验的时候，会加速心灵紧急现象的产生，例如看到隐约的人影或是知觉别人的思想。因为他们正常的自我与他人的边界破碎了，他们会认为自己的自我开始破碎。

8. 归于中心导致的心理全新体验。一点也不奇怪，这种情况被误诊为精神错乱，如精神分裂症或者躁郁症。在这种状况下，人们会体验死亡，在这之后，重新回归到他们生活最开始的时候，在这段期间，美好和邪恶的冲突再次重现。也可能体验到一场与神圣人物的神圣婚姻，象征着自身人格的阴阳平衡。然后，随着这种经历的慢慢沉淀，可能会有一种宇宙时空转变的幻想出现，在这个时空中，人们被赋予了改造世界的任务。最后随着进程强度的减弱，关于这个剧情只是内在的心理转变而非外在真实的认识，会促使人们回归到正常意识中来。

9. 生命力觉醒。这是一种最常见且被广泛熟知的灵性紧急情况的模式。因为这种经历有可能被误诊为躁狂症、焦虑障碍或者转换障碍。作为临床医生，知道它的症状表现是很有必要的。生命力是驻留在身体能量中心或脉轮（Chakras）的一种创造性宇宙能量。这一过程可以由冥想或者其他的一些灵性体验而触发，释放出具有灵性净化功能的新的意识级别，因而被称之为生命力觉醒。这种能量流可能温和也可能非常强烈，会导致幻觉的产生，意识的不断深化，洞察认知或是可怕的无意识痉挛，肌肉抽搐，动作重复等现象。

10. 萨满危机。这种危机有可能被误诊为精神分裂或者抑郁症。这是一种戏剧性事件或意识体验，类似于人类学家所谓的萨满疾病，即萨满信仰者的启蒙经历。报告此类危机的美国人指出这种经历会让人们感受到与疼痛、死亡、重生和与动植物或者自然全体相感应类似的情感上与生理上的体验。

🐾 第四节 鉴 别 诊 断 🐾

当人们被鼓励着去讨论灵性问题时，临床医生区分健康的还是病理性的宗教体验技能，就显得非常重要。两种最常见的鉴别诊断情况是：（1）鉴别精神病与"神秘的声音和景象"，以及其他的灵性紧急情况；（2）从"灵魂的暗夜"中区分临床抑郁症。

精神病和灵性紧急情况的鉴别可以说是异常艰难。科特赖特（1997）指出采用三套标准来准确和恰当地做出诊断是非常必要的。这三套标准分别是：（1）灵性紧急情况的鉴别标准；（2）精神病鉴别标准；以及（3）带有精神病特征的灵性体验鉴别标准。

DSM-IV-TR 短期性精神障碍的诊断标准更直截了当，即如下现象的一种或者几种：幻想、幻觉、胡言乱语、紊乱或紧张性精神病的行为。格罗夫（1989）提出了鉴定灵性紧急情况的三个标准：（1）意识改变，在这期间有非常重要的超个人关注；（2）个体能力，将情况视为内在心理过程，并用内在的方法处理；（3）形成治疗联盟，并能维持灵性合作的能力。最后，具有灵性紧急情况和精神病特点的灵性体验标准由卢卡夫（1985）提出，这些标准是：（1）狂喜；（2）获得新的认知的感觉；（3）带有神学主题的幻想（如果存在幻想的话）；以及（4）不存在概念性的混淆。

巴恩豪斯（Barnhouse,1986）提出了具体的鉴别精神病患者幻想与非精神病个体的神秘体验相关的声音和画面的标准。她建议详细地询问那些患者这些内容：

对于这些声音和画面,他们做什么反应合适。精神病患者的反应是极其奇怪的,通常这都跟自我有一点关系,往往以偏执的方式。正常的反应应当是朝着更加健康的自我理解的方向,与别人保持更融洽的关系和某种建设性行动(p.102)。

区分灵性追寻者的"灵性的暗夜"和临床抑郁症是非常具有挑战性的。因为这两者都有着类似的特征,例如无望感、无助感、空虚感、信心丢失以及动力减少。梅(May,1992)提出了三种区分标准:功能性、幽默感和同情心。在"暗夜"中,工作和人际关系的障碍不明显,在重症抑郁中明显;在"暗夜"中,健康的幽默感还是会继续保持,这与重症抑郁的兴趣缺乏和恶劣心境中愤世嫉俗的刻薄幽默感不同;最后,梅指出在"暗夜"中,对于别人的同情心会增强,这也与临床抑郁症中显而易见的自我专注相背。

🖐 第五节　灵性动力和人格风格 🖐

人格可以被认为是一种稳定而持续的模式,它影响着一个人的认知、思想、感觉和行为,使得我们成为独特的个体。那些健康的、适应性好的模式被定义为人格风格。那些过度严苛的、适应不良的、给人带来消极作用的模式称之为人格障碍。为了更有效地解决问题,正常个人特质和人格障碍需要加以区分。所有的人都可以表现出一种或者几种正常品质的人格风格,而不是表现出极其严苛、具有强制性的、适应不良的或者是异常的状态。

病理性的模式通常被称为性格神经症,表现为严苛、适应性差、给人带来消极影响。换言之,其他人在与患有人格障碍的患者相处时,会感受到不同程度的愤怒与痛苦。大多数的人都有着最少两种或者更多的人格模式,这也是为什么每人都是如此特别(Sperry,2003)。

个体一般位于个人风格和人格障碍的连续体上之一点,在某种程度上说是早期生活经验的一种方式，但更多的是取决于日复一日的选择。就如同人们的美德和缺点来源于日常生活中的好习惯和坏习惯，来源于包含了许多道德行为在内的纪律，这些纪律跟每时每刻的选择都有关系。患有人格障碍的人更像是"铁石心肠的人"，而拥有着健康人格的人则"心是肉做的"。

一个人的内心越严苛、越紊乱，则他的观念和意识形态也更加严苛，需要一些简单的答案去解决复杂的问题。不必惊讶，他们接受了更为严苛的人格模式，尤其是一些强迫性的行为举止，幸运的是，至少，在一些情况下，心理治疗和心灵的成长能将这些障碍转变为更加健康的人格。

接下来介绍与六种人格风格相关的宗教和灵性动力。当具备这些人格特征的患者在心理治疗或咨询过程中就灵性问题来寻求建议和咨询时，临床医生若是能够理解他们怎么想象上帝或者是他们生命中的高级力量，以及他们怎么参加祈祷、灵性实践和其他具备宗教和灵性特征的活动，是很有帮助的。因此，在对每种人格风格的心理动力做简单概述之后，我们简要描述了与每种人格风格相联系的上帝的形象、祈祷的方式以及其他具备宗教和灵性色彩的体验（基于斯佩里，2003）。

一、灵性维度和自恋型人格

自恋型人格的人通常表现出极大的潜力，对他们来说美好的事情值得期待。尽管这些个体中有些人也许极其高效，但最终会不可避免地产生问题。举个例子，他们对于别人赞赏的需求是无穷无尽的，他们的人际关系中的剥削本性也让人恼火。此外，随着时间流逝，他们的个人表现不够真诚，却勇敢地追求着个人表现。他们在追寻成功的道路上会很容易地操纵他人。他们忍受着重大的压力，例如慢慢变老、职业困境以及人际关系中日益增加的空虚感——老年危机，这些将会在灵性和宗教术语中解释清楚。

自恋患者认为，要想获得所需的快乐，必须完全地依赖自己而不是他人。他们生活在这样的信条中：依靠别人的爱和忠诚是不安全的。

反之,他们又假装自给自足。然而,他们的内心深处会体验到贫乏和空虚。为了应对这种空虚的情感,缓和他们的这种不安全感,自恋患者很专注于建立起自己的权利、外表、地位和尊贵的身份。同时,他们又希望他人能够认同他们的这些所谓的权利和特殊性,迎合他们的需求。很显著的特征就是他们与人交往是表现出来的剥削性。自恋患者生活在幻觉中,他们认为自己理应被优待,他们自身的需求优先于别人的需求,他们理应获得特殊待遇。

宗教和灵性动力

自恋型人格的宗教和灵性动力是特殊而且可预测的,并反映在他们的上帝形象、祈祷方式以及其他宗教和灵性模式中(Sperry,2000)。

上帝形象

由于他们的自我专注,自欺欺人的自恋患者会扭曲爱上帝和邻居的规则,以符合自己的病理性视角。对他们来说,上帝和其他任何人,存在的目的只有一个:那就是爱他们、照顾他们。他们的灵性缺失的是对神赐恩典的觉知和对他人感恩的能力。不必惊讶,他们把上帝想象成要什么就给什么的父亲,把信仰当作有魔力的请求。

祈祷方式

结果是,他们认为他们祈祷什么,上帝便会按照他们的祈祷完全执行,而不去关心上帝对他们所提的要求。对他们而言,只有一种祈祷,那就是请求和需求。祈祷作为一种赞扬、自我反省、宽恕和感恩的功能,对他们毫无意义。一些自恋患者可能有强烈的神秘主义倾向,这些倾向使得他们热衷于追求包括超自然体验在内的神秘体验。考虑到这些自恋患者的特殊性和夸张性,这些现象是可以理解的。然而,他们更有可能陷入自高自大的轻度狂躁状态而并非真实的神秘主义状态。当他们所期望的祈祷没有得到回应的时候,他们会变得很受伤,感到被深深地拒绝了。因此,他们可能会拒绝上帝,在一段时间内或是永久变成一个无神论者,因为上帝已经让他们失望了。

其他宗教和灵性特点

灵性提供了一种现成的平台来强化、再次确证他们浮夸的自我。

对于有自恋人格的人来说，被称之为上帝召唤的概念或者是被看作为灵魂出窍的迹象只不过是他们用来强化和确认他们比别人更加高贵更加特殊的。牧师也好，灵性引导和老师也好，这些身份只是提供了一个平台来展示那些特别的召唤。因此，对自恋者来说，灵性平台是最早的也是最重要的一种展示。在这个平台中，看客或灵性引导者"镜映"他们，赞美表扬他们的人格。本质上来说，自恋患者认为灵性活动的真实目的是为了信仰他们自己。

自恋患者也可能会对别人的痛苦和需求感觉迟钝。尽管他们可能会帮助需要帮助的人或者是参加慈善活动，他们之所以这么做是因为他们的善举会被别人注意到。如果他们的行为没有受到别人的关注，他们才不会捐款，才不会伸出援助之手或倾听，或者当别人的关注点再次回到他们身上时候，他们才会继续假装慈善。

自恋与邪恶

行为恶劣的患者会攻击别人，而不觉得是自己的问题；通过自欺欺人来拒绝反省自己的痛苦；而且经常性地破坏别人的生活。人性的邪恶被认为会扼杀灵性的人并跟自恋有关联。关于邪恶的许多心理学定义已经被提出来了。津巴多（2007）认为邪恶心理是"蓄意对无辜他人做出伤害、虐待、贬低、不人道或毁灭的行为，或利用自身的权威和力量鼓励或允许别人替自己做出上述行为"（p.5）。斯科特·派克的定义与这个相类似。派克（1983）认为邪恶是"出于为了保持病态自我的目的而使用权利去残害其他人"。（p.24）需要注意的是派克指出人性邪恶的关键缺陷并不是缺少了道德，而是一种自恋型人格障碍的特定类型，这种类型被称之为恶性自恋。他解释了恶性自恋：这是一种具有持续破坏性、寻找替罪羊的行为模式。伴随着对批评及其他形式的自恋创伤的极度不容忍、不负责任和理智扭曲。

二、灵性维度与强迫型人格

强迫型人格患者似乎很容易被宗教和灵性活动所吸引。这可能是由于强迫型人格患者关注于规则和责任。规则在他们的生活中提供了一种井然有序的感觉，一种控制的方式。然而强迫症与保守思想不见得是同义词，它们是不一致的。对遵守规则建立秩序这类人的人格来说是舒适的。因为这证实了他们的观点，那就是当存在规则而非混乱时，世界能最好地运转，生命是舒适、可预见的，而不是痛苦的，不可预测的。

除了在少数情况下，强迫症患者不会表达热情和关心。他们倾向于认为任何自发的感情流露是危险的，极端的感情流露代表着"疯狂"。因此，他们克制着自己的情感，甚至他们的认知过程也是严苛的，缺少趣味性和变通性。

人际交往方面，他们通常非常有礼貌且忠诚，尽管在与人共事的时候有些许顽固和古板。鉴于此，他们更容易尊重他人并且自我保护——即使对上级需要说一些诌媚的话，他们也倾向于对同僚和那些打小报告的人表现出兴趣不大的样子。他们很少因为害怕不能很好地处理任务而推卸责任。相应地，他们坚信这样的格言：如果你想把事情做完美，那就亲自去做！

在西方文化中，工作中有一定程度的强迫性是受到尊敬的，而且会获得他人的夸赞。但是对于有强迫性人格的患者来说，这种文化强化变成了一种负担，会导致他们变成工作狂。当这些患者不在工作时，他们认为他们不在尽责，那就不能体现个人价值。因此他们必须保持持续做某事的状态。他们必须把工作带到家中，甚至去旅行也要把工作带着，至少必须随时能够通过手机、传真或者电子邮件与办公室保持联系。因为很多强迫症患者把这条荒诞的格言神圣般地铭记在心："懒惰是魔鬼的加工厂"，他们也认为确实需要勤勤恳恳地疯狂工作。

他们倾向于变得自负、过分说教，对于涉及伦理、法律或者价值的问题不妥协。尽管他们可能大体看起来态度温和，但当他们坚持某个自己满意的观点或思想时，也可能会非常自以为是并令人讨厌的。当获得很少或者压根没有回报的时候，他们很难大方的捐款或是给别人时间或礼物。同时，他们很难丢掉那些已经破旧的，没有价值的东西，即使这些东西早就已经没有实际的使用价值或者情感价值。慷慨对他们来说不是什么荣誉：他们尽可能地保存自己有的所有东西。他们也许有很多书籍、唱片或是其他什么收藏。似乎他们已经把这个思想内化了，那就是未雨绸缪，好过因为没有准备和保护。

不用惊讶，这些患者因为将这样一种感受内化而背负了很多的愧疚感，即他们必须在生活中承担几乎所有的责任。结果是他们长期处于焦躁和不安中，很少能够放松。他们很少处境泰然，几乎从未感受到快乐，以至于他们不能生活在当下，因为他们担心未来生活中在等待着他们的东西。所以，他们时刻准备着——就如同童子军一般——迎接期望的以及想象不到的事情降临。他们私底下怀疑自己解决生活中繁杂问题的能力，于是把生活划分为小小的片段，认为通过管理这些小的片段，最终会把控全部。这样的事情当然不会发生，因为生活从来不是自己能够控制得了的。但是，他们虔诚地坚信着这样的幻想。所以他们的生活总是充满了绝望、单调乏味和担忧。

宗教及灵性动力

强迫型人格个体的宗教和灵性动力非常特别和具有可预见性，这从他们的上帝形象、祈祷方式以及其他的宗教和灵性模式中可以反映出来。（Sperry，2000）。

上帝形象

这类个体通常会把上帝看成监工、法官或者是警官。这源自早期生活中他们的父母或养育者对他们的要求和期待——完美而负责任。这些个体会倾向于认为上帝对他们也怀有同样的期待。他们相信上帝期待他们做到很多事情，并会根据他们的表现评判他们。某些圣书更是强化了这样的一种期待。例如："人要变得完美，因为你天堂的父——上帝是完美的"。对于其他名人格言，患者也会倾向于逐字逐句地去解读。

祈祷方式

不必惊讶，那些强迫人格的个体，他们的祈祷方式会倾向于关注自己的错误、堕落以及获得宽恕的请求。他们听到的，说出的话是"主啊，我不配要求你来到寒舍，但是说出这些话，我就能得到治愈"。然而，他们只能强迫自己去相信自己说的前半句话"主啊，我不配"，几乎不相信他们能被治愈，也不相信自己完全配得上。他们很容易相信而且感觉到自己是罪恶的，不会，也不可能变得招人喜爱。他们说的"你是我（上帝）所爱的，我（上帝）因你而喜悦"，似乎直接指向其他人但绝不是自己。顺便说一句，教牧咨询师们评估强迫性人格患者成长和成熟的指标之一是，他们逐渐接受自己是上帝"所爱的"。

　　其他的宗教和灵性特点

　　有灵性倾向的强迫型人格个体更可能认为他们受到召唤，要在这一生中做出什么大事。他经常报告自己在青少年时期，曾体验过一些灵性或宗教上的"召唤"，让他们去做一些重要的事。因为强迫性人格个体认为他们要永远做正确的事情，做那些他们被期待去做的事情，他们向外部寻求方向感确认。这种确认可能来自他们阅读到的《圣经》上的某一篇文章或者是与尊敬的灵性人员的沟通，于是他们得出结论，上帝已经大体指明了方向。

　　在灵性圈子中，这些患者更有可能被别人认为是灵性和宗教领域的高成就者而非友好而富有同情心的人。他们情感上不成熟，对于生活也不大满意。尽管他们也许会暂时性地颂扬生活中的美德，但是很少会花时间去闻闻玫瑰的芬芳。他们与他人的关系也比较疏远，只是保持着表面上的亲密。然而，如果能够放下与人交往中的防备心理，那么他们是可以加深跟别人的友谊，共同承担风险的。

　　在一定的压力下，强迫型人格个体就会对与宗教相关的事情表现出明显的强迫性——通过他们的负罪感、埋怨或者顾虑可以表现。他们也许会感到自己被焦躁或者是消极的情绪所打败，随后，重复不断的想法或者是经文片断使他们坚信自己被神丢弃了，因为他们是罪恶的，不能被原谅。结果是他们变得焦躁不安而抑郁，并拒绝所有的安慰。他们甚至会变得不理性，患上抑郁症或者满脑子都是自杀的想法。

三、灵性维度与被动攻击人格

　　被动攻击人格的最重要的性格特点就是在工作、人际关系、信仰和行为举止中对他人要求的抵抗。被动攻击人格的人遵循的是一种否定、蔑视、挑衅的态度。对于是否应该顺从别人的要求还是采取不合作的策略，他们总会难以下定决心。因此，他们的行为举止被看作既是被动的，又是激进的。他们几乎对所有的事情都会表现出很矛盾的样子，不能决定是靠别人还是靠自己，也不知道应当积极应对还是消极回应。因此他们挣扎在到底是要顺从还是要反抗的进退两难的处境中。为此，他们通过折衷的方式来解决这一问题：通过拖延、游手好闲、固执、低效和健忘来表达自己的愤怒和拒绝。被动攻击人格的患者对于事情的抗拒总能表现出敌意，尽管他们害怕公开地表现出这样的敌意，但总会在别的事情上表现出来。热诚和顺从的环境通常会使得他们消极抵抗。虽然在他们"同意"的时候是面带微笑的，但是从他们的语气中流露的是真实的想法与感受。

这种人格的患者有可能在年轻的弟弟妹妹出生时候经历过与父母分离，自己的地位被弟弟妹妹取代，这样的经历促使他们这种矛盾的心理和行为的养成。这种患者通常被"选择"在家庭矛盾中充当调停者的角色。因此，他们变得害怕沟通；对于自己的追求、能力以及人际关系也表现出不确定性；害怕直接地表达自己的情感。他们开始慢慢地养成了优柔寡断的性格，行为举止自我矛盾，态度也变动得厉害。作为孩子，之后成为成年人的他们发展出一种经常在不同行为方式之间快速且不稳定地切换的行为模式，同时他们拒绝承认是自己造成了这些困难。

他们对于生活的基本姿态就是不配合。因为他们坚定的认为，世界还没有而且也不会达到公平，即使其他人想好好配合，他们最终也会失败，他们不光是不配合而且还会使得别人的生活一团糟，这样他们才感受到公平。因为他们矛盾的自我意象，他们会觉得不被理解、被欺骗、不被生活所喜爱。随后他们很容易地接受了自己牺牲者和"不公平收集者"的角色，来证明自己的苦难和与人交往时候的疏离。更进一步地，他们坚信，曾经或者将来都没有什么是为他们准备的。无须多言，他们的选择性记忆会呈现出他们过往的成功经历，然而他们对于别人既愤怒又嫉妒。如果某些事情对他们或者其他人来说进行的过于顺利，他们会想办法搞破坏。通过"从成功的下颌中攫取失败"，他们重新制造出他们期望的破坏。因此，这些人格的个体表面上看起来同意，表现出良好意愿，但并不一定会真的这样去做。随着时间推移，他们养成了这样一种人格模式，其特点就是不负责任、不配合、不承诺。

宗教及灵性动力

被动攻击人格的宗教和灵性动力跟他们的矛盾性和否定性紧密相连，这反映在他们的上帝印象、祈祷方式和其他的宗教和灵性动力上。

上帝形象

他们对上帝的印象是严厉、无爱心的。他们悲观的精神面貌反映的是他们相当不开心、无价值的生活。不要惊讶，服从不是他们的长处，因为他们基本上既不相信又讨厌权威。不幸的是，有一种"服从"他们会"信仰"，那就是，既不要表现出生气，也不要表现出负面情绪。他们会激怒社团领导和其他成员，因为他们从来不会从自己的缺失中找借口，而是将这些缺陷或失败归咎于他人。

祈祷方式

在各种不同的人格类型中，被动攻击型人格个体的祈祷方式是独一无二的。当其他人格的个体可能在祈祷中通过各种对上帝的请求和要求来搅乱天堂时，被动攻击人格人的祈祷是很特别的，因为它几乎不存在。在公共礼拜仪式中，他们可能在祈祷仪式中走个过场，可能愚弄教友、上级或教区居民。但在私底下，他们才不会参与祈祷。毕竟，他们很难相信上帝会满足他们的需要，所以他们甚至不去尝试。

其他宗教和灵性特点

与他们生活中的悲观、拖延和混乱的心理一致。这些患者往往缺乏信心，认为他们的生活是无论如何都没有意义的，对任何事情都不抱有希望。在精神上，他们很少努力做改变。如果他们已经开始灵性指导，他们也可能会很早就放弃。如果他们开始阅读鼓舞人心的宗教类书籍，也不太可能读完。可以推测，他们肯定会成为无神论者，但这需要比他们所想象的更多的勇气和坚定。所以，他们没有离开，而是保持这状态，使他们的生活和周围人的生活变得一团糟。随着时间的推移，这些人会被冠以"精神上牢骚满腹的人"这样的称号。简而言之，这些人的生活相当的绝望，或者更加具体地说是他们的心灵非常绝望。

四、灵性维度与边缘型人格

边缘型人格是一种很容易被认为情绪不稳定，在人际关系中表现极端的人格。冲动、难以预测、激烈的唇枪舌剑和威胁以及生理上的情绪暴发和自我伤害行为，包括自杀和自残——这些都是边缘型人格的特征。令人惊讶的是，这种不稳定的情绪往往是短暂的。之后，冷静下来的边缘型人格个体往往表现得好像什么异样的事情都没有发生过一样。边缘型人格典型的不稳定的关系是，他们有时会神化他人，把他人视为什么错误都不会犯的完人。然而，当对这个人失望的时候，他或她在边缘型人格患者的眼中瞬间变得一无是处。他们被宗教组织和灵性经历深深吸引，希望获得治疗和救赎。一点也不奇怪，他们也特别着迷于心理治疗尤其是深度心理学、荣格学派的精神分析，通过研究这些东西，他们幻想着成为一个完美无缺的人。

经验丰富的宗教和精神领袖可能会有相当多与这种人格的个体打交道的经验。教会或大的冥想团体有一个边缘型人格个体没有什么不寻常的。宗教组织强调爱和接受，可以吸引那些挣扎在空虚和孤立中的个体。最初，边缘型人格个体在这种环境下会显得比较保守。随着组织坚持对他们表现出爱和接受，边缘型人格个体也将形成强烈的归属感。这些人会非常关心组织的发展，对组织很热情，会为组织贡献出自己的力量。随着他们的需求增加，组织也会开始感觉受到控制、操纵或陷入困境，随后会逐渐远离这些个体。为了应对他们所认为的排斥和可能的关系的丧失，这些人可能愿意做任何事，或接受几乎任何羞辱和虐待来保持关系，避免拒绝带来的恐惧和痛苦。预计到被拒绝的威胁，边缘型人格的人做好了各种心理防御演习，特别是"分裂"的原始的防御。因为很难同时容忍对同一个人的正面和负面的感情，他们倾向于把别人看作是"好"的或"坏"的。不足为奇的是，那些被认为是"坏"

的人会成为边缘型人格患者的情感爆发的对象。

压倒性的个人魅力是他们利用的另一个防御手段。为了获得和维护他人的情感支持，他们可能用礼物、时间或者赞扬来拍人马屁。同样，女性边缘型人格个体可能用勾引或诱惑来保持男性领导或者那些在宗教组织及精神团体中有影响力的人的注意。当别人的回应与他们的期望不一致时，边缘型人格个体会有被遗弃和毫无价值的感觉。

宗教和灵性动力

在宗教信仰和灵性行为方面，边缘型人格个体的信念、情感、关系和行为之间的矛盾十分明显。这个特征反映在他们的上帝的形象、祈祷方式和其他宗教和灵性特点中（Sperry，2000）。

上帝的形象

可以预见的是，边缘型人格个体对自然和上帝的存在感到困惑，他们对自己的身份和生活目的同样感到困惑。毫不奇怪，边缘型人格在他们的精神生活中难以保持稳定。所以他们可能会认为上帝是"绝对的好"，他们自己是"绝对的坏"。因为这样，他们很难处理对上帝的感受。毫不奇怪，他们的上帝的形象就像他们的情绪一样多变。当他们兴高采烈时，上帝是善良和仁慈的；当他们感到愤怒和沮丧时，上帝的形象是一个暴君，是他们所有问题的源头。因为他们会优先把自己排除在责备的范围之内，而对上帝和宗教组织心怀愤怒的想法和情感，只是他们对是否承认这些想法与情感非常犹豫。

祈祷方式

边缘型人格个体在自我关注中倾向于使用灵性约束。祈祷成了让自己受到上帝关注的一个工具。他们的祈祷往往只有对上帝的请求："哦！主啊，让我得到牧师的职务吧，那样我就可以真正爱着你了"或"主啊！让牧师尽可能地关心我吧，就如同我对他做的一样。"通过这种孩子气的方式，如果祈祷得到了回应，他们可能会许下各种各样的承诺。当祈祷未收到回应时，他们会感觉很受伤，认为在上帝的眼中，他们将永远不会被接受也一点都不可爱。上帝讨厌他们，他们这样认为，因为祈祷没有得到回复意味着上帝拒绝了他们。

其他宗教和灵性特点

通常温顺谦和的高功能边缘型人格个体偶尔会有疯狂的行为，比如恐怖的暗杀行为，因为一件别人看起来很小的事情而立即解雇一个教区委员会成员。这种非基督徒式行为的原因是什么呢？詹姆斯·马斯特森博士对边缘型人格患者道德思维过程和行为的研究表明，他们利用"talionic 原则"来指导他们的道德行为。talionic 原则是基于摩西律法中"以眼还眼，以牙还牙"的因果报应。这种复仇的，基于报复的道德准则比基督教宣扬的宽恕更原始，更符合使用原始分裂防御机制的这种人格障碍的特征。在电影《致命诱惑》中，由格伦·克洛斯饰演的边缘型人格患者，对由迈克尔·道格拉斯饰演的角色中做了非常恐怖的事情。例如把硫酸泼到他的车上，向他的妻子公开他们的恋情，在家里的炉子煮他女儿的宠物兔子。这些行为是对男人抛弃了她的一种复仇。不用说，边缘型人格不能理解宽恕是什么意思。关于边缘型人格在心理治疗的表现和灵性上的发展，这些复仇的信念有着深远影响，我们将会在治疗章节中再把它们拿出来讨论。

此外，他们的灵性观念极大地依赖于与他人的关系。他们会经常遭到拒绝，觉得处理与上帝之间的关系很困难。他们将预设性地把牧师或者灵性领袖理想化成一个善良的，如同父亲一般充满爱的人物。然而，当这些被他们理想化的个人未能达到他们的预期或表现出一些小缺点时，被理想化便会成为他们愤怒的目标，并且形象一落千丈。因为他们还没有学会整合相反的看法和感受，如爱与恨，他们永远处在混乱中，这种混乱会影响他们周边的大多数人。

宗教团体和组织是相对健康的有潜力来对边缘型人格个体进行深度治疗的组织。因为只有在这种持续一致的——一种抱持性的环境——充满爱和关注的氛围中，边缘型人格个体才能够以一种平静的方式感受神的爱。当然，问题是这些宗教组织对边缘型人格个体设立了一定现实的限制，用来应对边缘型个体的不稳定性。不幸的是，很少有宗教和心灵团体能够持续提供那种边缘型人格需要的"抱持环境"。除非这些人足够幸运遇到好的组织，否则他们不太可能会接受到足够深入且全面的治疗并恢复机能。

正是因为这一原因，边缘型人格个体，即使是高功能个体，也做不了牧师或者是灵性领导者。他们可能会失败，除非身处那些工作期望不高，压力较小并不大需要与人接触的岗位。因为如今主要部门的职位都面临着高压力、高需求，这些职位要求相当强的人际交往能力，边缘型人格不适应大多数的宗教组织。然而，边缘型个人个体往往会被灵性生活所吸引，希望它可以弥补早期的创伤和痛苦。

五、灵性维度与抑郁型人格

DSM-IV-TR 包括一个称为抑郁型人格障碍的研究型诊断，已被证明在理解和治疗当今越来越多的患者的过程中，有相当大的表面效度和临床实用性。这种人格障碍是一种持续和普遍的感觉，包括拒绝、沮丧、忧郁、不快乐和不幸福。有这种障碍的人缺乏幽默感，似乎过于严肃、无法放松和享受。他们负面地看待现在和未来。他们像批判自己一样严厉地批判别人，倾向于关注别人的缺点，而不是看他们的积极努力。他们可能会表现出一种扭曲的幽默感，也可能是公开的愤世嫉俗。简而言之，在他们的生活中，普遍的悲观主义是主导因素。

这种个体往往是安静、被动、内向的。他们往往是追随者而不是领导人，会经常让别人为他们做很多决定。视他们早期受虐待的程度，他们对权威人物的态度往往是矛盾的。虽然他们看起来友好合群，但也害怕被孤立和孤独。他们可能会经历一段时间的临床抑郁和焦虑。这些抑郁表现通常来自真实感的丧失和被抛弃的经历，如离婚或丧偶。抑郁型人格个体和心境障碍的个体或重度抑郁症个体有一些共同的特征。心境障碍的特点是慢性抑郁会持续 2 年或更长时间，抑郁症状比重度抑郁症轻一些。而抑郁型人格是一种慢性障碍（实际上，它是一种终生状态），它表现在认知（自我批评、消极性和悲观）、自我看法（不快乐、沉思、不足和毫无价值）和人际关系（指责、批评他人）上，而心境障碍的个体没有这些表现。

根据魏瑟（1994）的理论，抑郁型人格的个体在灵性圈子里是相对常见的。魏瑟指出，患有抑郁症，尤其是那些同时带有强迫特征的人，对宗教和灵性培训计划更感兴趣，也很可能会参与其中。在某种程度上，这样的项目鼓励支持参与者的依赖性和遵从性而不是独立性，因而可以吸引特定的人群。这样的人可能是负责任的、顺从的、忠诚的，很可能会遵循传统的信仰和价值观以及正统的做法。他们可能参加过志愿者活动而且在活动中往往更倾向于合作而非竞争。有趣的是，他们可能会被视为心理健康的正常人，因为他们对别人来说不是威胁。他们可能不太有创造力、远见或是能提出新思想、开发新项目。

宗教和灵性动力

在宗教和灵性动力方面，这些人似乎有传统的信仰也是忠诚的追随者，尽管他们存在矛盾心理。这反映在他们的上帝形象、祈祷方式和其他宗教和灵性特点中（Sperry，2000）。

上帝形象

抑郁型人格的患者倾向于认为上帝是强大的，同样有时也是无情的。倾向于认为自己是微不足道的，不可能感受到上帝的慈爱。所以，上帝是拯救者和惩罚者的综合体。当祈祷无应答或他们没有被"拯救"时，他们可能会担心上帝抛弃了他们。

祈祷方式

就像他们依赖别人的照顾一样，他们依靠上帝来满足他们的需要。毫不奇怪，请愿性质的祈祷是这些人的主流："上帝帮帮我吧！保护我、照顾我、安慰我。"当他们的祈祷并不像他们想象的那样得到回应时，他们容易失去信心，害怕被上帝抛弃。在这种时候，他们会向其他人寻求安慰和照顾。

其他宗教和灵性特点

因为他们在承担照顾自己的责任方面的意识与经验都有所欠缺。他们倾向于反复寻求宗教咨询师帮助。他们可能把这种依赖关系转向灵性指导者或咨询师，在面谈的间隙多次打电话寻求安慰。如果咨询师外出度假，他们可能会感到自己被抛弃。毫不奇怪的是，他们可能有两个或两个以上的咨询师，而且不会告诉他们彼此的存在。面谈和电话是他们减轻分离焦虑的办法。

六、灵性维度与轻度躁狂人格

近一个世纪以来，轻度躁狂型人格一直是精神病学和精神分析的研究对象（Aktar，1992）。最近由于临床和研究上对于人格障碍和所谓的双相谱系障碍的重视，这种人格重新获得了人们的关注。与轻度躁狂（情绪高涨的过程，而且必须持续至少 4 天）不同，轻度躁狂型人格个体的性格和气质是稳定的、固定的、持久的，而不是阵发性的。目前，轻度躁狂的人格障碍在 DSM-Ⅳ-TR 不被认作是一种独特的、独立的诊断分类，但包含在心理动力诊断手册（PDM Task Force，2006）以及国际疾病分类（ICD‐10）中。

文献中描述的轻度躁狂型人格个体一直是精力充沛的，只需要很少睡眠，向往成功、工作上瘾、活泼、爱说话，但易冲动、不顾限制、爱管闲事、道德感不强。阿克塔尔（1986，1992）简洁地描述了轻度躁狂人格的临床特征。他指出，他们的自我认知是浮夸的、过分自信的。他们与自恋型人格的个体一样有着自己是独特的感觉。此外，他们大部分时间往往是欢乐乐观的，对于想要做的事情很坚定。然而，他们有着自我怀疑的心理，认为独处困难。他们的风格特点是油嘴滑舌、口齿伶俐、知识渊博。他们喜欢回忆琐事，说话时爱使用双关语，不断插科打诨。

因此，尽管他们可能有广博的知识，但是在大部分领域往往缺乏深度。在人际关系方面，他们能快速、轻松地开发出广泛的关系网络，但是情感不专一。他们也倾向于理想化他人，同时可能会很快切换到贬低的状态。通常，他们有一到两个关系非常好的朋友，这些朋友能够给他们提供帮助并照顾他们。关于爱与性，他们表现出很有诱惑性，也很轻浮，喜欢八卦和性暗示。轻度躁狂型人格个体可能有性早熟和滥交。维持亲密伴侣的关系对他们来说是有难度的，这种关系中的平等令他们不安，相反地，他们更喜欢占主导地位。关于社会适应性，他们在事业上往往是成功的，因为他们精力充沛、工作努力，同时有胆识有决断力。在这个过程中，关于社会和财务问题他们可能会有错误判断。毫不奇怪，他们倾向于担任领导职位。不幸的是，他们过度依赖赞扬和好评。

宗教以及灵性

轻度躁狂型人格个体的宗教信仰和灵性动力是独一无二的。在他们眼中，上帝是一个独特的形象，他们也表现出了特殊的祈祷方式和可预见的宗教行为。这些宗教和灵性动力反映了其基本的灵性缺陷，那就是恩典感知缺乏以及没有感恩的能力（Sperry，2000）。

上帝形象

轻度躁狂型人格个体倾向于把上帝看作为一个要什么给什么的父亲，上帝的唯一目的是为了爱和照顾他们。作为一个慈爱父亲，上帝就这么充满喜悦地看着他们。上帝将实现他们所有的宏伟计划，将会在那里赞扬他们的成就。因为上帝是全能的，他们认为上帝会回应他们所有的祈祷。简而言之，上帝的目的是为他们服务。他们不需要服侍上帝或其他人，而享有接受别人服务的特权。毫不奇怪，他们把信仰看作是对上帝的回应；也就是说，信念是一种保证，保证他们的需要和欲望得到满足，他们的各种计划都会受到祝福且顺利开展（Sperry，2000）。

祈祷方式

就像自恋型人格个体一样，轻度躁狂人格的人相信上帝会完全按照他们祈祷的要求做出回应，而不会对他们提出任何的要求。对他们来说，只有一种祈祷：请愿的祈祷。赞美和感恩的祈祷也许适合别人，但不适合他们的。在轻度狂躁型人格个体的祈祷中，坏事可能会发生在好人身上，但肯定不会发生在像他们那样的特殊的人身上。

其他宗教和灵性特点

由于他们的自我暗示和上帝的目的是为他们服务这一信念，他们可能会对他人的痛苦和需要感觉迟钝。虽然他们会参与到慈善行动中去，但可能是出于以下两个原因：首先，慈善行为与他们宏伟计划的成功有联系，这才是重要的目的，而不是从慈善的接受者中受益。第二，慈善行为是一种表演，因为他们会被别人注意到。然而。如果他们的慈善努力未能使得自己得到关注，他们不太可能去进行捐赠、倾听或伸出援手。当别人的关注和赞美停止的时候他们的慈善行为也会停止（Sperry，2000）。

　　关于伦理和道德标准，这些人往往热衷于伦理和道德问题，但可以降低或破坏道德标准。在他们狂热的想象中，他们倾向于为自身和他人设定高标准，尽管他们可能仍有相当距离。因为他们对生活的各个方面都充满了幻想，他们也会变得非常迷恋心理学、哲学和神学的新的发展动向。

❅　本 章 小 结　❅

　　这一章探讨了灵性危机、灵性紧急情况、宗教和灵性的障碍和问题，以及相关的心理问题。还描述了最常见的人格类型、障碍以及具有这些人格特征的个体独特的上帝形象、祈祷风格和其他灵性行为。本章总结了本书的第一部分，聚焦于灵性取向心理治疗的基本理论。第二部分的章节将聚焦灵性取向心理治疗的实践。

参 考 文 献

Aktar, S. (1986). Hypomanic personality disorder. *Integrative Psychiatry*, 6(1), 37–52.

Aktar, S. (1992). Hypomanic personality disorder. In *Broken structures: Severe personality disorders and their treatment* (pp. 177–200). New York: Jason Aronson.

American Psychiatric Association. (2000). *Diagnostic and statistical manual of mental disorders* (4th ed., Text rev.). Washington DC: American Psychiatric Association.

Barnhouse, R. (1986). How to evaluate patients' religious ideation. In L. Robinson (Ed.), *Psychiatry and religion: Overlapping concerns* (pp. 89–106). Washington, DC: American Psychiatric Press.

Cortright, B. (1997). *Psychotherapy and spirit: Theory and practice in transpersonal psy-*

chotherapy. Albany: State University of New York Press.

Grof, S., & Grof, C. (Eds.). (1989). *Spiritual emergency: When personal transformation becomes a crisis.* New York: Tarcher/Putnam.

Lukoff, D. (1985). The diagnosis of mystical experiences with psychotic features. *Journal of Transpersonal Psychology, 17*(2), 155–181.

May, G. (1992). *Care of mind, care of spirit: A psychiatrist explores spiritual direction.* San Francisco: HarperSanFrancisco.

McBride, J. (1998). *Spiritual crisis: Surviving trauma to the soul.* New York: Haworth Press.

PDM Task Force. (2006). *Psychodynamic diagnostic manual.* Silver Spring, MD: Alliance of Psychoanalytic Organizations.

Peck, M. S. (1983). *People of the lie: The hope for healing human evil.* New York: Simon & Schuster.

Sperry, L. (2000). *Ministry and community: Recognizing, healing, and preventing ministry impairment.* Collegeville, MN: Liturgical Press.

Sperry, L. (2003). *Handbook of diagnosis and treatment of DSM-IV-TR personality disorders* (2nd ed.). New York: Brunner-Routledge.

Weiser, C. (1994). *Healers: Harmed and harmful.* Minneapolis, MN: Fortress Press

Zimbardo, P. (2007). *The Lucifer effect: Understanding how good people turn evil.* New York: Random House.

第二部分

灵性在临床治疗中的应用：实操

第五章

灵性取向心理治疗的临床实践

在最近心理治疗的理论与实践中，一些改变和进展已经发生。在灵性心理治疗中，类似的改变也已经发生，并将继续发展。回顾这些传统心理治疗领域内的进展，将有助于把握灵性取向的心理治疗的现状和发展。本章从心理治疗的实践进展开始，然后描述灵性取向的心理治疗实践中的一些新进展。本章的讨论内容是对之后第 6 章到第 10 章的介绍和概述。

第一节　心理治疗的最新发展

过去十年，心理治疗在理论、研究和临床领域内都有很大的发展。这些发展与变化，其中很大一部分与医疗保健的绩效责任运动有关。渐渐地，心理治疗变得更加聚焦、有效、可问责。在 2005 年。美国心理协会正式接受了心理学中的"循证实践"。循证实践被认为是"临床专家和病人的利益与最好的研究证据的融合"（Institute of Medicine，2001，p.147）。它比"实证支持治疗"的概念（在之后描述）更广泛，因为它明确地考量了患者利益与临床技术，即利用临床技能和过去的经验来快速识别患者的健康状况，做出诊断，控制风险和收益，满足个人价值和期望。之后，有能力胜任并且博学的临床医生将会负责建立并维护治疗同盟；利用最佳实践信息，为患者实施符合他们诊断、需求和倾向的个性化治疗方案；并做好临床结果监控（Deleon，2003）。顺便说一句，需要注意的是，替代模型和以循证实践为基础的统计方法出现了。称为"基于实践的证据"，这一相当复杂的模型虽然还没有扩展到心理治疗的实践中，但已经对医疗保健的临床实践有所贡献（Horn & Gassaway,2007）。

本节概述了五种因素，这五种因素反映了目前的理论、研究和临床以及发展状况。分别是临床结果、实证性支持治疗、治疗联盟、当事人因素和治疗师因素。图 5.1 直观地描述了有效的心理治疗的过程中这些因素的变化与作用。与这些因素密切相关的是它们在训练和心理治疗实践中的作用和角色。

一、临床结果

治疗结果已经成为当今心理治疗领域的核心。虽然过程仍被认为是重要的，但在心理治疗实践中，问责制的文化和基于实证的治疗已经把临床结果放在中心考虑的位置。临床结果指的是特定的干预措施或治疗过程的效果或终点。临床结果的两种类型可以区分为：当下或进行中的结果和最终的总结性成果。结果可以以评估治疗前/后状况的方式进行，也可以进行即时性的评估，即，在每一次治疗会谈中评估治疗效果。研究指出，临床医生进行持续监控的治疗效果比治疗结束后再评估结果或者不进行正式的评估更好。（Lambert,Whipple, Hawkins,Vermeersh,Nielsen,et al.,2003）。

二、实证支持治疗

1990 年代，卫生保健问责制的号召转变为对实证支持治疗的需求。实证支持治疗指的是那些有效性已得到实证研究证据支持的治疗措施。伴随着医疗费用不断增加，过去的临床实践模式被认为是造成浪费，效率低下，成本增加的根本原因。因此，卫生保健系统和人类老年护理计划发展出了标准化护理和规则，希望临床医生，包括心理治疗师只会提供基于病症，而不是基于关系的服务，来证明这些服务是基于证据和经济适用的。这是所谓的实证支持治疗（EST）运动的开始（Reed,Mclaughlin & Newman,2002）。

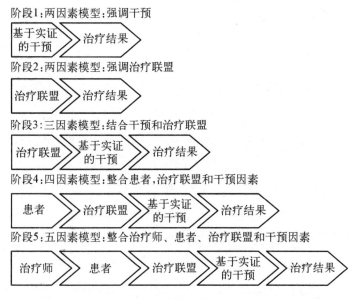

图 5.1 有效心理治疗的影响因素和过程：模型的演化

心理学领域已经接受了基于实证的评估和治疗措施，并把它们看作对评估和心理治疗的漫长研究过程的一部分。1995 年成立了 APA 工作小组来解决心理治疗领域的 EST 相关问题。工作组确定了"确定有效的治疗方法"和"可能有效的治疗方法"。毫不奇怪，它们大多数是短程行为以及认知行为疗法，长程、更复杂的方法，如心理动力疗法没能得到很好的顾及（APA 临床心理学，1995）。

ETC 运动显著地影响了心理治疗实践。它给予医疗管理机构和保险公司相当大的权限，让它们能通过约束心理健康关怀的实践操作来控制成本。它也促进了本地、州和联邦基金机构使用 EST 的需求。结果 EST 变成了心理治疗中的标准规范。这个结果是有问题的，因为它是基于一个可疑的假设：提供 EST 是获得积极治疗效果的充分必要条件。图 5.1 清楚地描绘了 EST 的因素和治疗结果之间的关系。

三、治疗联盟

在成立 EST 工作小组之后，APA 也成立了针对实证支持的治疗关系（Empirically Supported Therapy Relationships，ESRS）的工作小

组 ESRS 强调治疗师本人、治疗关系，以及来访者的非诊断性特征
（Norcross，2002）。治疗关系在现有的关于心理治疗结果研究文献中
一直是最重要的一个变量。早先兰伯特（1992）的元分析发现，特定技
术，也就是基于 EST 工作组报告的研究重点，对治疗结果变量的解释
率总计不超过 15%。另一方面，治疗关系和不同疗法间的共同因素对
治疗结果变量的解释率高达 30%。治疗联盟是一种治疗关系，包含三
种因素：来访者和治疗师的治疗关系、达成一致的治疗目标、为实现目
标而达成的治疗协议。治疗联盟在第六章会进行更详细的描述。
图 5.1 的阶段 2 直观地描述了治疗联盟和治疗结果的因素之间的关系。

　　根据 ESR 工作组报告，越来越明显的是，ESTS 和 ESRS 二选一的
方式是站不住脚的。相反，同时使用 ESTS 和 ESRS 的组合得到了不
错的效果，受到了越来越多的认可。图 5.1 的第 3 阶段直观地描绘了
以证据为基础的干预措施、治疗联盟、治疗结果的因素之间的关系。

四、来访者

　　但这种"兼容并蓄"的理解很快就会被视为短视。随后，导致了心
理疗法变化因素的元分析。兰伯特和巴利（2001）发现：导致改变的最
大的因素（40%）是治疗之外的因素，也称为"来访者端资源"或"来访
者"。这一发现本质上和以前的研究结果是一样的（Lambert，1992）。来
访者因素包括动机和改变准备、建立和维持人际关系的能力、接受治疗、
社会支持系统和其他非诊断性因素。图 5.1 的阶段 4 直观地描绘了以证
据为基础的干预措施、治疗联盟、来访者和治疗结果因素之间的关系。

五、治疗师

　　按照兰伯特（1992，2001）的研究对治疗结果影响因素的理解，治疗
师的作用是不显著的。长期以来，人们观察到，一些治疗师比其他的治
疗师的治疗效果更好。多年来，治疗大师（master therapist）和超级治
疗师（supershrink）这样的术语已经被用来描述这些治疗师的专业性。
最近，已经有大量的研究表明，治疗师因素能够对来访者、治疗联盟、治

疗干预措施的实施有积极影响，从而改善临床结果（Sperry，2010b）。图 5.1 的阶段 5 清楚地描绘了以证据为基础的干预措施、治疗联盟、来访者、治疗师和治疗结果因素之间的关系。

六、心理治疗职业能力

除上通常关注的以上五种因素之外，最重要的便是职业能力。职业能力是当前心理治疗实践和培训中的"时代思潮"（zeitgeist）。职业能力代表了从心理治疗培训到实践中范式的转移，毫不意外，它已经并将继续对治疗改变产生影响。职业能力标准开始取代要求标准，核心职业能力正在取代核心课程，基于能力的认证体系出台的日子即将到来。如今，对心理治疗能力的转移在精神病学培训中也是一个评判标准，它要求学员用三种心理治疗方法来演示他们的职业能力。临床心理学培训项目已经接受了职业能力这样的说法，婚姻和家庭治疗和职业咨询项目正准备效仿。因为职业能力包括知识、技能和态度部分，基于职业能力的教育在心理治疗的教学、学习和评估环节上有很大差异。

下文列举了六大核心心理治疗职业能力，它们是：（1）理清心理治疗实践的概念框架；（2）发展和维持一个有效的治疗联盟；（3）基于综合评估形成一个综合案例概念化和相应的治疗计划；（4）实施干预；（5）监测治疗进展和结果，计划治疗终止的方案；（6）治疗实践中注意对文化和伦理因素保持敏感（Sperry，2009，2010b）。

第二节　灵性取向的心理治疗的临床发展

大部分关于综合灵性的心理疗法的文献都是近期才发表的，其中有些方面反映了心理治疗的发展历程。最初，这类文献主张临床医生对灵性问题的敏感性。后来，它聚焦于把灵性问题放在传统心理治疗方法中讨论。这并不是说没有独特的灵性治疗方法，毕竟有一些特别的超个人心理治疗方法存在。然而，大多数方法都是可行的。斯佩里和沙弗兰斯基（2005）记录下了这些方法，其中两个是传统的（精神分析和荣格学派），十个是当代的（认知行为、人本主义、人际等）。

目前，关于灵性心理治疗的文献反映了心理治疗领域的发展，重点是心理治疗和治疗阶段的因素的发展。阿托恩和利奇的新书（Aten & Leach, 2009）*Spirituality and the Therapeutic Process* 对治疗师、治疗联盟、评估、个案分析、治疗计划、实施治疗和终止都有专门的章节说明。作者也承认灵性心理治疗中基于实证实践的重要性。接下来，这部分要解决的是灵性与心理学的关系和灵性取向的治疗中职业能力的重要性。

在职业心理领域，关于整合灵性或宗教视角和资源的治疗实践中的职业能力和伦理指南目前还没有达成共识。然而，理查兹（2009）为努力实践灵性心理疗法的心理学家提供了一些初步想法。其他人也明确指出整合灵性的心理治疗实践中的职业能力与伦理的准则需要纳入考虑之中（Gonsiorek, Richards, Pargament & McMinn, 2009）。然而，对于心理学家的实践来说，对于职业能力的共识的缺乏使得这一领域留下了空白。发展明确的指导准则是一个重大挑战，同时为这个专业领域的发展和成熟提供了一个机会。职业伦理的核心是职业能力。

ASERVIC 详细明确地指出了这样的职业能力（Miller, 1999），然后提出了一个修正："在咨询中解决灵性和宗教问题的能力"（Cashwell & Watts, 2010）。文中指出了 14 种能力，前六个是认知能力（例如可以描述灵性和宗教之间的异同），最后五个是临床能力，涉及评估、诊断、目标设定和灵性敏感治疗干预措施的使用。表 5.1 是原始版本和新版本的比较。

进一步发展需要明确地表述职业能力，并就本章中给出的方法中建立明确的实践标准。表 5.2 为每个方法提供了一个职业能力的列表。这些暂定的职业能力来源于阿托恩和利奇（2009）以及斯佩里（2010）。

表 5.1　咨询中解决宗教和灵性问题的能力发展

初始提出的职业能力

解释宗教和灵性(R/S)的区别

在文化背景中描述 R/S 的信仰和实践

进行 R/S 信念的自我探索

描述他/她的 R/S 信仰系统并解释 R/S 发展模型

在与患者的交流中展现出对各种 R/S 情感的敏感性和包容性

辨别自己对患者 R/S 情感理解能力的局限,转介技巧与资源

在治疗中评估当事人问题与 R/S 的相关性

在咨询过程中,对 R/S 的主题的接受和敏感性

运用当事人的 R/S 信念实现治疗目标以及倾向

改版之后的职业能力

解释宗教和灵性的区别,包括各种灵性系统的基本理念、世界上主要的宗教、不可知论和无神论

辨别患者核心的并影响其社会心理功能的 R/S 信仰(或信仰缺乏)

探索他或者她自身对 R/S 的态度、信念和价值观

评估他或她的 R/S 信念和价值观在咨询过程中对患者的影响

了解自己对患者的 R/S 观点的理解能力的局限性,熟悉患者的 R/S 资源

就 R/S 问题而言,包容和敏感地回应患者

使用与患者一致 R/S 观点来达到被患者接受的目的

在咨询中辨别 R/S 主题并在涉及它们的时候指出来

通过从患者身上和其他资源中搜集信息来评估患者的 R/S 观点

做出诊断并识别可以:① 提高幸福指数;② 对解决患者问题有好处;③ 使得症状更加突出的患者的 R/S 观点

设置与患者的 R/S 观点一致的目标

能够改变治疗技术来囊括患者的 R/S 观点,当适合患者且患者能接受时,使用 R/S 实践

能治疗性地运用理论和现有的支持患者的 R/S 观点和实践的研究

表 5.2　整合灵性的心理治疗

1. 发展对灵性维度敏感的治疗联盟。
2. 维持治疗联盟,处理灵性移情、反移情作用、联盟破裂、矛盾和阻抗等问题。
3. 评估和诊断,包括灵性维度。
4. 综合灵性维度的概念化
5. 灵性维度纳入治疗计划和共同目标设定的过程中。
6. 实施灵性和心理干预。
7. 视情况引用或查阅咨询宗教和灵性的资源
8. 从所有维度监控和评估总体治疗进展以及结果,包括灵性维度。
9. 把灵性维度纳入终止过程中。

第三节 术语和名称

作为一个新的领域或者说是新的发展，有关的术语和关键结构的定义的共识正在慢慢达成。在此期间，对于术语和名称的混淆是常见的。这是目前灵性和心理治疗领域的现状。如同第一章所指出的，常见术语如"灵性"或心理维度和灵性维度的关系还没有达成共识的定义。更具体地说，关于"心理灵性问题和干预措施"这个定义的内涵还没有达成共识，关于"对灵性维度敏感的心理治疗实践"的意义也仅仅达到了很有限的共识。这一节将解决这两个问题。

一、心理灵性问题和干预措施

心理、灵性和心理灵性这些术语似乎是用来描述这些问题和运用在灵性心理治疗实践的干预措施等问题的比较管用的说法。乍一看似乎比较容易把干预措施归类到心理学、灵性或者心理灵性中去。例如，认为认知重组应该归类为心理干预，祈祷是一种灵性干预或实践就没有问题。但心理灵性干预的评判标准是什么？而有些人会坚持认为，正念是心理灵性干预（Mijares & Khalsa，2005），而其他人认为这是一种心理干预（Segal，Teasdale & Williams，2002），还有人把它归类为灵性干预（Aten，McMinn & Worthington，2011）。问题是关于术语心理灵性，这些专家们并未达成共识。

回顾过去 30 年的专业文献，心理灵性一词在 1980 年代和 1990 年代初使用得比现在更为频繁。例如，最初建议添加的新的 DSM-IV 诊断类别，它被用来处理宗教和灵性相关的问题。该类别建议的名称是"心理宗教和心理灵性问题"（Lukoff，Lu & Turner，1992）。DSM 领导团队投票反对这个术语，相反地选择了更传统的名称"宗教或灵性问题"。大约 17 年后，DSM-V 的诊断类别建议继续使用传统的叫法"宗教或灵性问题"（Lukoff，Lu & Yang，2010）。最近的教科书和专业书籍、书中章节和面向灵性和灵性取向的心理治疗的文章都没有使用术语心理灵性,如果是顺便提到的,也不是正式定义。简而言之,因为没有关于心理灵性这个名称达成共识,这个叫法至少就目前来说是值得商榷的。

二、心理治疗对灵性维度的敏感性。

目前,术语"灵性取向心理治疗","灵性相容性心理治疗"和"整合灵性的心理治疗"往往被当作同义词使用。而它们有相同之处,也有差异。通常,灵性相容性心理治疗方法结合了手册化的治疗方法与来自特定的宗教传统的信仰和实践。相比之下,灵性取向心理治疗的标准化程度比较低,也更具包容性,这增加了它们在更广的灵性信仰和宗教传统的范围内的适用性(Schlosser & Safran,2009)。灵性相容性心理治疗的一个例子是基督教相容性的认知行为疗法。在这个被广泛使用和研究的方法中,基督教图像、祈祷、《圣经》的例子和宗教聚焦的认知驳斥被用于基督教患者(Johnson & Ridely,1992;Propst,Ostrom,Ridley,Dean & Mashburn,1992)。整合灵性的心理治疗的例子,包括从有神论的角度解决灵性问题有神论的综合心理疗法(理查兹,2005),以及基于生物心理社会灵性模型、灵性、方向(direction)、依恋理论、上帝形象搜寻的整合灵性的心理治疗。(Sperry,2005)

整合灵性的心理疗法已经被帕拉蒙特(2007)描述成一种"承认并解决患者灵性问题,治疗师的灵性问题以及出现的变化的治疗方法"(p.176)。它的模式是多样化的,因为它可以利用各种方法和干预措施。可以由多种灵性或者非宗教信仰背景的治疗师来给同样拥有多种灵性或者非宗教背景的患者提供这种治疗方法。在帕拉蒙特看来,整合灵性的心理疗法不同于灵性相容性和灵性取向治疗方法这些没有理论和研究基础的方法。"只有被证明是有效的才能获得广泛使用和接受"(p.320)。

因此,帕格门特(2007)认为,整合灵性的心理治疗将改变心理治疗的本质。他设想它能够对灵性维度的更强的敏感性和更明确的注意整合或带入到治疗过程中去，而不仅仅是一种新的治疗形式。因此，灵性可以融入几乎任何心理治疗系统，不管它是动力的、认知行为的、存在人本主义还是家庭。另一方面，通过这个过程，"心理治疗的各种形式的特点将被深化和丰富，心理治疗作为一个整体将会改变"（Pargament，Murray-Swank & Tarakeshwar，2005，p.161）。

❧ 本 章 小 结 ❧

心理治疗是一个变化迅速的行业。问责制的文化、以证据为基础的治疗运动和职业能力运动将继续要求心理治疗实践的负责性、有效性和胜任能力。整合灵性的心理治疗也在发展。对临床医生来说，在采取传统治疗方法时，对采访者的宗教/灵性问题保持一定的敏感性是远远不够的。临床医生越来越多地治疗患有灵性/宗教问题的来访者。这些医生被期望兼顾所有的五个要素：临床结果、证据支持治疗、治疗联盟、来访者因素、治疗师因素，从评估到建立治疗联盟一直到治疗成功，治疗过程的所有阶段都是如此。

本章是第六到十章的一个导读。每个后续章节将进一步详细介绍我们在此笼统讨论过的治疗过程和因素。

参 考 文 献

American Psychological Association (APA) Division of Clinical Psychology. (1995). Training in and dissemination of empirically validated psychological treatments: Report and recommendations. *Clinical Psychologist, 48,* 3–27.

Aten, J., & Leach, M. (Eds.). (2009). *Spirituality and the therapeutic process: A comprehensive resource from intake to termination.* Washington, DC: American Psychological Association.

Aten, J., McMinn, M. &. Worthington, E. (Eds.). (2011). *Spiritually oriented interventions for counseling and psychotherapy.* Washington, DC: American

Psychological Association.

Cashwell, C., & Watts, R. (2010). The new ASERVIC competencies for addressing spiritual and religious issues in counseling, *Counseling and Values, 55,* 2–5.

DeLeon, P. H. (2003). Remembering our fundamental societal mission. *Public Service Psychology, 28,* 13.

Gonsiorek, J. C., Richards, P. S., Pargament, K. I., & McMinn, M. R. (2009). Ethical challenges and opportunities at the edge: Incorporating spiritual and religion into psychotherapy. *Professional Psychology: Research and Practice, 40,* 385–395.

Horn, S., & Gassaway, J. (2007). Practice-based evidence study design for comparative effectiveness research. *Medical Care, 45,* S50–S57.

Institute of Medicine. (2001). *Crossing the quality chasm: A new health system for the 21st century.* Washington, DC: Author.

Johnson, W., & Ridley, C. (1992). Brief Christian and non-Christian rational-emotive therapy with depressed Christian clients: An exploratory study. *Counseling and Values, 36* (3), 220-229.

Lambert, M. (1992). Psychotherapy outcome research: Implications for integrative and eclectic therapists. In J. Norcross & M. Goldfried (Eds.), *Handbook of psychotherapy* (pp. 94–129). New York: Basic Books.

Lambert, M., & Barley, D. (2001). Research summary on the therapeutic relationship and psychotherapy outcome. *Psychotherapy: Theory/Research/Practice/Training, 38,* 357–361.

Lambert, M., Whipple, J., Hawkins, E., Vermeersch, D., Nielsen, S., & Smart, D. (2003). Is it time for clinicians to routinely track patient outcomes? A meta-analysis. *Clinical Psychology: Science and Practice, 10,* 288–301.

Lukoff, D., Lu, F., & Turner, R. (1992). Toward a more culturally sensitive DSM-IV: Psychoreligious and Psychospiritual Problems. *Journal of Nervous and Mental Disease, 180* (11), 673-682.

Lukoff, D., Lu, F., & Yang, P. (2010). DSM-IV Religious and Spiritual Problems. In J. Peteet & F. Lu (Eds.), *Religious and Spiritual Considerations in Psychiatric Diagnosis: A Research Agenda for DSM-V* (pp. 187-214). Washington, D.C.: American Psychiatric Association Press

Mijares, S. & Khalsa, G. (Eds.). (2005). *The psychospiritual clinician's handbook.* New York, NY: Haworth Press.

Miller, G. (1999). The development of the spiritual focus in counseling and counselor education. *Journal of Counseling & Development, 77,* 498–501.

Norcross, J. (2002). Empirically supported therapy relationship. In J. Norcross (Ed.), *Psychotherapy relationships that work: Therapist contributions and responsiveness to patients* (pp. 3–16). New York: Oxford University Press.

Pargament, K. (2007). *Spiritually integrated psychotherapy. Understanding and addressing the sacred.* New York: Guilford Press.

Pargament, K., Murray-Swank, N., & Tarakeshwar, N. (2005). An empirically-based rationale for a spiritually-integrated psychotherapy. *Mental Health, Religion & Culture, 8*(3), 155–165.

Propst, L., Ostrom, R., Watkins, P., Dean, T., & Mashburn, D. (1992). Comparative efficacy of religious and non-religious cognitive-behavioral therapy for the treatment aof clinical depression in religious individuals. *Journal of Consulting and Clinical Psychology, 60,* 94-103.

Reed, G. M., McLaughlin, C., & Newman, R. (2002). American Psychological Association policy in context: The development and evaluation of guidelines for professional practice. *American Psychologist, 57,* 1041–1047.

Richards, P. S. (2005). Theistic integrative psychotherapy. In L. Sperry & E. P. Shafranske (Eds.), *Spiritually oriented psychotherapy* (pp. 259–286).Washington,

DC: American Psychological Association.

Richards, P. S. (2009). Toward religious and spiritual competence for psychologists: Some reflections and recommendations. *Professional Psychology: Research and Practice, 40,* 389–391.

Schlosser, L., & Safran, D. (2009). Implementing treatments that incorporate client's spirituality. In J. Aten & M. Leach (Eds.), *Spirituality and the therapeutic process: A comprehensive resource from intake to termination* (pp. 193–216). Washington, DC: American Psychological Association.

Segal, Z., Teasdale, J., Williams, M. (2002). *Mindfulness-Based Cognitive Therapy for Depression.* New York: Guilford Press.

Sperry, L. (2005). Integrative spiritually oriented psychotherapy. In L. Sperry & E. Shafranske (eds.). *Spiritually oriented psychotherapy.* (pp. 307-330). Washington, DC: American Psychological Association.

Sperry, L. (2010a). *Highly effective therapy: Developing essential clinical competencies in counseling and psychotherapy.* New York: Routledge.

Sperry, L. (2010b). *Core competencies in counseling and psychotherapy: Becoming a highly competent and effective therapist.* New York: Routledge.

Sperry, L., & Shafranske, E. (Eds.). (2005). *Spiritually oriented psychotherapy.* Washington, DC: American Psychological Association.

第六章

治 疗 关 系

有效的治疗始于一个有效的治疗关系或治疗联盟的建立。治疗联盟可以对治疗过程和结果产生深远的影响。研究一致表明,治疗关系的质量能很好地预测治疗结果(Horvath & Symonds,1991;Orlinsky,Rønnestad,& Willutzki。2004)。研究还表明,将灵性问题融入到治疗过程中可以促进或使得关系构建过程更加复杂(Morrison & Borgen,2010)。相应的,关系的建立和维持是灵性心理治疗实践的关键。此外,阻抗和反移情在灵性治疗中并不罕见,并且对于促进患者进步和防止治疗过程过早终止确实至关重要。本章的重点是建立和维护有效的关系。它开始于对建立一个有效的治疗关系的讨论。然后,本章描述了关系维护的重要性,并探讨了阻抗和反移情以何种方式存在于灵性取向心理治疗中以及处理这些问题的策略。最后,本章结合案例说明了这些要点。

第一节　建立有效的治疗联盟

治疗联盟从来访者和治疗师之间的第一次接触开始,一直持续到治疗结束。虽然,作为第一印象,治疗师和来访者的初次会面特别重要,但治疗同盟与治疗过程的所有方面都紧密交织在一起,并会随着时间的推移不断发展变化。有效的治疗联盟可能在第一阶段会发展得非常迅速,但是在第五阶段必须恰到好处才算是成功的(Orlinsky et al.,

2004；Sperry，Brill，Howard，& Grissom，1996）。无需多言，每次医生与来访者之间的或积极或消极的接触都会影响治疗联盟的发展和维持。

临床中有三大因素能够有助于治疗联盟的运行，分别是：连接、目标和任务（Bordin，1979）。形成一个强大的治疗连接在于能够让来访者感到被理解、安全、充满希望。这也意味着他们更有可能会勇于与治疗师分享痛苦经历和生活中的细节，以及他们的顾虑、感情，并表现得更健康和具有适应性。除了治疗连接，临床医生需要就治疗目标和任务或方法与患者达成一致。这需要识别患者对于治疗目标和方法的期望，以及他们预期治疗通过何种方式进行（Sperry，2009；Sperry，Carlson & Kjos，2003）。这种预期受到文化因素和规范的影响。在一些文化中，通常家庭成员会陪同指定患者预约。因为可能有不言而喻的期望，那就是家庭成员被包括在治疗过程中，临床医生将会询问这样的预期。类似的，关于使用的治疗方法的类型会有"沉默的预期"。有时候，沉默的预期是指治疗需要某种程度的接触或交流。有些患者喜欢行动为主的治疗方法而不喜欢严肃的谈话为主的方法。简而言之，一个有效的治疗联盟包括医生和来访者之间"心灵的沟通"以及"思想的沟通"。

一、夫妻治疗中的治疗联盟

就如同个体治疗那样，在夫妇和家庭的治疗联盟中包括建立一个强有力的情感连接以及与治疗师就治疗目标和任务进行商议。然而，家庭成员经常对他们想要的以及能接受的治疗目的和任务有着不同的看法。此外，每个人都会观察，也会被家庭中其他人对治疗的看法，以及夫妻或家庭作为一个整体是如何回应治疗中所发生的事情所影响（Fridlander，Escudero & Heatherington，2006）。这意味着在治疗中，至少有两个治疗联盟在系统性地互动着。例如，女性伴侣在多大程度上喜欢治疗师以及愿意加入到治疗中意愿可以促进或者妨碍另一方对治疗师的信任。女性伙伴的参与还依赖于婚姻关系，她的安全感和她是否同意另一方关于治疗的问题、目标和需求(Friedlarxder et al.,2006)。

二、治疗师与治疗联盟

临床上认为,能够体现有效治疗的核心条件——同理心、尊重和接纳(Rogers,1961),以及积极倾听和回应治疗师可以促进有效治疗联盟的发展。在这种关系中,来访者会觉得被接受、支持和重视,也会相信他们的治疗师关心他们,值得信任。因此,他们充满希望,相信治疗会取得成功。

研究已经验证了治疗师的临床知识对治疗联盟产生的贡献,但却没有支持罗杰斯声称的三个核心条件对于治疗的变化是必要和充分条件(Norcross 2002)。然而,一个前提得到了越来越多的支持,那就是特定的治疗师特质和技能组合与有效的治疗联盟存在正相关(Orlinsky et al.,2004)。在一个有效的治疗联盟中,治疗师表现出热情友好,给人以自信和有经验的感觉。他们关注来访者,尊重来访者,表现出他们的诚实、诚信、开放。在治疗期间,他们保持着警觉和灵活性,为来访者提供一个安全的环境,讨论他们的问题。他们给予来访者支持,积极倾听他们并给予反馈,评论来访者的经历,并对每一个来访者的处境抱以共情性的理解。此外,他们关注来访者的经历以促进表达并深入探索问题。他们为来访者的行为提供准确的解释,在治疗中积极主动并引导案主注意过往的治疗性成功。(Ackerman & Hillensorth,2003;Orlinsky et al.,1994,2004)

总之,不管采用什么疗法,对于心理治疗来说,稳健的治疗联盟的发展都是至关重要的。治疗师将来访者的需求、期望和能力整合到治疗计划中的能力对于建立治疗联盟至关重要。因为治疗师和来访者经常从不同的角度来判定治疗联盟的效果,在治疗联盟中,积极监控是必要的。做防御性地应对来访者的敌意或消极情绪对于建立和维持一个强有力的联盟是至关重要的。最后,患者对于联盟质量的评价能很好地预测治疗效果。然而,治疗师的介入对患者有很大的影响,因此是至关重要的。(Horvath,Del Re,Flückiger & Symonds,2011)

三、灵性与治疗关系

在讨论灵性如何影响治疗关系之前，一些初步考虑应该引起注意。首先，个人和灵性存在之间的关系带着许多人际关系的特点，然而，他们拥有独特一面，可以以不同于人际关系的方式作为个体的可用资源。例如，个人和灵性存在之间的关系可能是唯一一种没有秘密，可以为个体持续地提供意义感和判断公正与否的标准的关系（Griffin & Griffin，2002）。

第二个考虑是，许多灵性传统都强调关系的价值：与牧师的关系、与更广泛的世界的关系，与邻居和与自我的关系。"此外，许多灵性教义和传统信奉这样的理念，那就是人为亲密关系和公共生活而存在，信任、正直和尊重的关系使人性更完整"（Young，Dowdle & Flowers，2009，p.175）。在这种传统中，个人与神的关系被认为是转化的纽带，而在心理治疗中治疗师与来访者之间的关系被认为是改变的催化剂。值得注意的是这两个视角都强调关系的质量。因此，经历与神之间关系的改变力量，可以极大地促进治疗师和来访者之间的关系（Young et al.，2009）

第三，来访者和治疗师间关系最好被视为神圣的资源。因此，"来访者和治疗师之间，联系的神圣品质可能成为最关键的治疗成分"（Pargament，2007，p.269）。简而言之，治疗关系能够，也的确会反映来访者之前的灵性体验，此外在信任、尊重和共情的环境中，有效的治疗关系是最可能发生的。研究正在验证着这些发现。

四、灵性因素以及治疗联盟的研究

研究已经表明了，对所有来访者，尤其是那些具有灵性倾向的来访者来说，治疗联盟的重要性和价值所在（Young et al.，2009）。最近的研究报告了灵性因素对治疗联盟的影响，特别是对治疗性同理心的影响（Morrison & Borgen，2010）。治疗同理心的重要性不能被低估，因为治疗联盟的质量可以预测治疗过程（例如脱落率）和治疗结果。治疗师以同理心与来访者建立联系的能力对发展和维持有效的治疗联盟是至关重要的,缺乏同理心,甚至短暂的同理心"暂停",可以很容易地使得治疗联盟变得紧张或摧毁这种关系。

最近的一项研究表明,治疗师的灵性和宗教信仰可以积极地或消极地影响他们的治疗同理心。采用关键事件法,莫里森和博根(2010)确定了14类有助于、3类不利于治疗师对患者的同理心的基督教灵性和宗教信念。正如预测的那样,有助于同理心的信念(例如,同情来访者,因为信仰关心来访者,和来访者间的共情的关系有助于培养治疗联盟)。

阻碍治疗师同理心的那些信念类别有特定的临床实践价值。第一类涉及来访者行为与治疗师信仰体系相反的情况。这一类的例子包括治疗师无法共情那些做出跟治疗师信仰相违背的来访者。此外,治疗师无法对伤害他人、与治疗师宗教信念冲突的来访者同理。这些情况下治疗师不是会共情,而是更有可能挑战或面质来访者的行为。第二类涉及因为治疗师的盲点或偏见使得同理心有限的情况。这一类的例子包括治疗师因本人的负面经历对合法的宗教团体的偏见,或因为在治疗师的信仰看来来访者的问题是不可接受的,如涉及性欲倒错的性功能障碍等原因无法共情的来访者。第三类涉及当来访者与治疗师有着相同的信念或教派时存在的共情的情况。这一类的例子包括来访者拒绝承担一些灵性责任,以及治疗师期望在某些宗教问题上来访者能跟治疗师持有相同的观点时,治疗师难以共情。(Morrison & Borgen,2010)

这项研究的结果强调在与有灵性倾向的来访者交往中,同理心的重要性。在探索与治疗问题相关的灵性主题时,培养同理心和氛围、尊重来访者的灵性信仰和实践,对于发展和维持有效的治疗关系至关重要(Kelly,1995)。

此外,研究还发现,来访者建立治疗关系的能力似乎与他们的依恋风格有关。那些有着安全依恋的人更容易形成这种关系,而那些有着不安全依恋的来访者在治疗过程的早期,与治疗师组成治疗联盟有一些困难。就治疗师的责任来说，可能需要更多的时间和耐心来发展治疗联盟(Eame & Roth,2000)。来访者可能需要在咨询中"有正确的情感体验，体会到治疗师对待来访者的方式不同于他们通常与其他人交往的方式"(Young et al.,2009,p.177)。

简而言之，对于治疗师来说，评估灵性取向的来访者，确定是否有可能会使得建立治疗联盟变得困难，这样可以努力去解决这些困难。高效的治疗师会以耐心和开放的态度解决患者的灵性和精神问题，他们帮助患者灵性信仰的益处最大化，并且在治疗过程中将它们作为可用的资源。

🖐 第二节　维持有效的治疗联盟 🖐

鉴于治疗关系对治疗过程和结果的影响，对治疗师来说建立一个有效的治疗关系是非常重要的挑战。如前所述，特定的能力和技能对于发展这样的关系是必要的。维持有效的治疗关系对于治疗师来说同样是非常重要的挑战，这也需要特定的具体的能力和技能。无须多言，治疗师处理这些挑战和困难的素质和能力，在心理治疗实践中是至关重要的。本节将阐述这些问题，以及治疗师解决这些问题所需要的临床能力。

正如有"治疗促进因素"那样，也有"治疗干扰因素"。"治疗干扰因素"，也叫做困境(impasses)，是在治疗进程中出现并阻碍治疗的因素。四类治疗干扰因素需要在临床中引起注意：来访者、治疗师、咨访关系和治疗过程。本节直接处理咨访关系中的两个干扰因素：阻抗、移情和反移情。我们将用案例材料来说明要点。最后，也用一个案例来说明如何辨识及解决干扰因素。

一、阻抗

对改变，包括对治疗关系的阻抗，是使得心理治疗变得复杂的问题,特别是对于学员来说。这是心理治疗中最重要、最难理解的概念之一。阻抗通常被理解为来访者直接拒绝参与治疗之中或治疗之外的活动,如会议迟到或未能自我监控思想、情感和行为。事实上,矛盾现象是最常见的阻抗。矛盾现象通常表现为防御性回避或对痛苦或不能得到满足的人际行为的重复,这也被描述为"阻抗矛盾"(Engle & Arkowitz,2006)。它反映了自我图式之间的矛盾,也就是朝向改变的模式与那些背离改变的模式之间的矛盾。通常来访者难以完全意识到他们内在的自我图式和它们之间导致阻抗矛盾形成的差异(Arkowitz, Westra,Miller & Rollnick,2007)。

因为阻抗矛盾也是一种人际关系现象,它在所发生的人际背景中能最好地被理解。当它发生在治疗中时,治疗师对于这种状态是一种临时状态还是一种个人性格的观点是重要的。当出现以下情况时,阻抗矛盾较容易解决:

● 来访者认为或者同意预期的改变会对他有好处。

● 来访者有足够的信息和能力做出改变。

● 通过言语和行为,来访者能够说明导致改变的最初动力。

● 来访者有时候能够通过言语和行为来说明背离改变的原因。

● 对于改变的失败,来访者表现出消极的情绪反馈。(Engle & Arkowizt,2006)

灵性和阻抗

在灵性取向心理治疗中,阻抗或矛盾阻抗会以各种方式出现。例如,来访者可能使用灵性方法来避免与他人产生关联。或者,他们可能从事灵性上的追求以避免其他责任。或者,他们会通过一些灵性方法来解决心理问题(有时称为"灵性分流")。或者,阻抗可能以固执、单一的信念形式存在。这些情况下,临床上来访者的阻抗、矛盾会通过这些形式表现出来(Young et al.,2009)。

反对讨论灵性

不愿讨论灵性并不总是一种阻抗。有时候,对于治疗师来说,很清楚的是,尽管来访者可能不愿解决他或她的灵性问题,但是灵性问题可能是一直困扰他们的问题。这就呈现了对治疗和关系的挑战。可能是来访者没有感到足够安全，并不打算讨论此事。处理这些不情愿或回避有一些策略：探索来访者关于讨论他们的灵性信念的感受。解释在心理治疗中加入灵性元素的价值。解释来访者的心理问题是如何与他们的灵性观念相联系的。在这个过程中，以共情性回应和真诚一致来协助患者探索他们的灵性和心理问题的联系（Young et al.，2009）。毫无疑问，这个过程包括澄清和总结内容以及反映和处理感情，所有这些可能会增加患者的安全感和对治疗师的信赖。

灵性僵化(Spiritual Rigidity)作为阻抗

另一种形式的阻抗是僵化。例如，治疗师可以评估来访者的灵性僵化来判断是否患者会对治疗不适应，即使来访者可能不会把僵化当成一个问题。着手解决这种僵化可以遵循这样的策略。首先认真地，带着尊重去探索来访者灵性观点，特别是他们如何概念化他们的信念。不要试图改正这种失调的信念，聚焦在扩展它们上面。从来访者的灵性或者宗教角度来努力提供新的概念化方式。这可能包括宗教语言，经文或故事。这可能需要咨询具备相关专业知识的人。在处理认知扭曲的灵性问题时候，利用同样的策略来扩展僵化的心理信念、假设和模式。此外，聚焦努力促成与当事人认知水平一致或略高于其认知水平的改变（Young et al.，2009）。

灵性信念作为阻抗

有时特定的宗教或灵性信念可以显著影响来访者的功能和健康。这可以被认为是一个限定信念以及阻抗的来源。解构信念可以消除这种阻抗，恢复健康。解构是一个系统的探索行为，旨在解释导致一个特定的信念出现的解释性假设。这个探索旨在确定这些假设和厘清它们的文化起源和背景。其目的不是摧毁信念，而是丰富信念对人的一生中所起到的作用的理解。在这个过程中，一种信念的意义和影响可以转化为个人对于历史和社会的理解（Griffin & Griffin，2002）。

列举一个案例说明这个过程。在治疗早期，案主桑迪（Sandy）说，她过去能够接近神，但现在再也不能参加宗教活动了。在治疗师的追问下,桑迪说出了缘由。桑迪是个研究生,她说朋友艾玛(Emma)打过来的一通电话使她心烦意乱。艾玛表示,桑迪是罪恶的而且触犯了神,因为桑迪与艾玛的男朋友发生了关系。治疗师问桑迪她是否自己也认为自己触犯了神。桑迪回答可能是,但是她很困惑。利用解构原理,治疗师询问桑迪她想象中上帝如何回应她的困惑,即她对于想要回到宗教的绝望和驱使她远离的自我感受。桑迪说,她相信上帝是接受她的,她也没有触犯神,不会因为艾玛的说法而导致自己受到惩罚。然而,桑迪之所以心烦意乱是因为对艾玛所说的无法释怀。

治疗的焦点转移到个体是否应该因怀有对自己触犯上帝的恐惧而远离上帝。桑迪被问她是如何来信仰一个宽恕人的上帝而不是艾玛所信仰的惩罚人的上帝的。桑迪指出还是个小女孩的时候,她母亲教她依靠上帝,不用害怕他。她不仅信任母亲对于上帝的理解,自己也是如此感知上帝的,直到最近。治疗师接着问,如果她信任她的母亲和自己的经验,那么艾玛是如何成为上帝的发言人的呢?桑迪需要时间来思考这个问题。在下一个阶段,桑迪说,她永远不会选择艾玛来担当上帝发言人的角色,也不会把艾玛的话放在心上。她还提到,她已经在社区大学发现了一个教会,在那里她会发现其他志同道合的朋友并找到亲近上帝的可能(Griffin & Griffin,2002)。

二、移情与反移情

治疗联盟的质量是所有其他的治疗努力的基础。有许多条件可以促进发展和维持一个有效的治疗联盟,同样,也有许多条件可以阻碍治疗联盟的发展和维持。本节关注的便是这些条件之一:移情和反移情作用。它们的确会干扰治疗关系以及治疗效果。本节首先描述移情、反移情作用和它们的发生条件,然后介绍处理这类问题的策略。

过去对关系的体验会影响后续关系,但很少人能意识到他们把以前的感觉和想法"转移"到目前的关系中去。除了情感和思想的转移,对特定行为方式的预期也会发生转移。因此,一个大学生第一次遇见教授时可能会表现出之前在跟高中老师接触过程中相同或类似的想法感觉和期望。当教授比他预期的更加友好但是对学术要求也更高的时候，他也许会很惊讶，甚至会有一些轻微的困惑。这种困惑是因为移情和反移情作用是一种人际关系扭曲，这种扭曲常常不符合现在的角色期望(Good & Beitman,2006)。

就如同在目前的关系中有类似于信任和合作这样的活跃因素，过往关系中的活跃因素也会由来访者和治疗师带入到咨询关系中来，正是这些过往的经验会负面地影响治疗进程。移情便是这样的一种因素。移情是一种现象，在这种现象中，来访者把过去人际交往中的思想、感情和期望不准确地转移到当前他们与治疗师的关系中。这些扭曲往往相当强，可能会消极地影响治疗的进程(Good & Beitman, 2006)。移情可以是积极的也可以是消极的。这是一种来访者之前的相似的或者相关模式的重现，这一模式通常包括"未解决的部分"。在重现中，患者会在特定的治疗中展现他们过往的体验。移情通常发生在治疗师常常不经意间说了什么或者做了什么而触发来访者的未解决的部分。

反移情是类似的现象，在这种状态中临床医生从过去的经验中无意地、不准确地将思想、感情和期望转移到来访者身上。同样，这些扭曲会影响治疗进程。反移情可以是积极的也可以是消极的。诸多不同治疗取向的治疗师正逐渐达成一个共识：反移情可以作为一个有用的关于来访者的信息来源(Gabbard,1999)

灵性和反移情作用

反移情作用可能会干扰治疗的关系。促进治疗联盟要求临床医生能够识别并果断地处理反移情的问题。有关祈祷的问题可能是也可能不是反移情问题，但是它可能会影响互动过程。对此，反移情作用将在以下部分中讨论。

反移情的问题可能出现把灵性维度纳入心理治疗的过程中。反移情作用可以体现在几个方面。其范围可能包括从积极与来访者争论灵性原则，并将其视为是一种破坏到消极地拒绝灵性问题的讨论，或将其视作患者的"阻抗"(Loevinger,1984)。斯佩里(1981)描述了其他几种因为宗教或灵性问题引发的反移情作用。当来访者和临床医生拥有相同的宗教信仰时,可能会有基于不同宗教需求而出现的不同的或者是矛盾的观点。例如,来访者可能会期待或幻想医生能够很神奇地治愈疾病,甚至可能认为临床医生跟他们之前经历过的宗教人物或者父母一样是苛刻的、永不满足的、只会审判别人的等。而另一方面,临床医生可能会经历对来访者的反移情。从拯救幻想症患者到神经症的投射而导致对来访者产生蔑视的心理。临床医生自身的灵性信仰可能导致其拒绝或者严厉地批判患者的婚外情、长期滥用药物或拒绝改变跟他们的灵性信仰相矛盾的生活方式等行为。

斯佩里(1981)为临床医生提供了七种策略用于处理在这些情况下发生的反移情问题。

1. 提高来访者对于宗教和灵性的神经症和非神经症需求的理解

2. 识别宗教信仰的神经症形式,即识别宗教作为防御机制来抵御反映潜在心理冲突的攻击驱力的方式,并将这些不成熟的信仰形式同成熟的更具适应性的形式区别开来。

3. 进行自我检查,以确定自己的宗教和灵性的神经症需求和来自这些需求的不成熟的信仰。然后认识到他们是如何相似或不同于来访者的需求和信仰的,这将帮助临床医生避免,至少是意识到,反移情作用在治疗中的影响。

4. 当对来访者有消极情绪时,尝试确认对来访者的过分关注或过度认同是否是导致这种情感产生的原因。

5. 避免对有相似灵性背景的来访者提供特殊待遇。这有助于协助维持治疗中立性和客观性。

6. 当与患者宗教信仰相似时,认识到这对治疗目标的局限。因为这可能会限制临床医生鉴别来访者将这样的宗教信仰作为不健康防御的能力。

7. 避免给就来访者的问题提供医生个人的灵性观点,因为这会限制临床医生对来访者的宗教信仰是如何陷入到他或她自己的神经症性冲突中的鉴别能力。

三、玛利亚的案例

玛利亚(Maria)是一个 47 岁的已婚古巴裔美国妇女，正求助于她的妇科医生来为她评估并治疗抑郁情绪。治疗师是一个心理学家，之前该妇科医生也向她转介过其他有情绪问题并寻求对灵性敏感的治疗师的来访者。玛利亚说出了她的不快乐，她的毫无价值的感觉以及担忧。她说她感到不知所措，无法搞定五年级学生，所以请了一段时间假来远离工作。她说，她感觉自己无法忍受和其他人待在一起，是个失败者。她也抱怨婚姻越来越不和谐，这次源于她丈夫抱怨她，因为专注于她的两个学生的父母的不合理的要求而忽视他。三个星期前，她开始服用开普兰(西酞普兰)，但因为副作用两周后停止服用。她告诉医生，她愿意在尝试另一种抗抑郁药物之前尝试心理治疗。两年前她遇到了另一个心理治疗师，治疗了六个阶段，但是最终放弃了。"因为它并没有帮助。"当被问及她认为目前的治疗师是否可能会有所不同时，她回答说，他(之前的治疗师)只是听着，没有说什么任何她认为可能会对她有所帮助的话。她还认为灵性问题一直影响着她的生活和情绪，但以前的治疗师"似乎不关心这些问题"。不过，因为当前的治疗师对于灵性维度是可接受的，她说她愿意尝试再次治疗。她说她的健康良好，并同意服用治疗轻度甲状腺功能减退的处方药来治疗。她主动地说，医生说甲状腺问题不大，跟她的抑郁情绪无关。她每日补充维生素和钙，不使用尼古丁、酒精或毒品。

治疗关系

因为治疗效果在很大程度上取决于来访者对治疗过程的参与，在商定双向的治疗目标和治疗计划之前，治疗师将玛利亚当前对治疗的期待与关注引入了讨论。两个源自她过去的经历的情况可能激活了消极移情的发生。第一个涉及她父母对待她的情感压抑、苛刻的态度和言语暴力。第二个涉及(前任治疗师)中立、情感节制和对她的灵性关注缺乏兴趣的态度。因此，当前治疗师通过建立情感联系、避免要求

（即使是细微的要求）、对她做出评价以及对她灵性领域保持兴趣等做法，努力培养并保持一个积极的治疗联盟。

❀ 本 章 小 结 ❀

治疗关系不管是在传统的还是在灵性取向心理治疗中，都会对处理过程和结果产生深远影响。这一章围绕包括治疗关系、目标和任务介绍了治疗联盟。它描述了发展和维持治疗联盟的过程。强调了发展治疗关系的具体策略，特别是针对灵性敏感的来访者的策略。本章还介绍了维持治疗关系的策略，重点突出在灵性取向心理治疗中用于解决阻抗以及反移情作用的策略。

参 考 文 献

Ackerman, S., & Hillensroth, M. (2003). A review of therapist characteristics and techniques positively impacting the therapeutic alliance. *Clinical Psychology Review, 23*, 1–33.

Arkowitz, H., Westra, H., Miller, W., & Rollnick, S. (Eds.). (2007). *Motivational interviewing in the treatment of psychological problems.* New York: Guilford Press.

Bordin, E. (1979). The generalizability of the psychoanalytic concept of the working alliance. *Psychotherapy: Theory, Research and Practice, 16*, 252–260.

Eames, V., & Roth, A. (2000). Patient attachment orientation and the early working alliance: A study of patient and therapist reports of alliance quality and

Griffin, J., & Griffin, M. (2002). *Encountering the scared in psychotherapy: How to talk with people about their spiritual lives.* New York: Guilford Press.

to change. New York: Guilford Press.

Friedlander, M. L., Escudero, V., & Heatherington, L. (2006). *Therapeutic alliances with couples and families: An empirically-informed guide to practice.* Washington, DC: American Psychological Association.

Gabbard, G. (1999). An overview of countertransference: Theory and technique. In G. Gabbard (Ed.), *Countertransference issues in psychiatric treatment* (pp. 1–25). Washington, DC: American Psychiatric Press.

Good, G., & Beitman, B. (2006). *Counseling and psychotherapy essentials: Integrating theories, skills, and practices.* New York: Norton.

Griffin, J., & Griffin, M. (2002). *Encountering the scared in psychotherapy: How to talk with people about their spiritual lives.* New York: Guilford Press.

Horvath, A., & Symonds, B. (1991). Relationship between working alliance and outcome in psychotherapy: A meta-analysis. *Journal of Counseling Psychology, 38,* 139–149.

Horvath, A. O., Del Re, A., Flückiger, C., & Symonds, D. (2011). Alliance in individual psychotherapy. In J. Norcross (Ed.), *Psychotherapy relationships that work* (2nd ed., pp. 000–000). New York: Oxford University Press.

Kelly, E. (1995). *Spirituality and religion in counseling and psychotherapy: Diversity in theory and practice.* Alexandria, VA: American Counseling Association.

Ledley, D., Marx, B., & Heimberg, R. (2006). *Making cognitive-behavioral therapy work: Clinical process for new practitioners.* New York: Guilford Press.

Loevinger (1984). *Working with religious issues in therapy.* New York, NY: Jason Aronson.

Miller, S., Duncan, B., & Hubble, M. (1997). *Escape from Babel: Toward a unifying language for psychotherapy practice.* New York: Norton.

Morrison, M., & Borgen, W. (2010). How Christian spiritual and religious beliefs help and hinder counselors' empathy toward clients. *Counseling & Values, 55,* 25–45.

Norcross, J., & Wampold, B. (2011). Evidence-based therapy relationships: Research conclusions and clinical practices. *Psychotherapy, 48*(1), 98-102.

O'Hanlon, B., & Beadle, S. (1999). *A guide to possibilityland: Possible therapy methods.* Omaha, NE: Possibility Press.

Orlinsky D., Grawe, K., & Parks, B. (1994). Process and outcome in psychotherapy. In A. Bergin & S. Garfield (Eds.), *Handbook of psychotherapy and behavior change* (4th ed., pp. 270–376). New York: Wiley.

Orlinsky, D., Rønnestad, M., & Willutzki, U. (2004). Fifty years of psychotherapy process-outcome research: Continuity and change. In M. Lambert (Ed.), *Bergin and Garfield's handbook of psychotherapy and behavior change* (5th ed., pp. 307–389). New York: Wiley.

Paniagua, F. (2005). *Assessing and treating culturally diverse clients: A practical guide* (3rd ed.). Thousand Oaks, CA: Sage.

Pargament, K. (2007). *Spiritually integrated psychotherapy: Understanding and addressing the sacred.* New York: Guilford Press.

Rogers, C. (1961). *On becoming a person.* Boston: Houghton Mifflin.

Spero (1981). Countertransference in religious therapists of religious patients. *American Journal of Psychotherapy, 35,* 565-575.

Sperry, L. (2009). Treatment of chronic medical conditions: Cognitive-behavioral therapy strategies and integrative treatment protocols. Washington, DC: American Psychological Association.

Sperry, L. (2010). *Highly effective therapy: Developing essential clinical competencies in counseling and psychotherapy.* New York: Routledge.

Sperry, L., Brill, P., Howard, K., & Grissom, G. (1996). *Treatment outcomes in psychotherapy and psychiatric interventions.* New York: Brunner/Mazel.

Sperry, L., Carlson, J., & Kjos, D. (2003). *Becoming an effective therapist.* Boston: Allyn & Bacon.

Young, J., Dowdle, S., & Flowers, L. (2009). How spirituality can affect the therapeutic alliance. In J. Aten & M. Leach (Eds.), *Spirituality and the therapeutic process: A comprehensive resource from intake to termination* (pp. 167–192). Washington, DC: American Psychological Association.

第七章

评估和个案概念化

评估和个案概念化也是灵性取向心理治疗的关键过程。这一章描述了全面、综合的评估策略,包括人格动力、家庭动力、文化动力和灵性动力的评估。综合评估是一个持续的过程,从初步评估开始并持续直到治疗终止。在传统的心理治疗中,个案概念化是评估和治疗规划之间的纽带。本章还讨论并说明了灵性因素和问题能如何被纳入发展综合构想中去。如今的预期是,治疗师不仅会注意和评估患者的灵性价值和担忧,也会把他们纳入治疗过程中,特别是个案概念化中。而在过去,这并不总是作为对治疗师的期待。因此,当治疗师没有充分意识到患者的灵性需求和问题,其结果往往是"呈现问题的扭曲和狭窄的个案概念化,可能导致不适宜的治疗计划,因为一些强有力的治疗资源在很大程度上被忽视了"(Aten & Leach,2009,p.17)。

本章开头描述的是个人寻求灵性心理治疗常见的原因和迹象。紧随其后的是对需要进行灵性评估的理由,以及如何开展简要和扩展的灵性评估。接下来的部分是综合评估和综合案例。最后一节用了一个案例来解释综合评估和个案概念化。

第一节 灵性取向心理治疗的 三个临床指征

在灵性取向心理治疗中有三种常见的临床指征:(1)作为灵性资

源来应对健康问题、个人、人际关系或职业的危机或冲突；（2）涉及死亡或其他损失情况导致症状发生，症状反映了信仰或人生意义的危机；（3）为了增加幸福感和灵性成长（Shafranske & Sperry，2005；Sperry，2005）。人们日益认识到，灵性和宗教问题在治疗中或治疗之外都是常见问题。DSM 用 V 代码"宗教或精神问题"（V62.89）来应对这样的认识。这对于宗教或灵性问题来说是一种诊断类别，包括涉及丧失或怀疑信仰的痛苦经历，因为转移到新的信仰而造成的问题，或质疑个人的灵性价值（American Psychiatric Association，2000）。这种设计主要反映了整合灵性的心理疗法的三个临床指征中的第二个指征。

一、应对重大压力源

整合灵性的心理疗法的最常见的三个临床指征可能包括了利用灵性资源来解决巨大的压力和痛苦的事情。压力的范围很广，包括严重的健康问题、重大个人损失，职业及人际关系困难和家庭冲突。应对这些压力的常见的宗教和灵性资源包括祈祷、参加宗教服务和信仰团体的情感支持（Pargament，2007）。治疗师可以帮助这样背负着压力的患者来识别和利用灵性资源来更好地解决问题。

案例示范

帕特里夏（Patricia）是一位 34 岁的单身非洲裔美国女性，在她的母亲去世后，她来寻求心理治疗。在简短的初步评估中，帕特丽夏透露，尽管她认为自己是一个很有灵性的人，但是当她还是个青少年的时候就已经违背了母亲的愿望，不再去教堂了。因为最近的工作，她搬出了城，因此她难以从信仰社区和她的大家族中获得支持。在她母亲死后的几个星期，她变得越来越抑郁、焦虑、内疚。她一直在想着母亲，一个虔诚的人，"求我不要把工作换了，看看现在发生的事情。我应该听她的。"在某种程度上她知道这种想法是"荒谬的，但内疚感一直在鞭挞着我，也许上帝因为我离开我的母亲而惩罚我。"她希望治疗会让她变得好一点，减少痛苦，救赎自己。

二、信仰和意义的危机

任何悲剧和压力都可以引发信仰或意义的危机。这包括背叛、丧子，或者其他损失导致的信仰和人生意义危机。此类危机也被称为灵性挣扎。"灵性挣扎是灵性上的迷失、紧张和压力的迹象。过去的通往神圣的道路和对神圣的理解已不再让他们信服。他们正努力重新定位自己，找到一种新的神圣的道路或对于神圣的新的理解"（Pargament，2007 p.112）。帕格蒙特（2007）列举了三种类型的灵性挣扎：人际关系的、内心的和与神圣的。人际的灵性挣扎涉及家人、朋友、或教会会众，与闲聊、拉帮结派、虚伪、或教义分歧之类的问题有关。内心的灵性挣扎通常涉及对于灵性的不确定性或者怀疑，或者严重怀疑自己的宗教传统。第三种灵性挣扎形式涉及个人和神之间的紧张关系，往往在面对重大生活事件时，个人怀疑上帝的存在，对上帝是关爱他们的、会在逆境中帮助他们这样的信仰产生怀疑。这样的质疑和怀疑被称为"信仰的危机"。这些斗争可以是暂时的精神痛苦的表达，很快被修复，也可能是旷日持久的考验而导致焦虑或抑郁，伴随着身体和人际关系功能以及生活质量的降低（Exline & Rose，2005）。

案例示范

莱拉（Leila）是一位 47 岁的已婚女性，她抱怨日益恶化的愤怒、困惑、失眠，和持续 4 个月的心情低落。似乎在她所在教区的神父被起诉和青少年发生不当性行为后不久，她的症状就开始显现。似乎尽管莱拉没有这样的经历，但是她的弟弟从 13 岁开始到 15 岁一直受到一名牧师的虐待。在丑闻被揭露后，莱拉说她停止参与所有的教会活动并且开始质疑她的信仰，认为"上帝会让这样可怕的事情发生在孩子身上"。

三、灵性的成长

灵性的成长是指通过有意地关注人的自我意识、自我超越和转换来形成完整人格的发展和形成（Sperry，2002）。它包括通过灵性实践和规则如祈祷、禁食、简朴、独处和敬拜（Walsh，1999）等方式来发展个人灵性以及内在的生活。这种灵性转化还可以包括更私密并且深入追求灵性的过程（May，1992）。

案例示范

马丁（Martin）是一位43岁的已婚高管，刚刚预约了一位擅长整合灵性心理治疗的心理学家。他由他的一位朋友所引荐，这个朋友刚刚加入这个心理专家的"成长咨询"中。马丁就"降低我对于工作的痴迷"和"在我的职业、家庭、个人和灵性生活中得到平衡"来寻求帮助。尽管马丁定期每周工作60个小时、跟他同事的工作时间差不多或略少，但是马丁认为他不如以前那样让他满足或感到有意义了。他将此归因于中年危机，在这场危机中他觉得离他的家人和朋友越来越远，感受到了"精神上的贫困"。

对患者的灵性生活进行公正的、系统化的评估，要求临床医生充分意识到他们自己的精神信仰取向。此外，知道患者宗教传统的一些基本原则是很有帮助的。例如，一些患者可能很难区分幻觉和强迫以及不同灵性传统的基本信仰和仪式。如果医生不知道这些基本的信仰和仪式，要求患者简要解释这些信仰或宗教仪式可能是必要的。

☙ 第二节 灵性评估 ❧

开展灵性评估的原因有很多（Richards & Bergin，2005），其中5个是：（1）对于了解患者的灵性取向，并让他们感觉他们的整个生活经历对于临床医生的判断是有价值的；（2）确定患者灵性取向的健康程度，以及它对当前的问题和困扰的影响；（3）确定患者的灵性信仰和社区教会是否可以作为治疗和应对资源；（4）确定患者的灵性需求和关注是否能够在治疗中得到解决；（5）确定哪些灵性干预可能是有用的和高效的。

一、实施简短的灵性评估

这本书的一个基本观点是对所有患者都应该实施简短的灵性评估。越来越多的研究者和临床医生坚持认为，至少应该对所有患者做一个简短的灵性评估来考察患者宗教和灵性信仰的健康状况（Gorsuch & Miller,1999;Mattthews,1998）。宗教和灵性常规筛查的相关问题可以很容易地纳入初始评价和评估中。

简短的灵性评估可以而且应该在最初与患者接触时执行。使用以下筛选问题来集中调查一个人的灵性状态都用不了 2 分钟。

1.“宗教或灵性对你而言重要吗?”

2.“你的宗教或精神信仰是否影响你看问题的方式和你对于你自己健康状况的理解?”

3.“你想要我和你一起来理清你的宗教或精神信仰并与你一同实践吗?”(Mathews,1998,p.274)。

如果患者对第一个问题的是回答“不”,临床医生应当问是否宗教或灵性曾对他们来说重要过。马修斯之所以这么说是因为研究表明,拒绝宗教可能与物质滥用和自我满足和幸福的下降有关,这些信息可能是有用的预诊指标。对于第三个问题积极的回答能够紧接着确定患者的偏好和预期。马修斯增加了一个问题:“你是宗教或社区宗教的一分子吗?”(Koenig & Pritchett,1998,p.327)。这个问题被加到第二个和第三个问题中间,通常这样的筛查评估可以在 3 分钟甚至更少的时间内完成。

二、进行详细的灵性评估

正如之前提到的,假定每个患者在所有心理咨询和心理治疗中都会接受一个简短的筛选评估。对于一些患者而言则需要一个更加详细的评估。

以下都是一些常见的迹象:

① 患者表示宗教或者灵性问题对于他或她而言很重要。

②　在目前出现的抱怨中，灵性问题或关注非常明显。

③　临床问题中涉及道德和罪恶感。

④　关于人生的意义和目的的长时间的担心非常明显。

关于什么是扩展性的灵性评估有一些共识（Bullis，1996；Gorsuch ＆ Miller，1999；Josephson，Larson ＆ Juthani，2000）。以下的这些信息经常被涉及：灵性历史；患者认为的上帝形象；灵性信仰；灵性实践；灵性认同以及参与灵性和宗教团体的情况。

灵性历史

详细的灵性历史是灵性评估的基础。在大多数情况下，灵性历史来源于对患者目前抱怨的问题的回顾。在其他一些案例中，临床医生需要启动一个更具体的调查。详细的灵性历史是评估工具，旨在收集影响和决定患者灵性生活和幸福指数的相关信息。因为在相同的宗教或教派的成员之间存在着显著差异，仅仅了解患者的宗教信仰获取到的价值是有限的。通过检查患者的宗教信仰是怎样的而不是把对应的宗教标签对号入座，获得的信息会更有价值。关于患者描述的，他们的灵性状况如何影响他们的生活；什么思想、书、人或者其他的东西影响了他们目前的灵性态度；当幼年或是青年时，他们怎样改变了他们的灵性取向以及他们现在要解决哪些灵性冲突问题等这些附加信息都应当被收集起来。（Bullis，1996）

询问灵性历史的时候，可以使用以下的这些基本问题：

●　你的父母的灵性传统是什么？他们对于信仰的遵守是严格还是宽松？他们的灵性传统如今对你有什么影响？

●　他们最重要的灵性信仰是什么？这种信仰有传递给你吗？是怎么传递的？

●　他们的最主要的宗教或者灵性认同是什么？是在哪种灵性传统中培养起来的？他们现在还保持着这样的趋向吗？为什么还保持着，或为什么不保持了？

●　如果有的话，是什么宗教或者灵性情况在你的人际关系中产生了问题？如果这些问题已经解决了，你是如何解决的？如果没有解决的话,他们将会如何影响到你的人际关系?

● 如果你有孩子,你和你的另一半会就孩子成长的过程中接受什么样的灵性方向达成共识吗?

上帝表征

上帝表征,也称为上帝形象,指的是个人如何看待上帝。这个形象可以是正面的(如爱和关怀)也可以是负面的(如严厉和愤怒)。关于上帝形象的发展有很多种解释。最常见的是,孩子眼中的上帝形象与孩子对于父母的认知有关,或者是他或她把父亲的形象投射到对于上帝表征之中(Hood,Spilka,Husberger & Gorsuch,1996)。举个例子,研究人员报告说,由于成功的心理治疗,一个成年患者的上帝形象发生了转变。在治疗结束后,上帝的形象从起初严厉的、消极的转变为充满爱心的(Cheston,Piedmont,Eanes & Lavin,2003)。

引出个体的上帝形象相对比较容易。首先问这个问题:"你认为上帝是什么形象?"对于大多数患者来说,这个问题和后续的追问提供了宝贵的信息。患者被鼓励去描述上帝形象(如,法官、一种力量、朋友、警察等),以及他们如何定义与上帝的关系。上帝形象调查(Lawrence,1997)是临床中用于评估上帝形象的心理学问卷,最初版本基于祖托(Rizzuto,1979)的理论。

灵性信仰

最后,询问患者的基本价值观和信仰。一些传统的对疾病和痛苦、道德和高尚的生活、健康的家庭、灵性支柱来源(如:《圣经》、宗教教义和宗旨)的观念,都对于评估有着重要的意义。这样的核心信仰可以有力地左右一个人的行为,可如果医生不知晓患者的信仰,整个治疗过程可能会日益艰难。

以下有一些问题可以引出这些价值观和信仰:

● 你们希望传输给孩子们的最基础的灵性价值是什么?

● 你在怎样的宗教和灵性传统中得到了升华?

● 你的教育方式是宽松还是严格?

● 怎样的价值观和想法支持着你?

● 自从受教育开始你的灵性取向是如何改变的？为什么会有所变动？又是怎样的事情或经历促使了你的改变？

● 你目前的宗教或灵性信仰是什么？它的主要信仰和价值观是什么？

灵性实践

对祈祷和冥想所产生的作用，或与超然的事物沟通的尝试进行评估，皆可被归纳在这一系列的问题之中。查问其他种类的修行，包括灵性阅读、正念行禅和进食、禁食、施舍，以及寻求灵性引导情况。哪些是患者所实践的？修习了多久？频率如何？这些实践产生了什么影响和效果？

灵性认同和参与灵性、宗教团体

询问患者是否认同某种灵性传统。然后，询问他现在或过去参与过的任何宗教或灵性社团的情况。如果他们参与了这样的社团，用相关问题来询问他们参与的程度，受这个群体或其领导人的影响程度，以及他们在多大程度上感受来自社团支持。最后，询问他们跟社团的关系是否有变化。

约瑟夫森(Josephson et al.，2000)为与扩展的灵性评估相关的问题提供了更广泛的论述和原理。表 7.1 总结了在执行简短以及扩展性的灵性评估中一些实用的问题。

表 7.1　灵性评估：简短的与扩展的

简短评估问题
宗教或者灵性在你的生活中是重要的一部分吗？
如果是，有多重要？
如果不是，曾经重要过吗？有多重要？
宗教或者灵性信仰对你的生活有影响么（例如，你思考问题的方式以及你如何看待自己和自己的健康）
如果有，怎么影响？
如果没有，为什么没有影响？
你是宗教或者灵性社团中的一员吗？
如果是，你是怎么加入的？
如果不是，你为什么不参加？

（续表）

有你想谈谈的灵性需求或者担忧吗？
如果有，具体是哪一个？（跟进具体的倾向和期待方面的问题）
如果没有，为什么？
扩展的评估问题
在你成长的过程中，你是怎么学习灵性/宗教问题的？→（跟进）
什么宗教/灵性信仰和价值观对你来说是重要的？→（跟进）
祈祷或冥想在你的生活中扮演什么样的角色？→（跟进）
什么宗教仪式或修行对你来说是重要的？→（跟进）
你怎么看待你的灵性信仰或者教派？你的投入程度如何？→（跟进）

来自 Josephson et al.，2000；Matthews 1998

三、初始的，内隐的和外显的评估

帕格蒙特（2007）把初始的、内隐的和外显的评估做了区分。初始的灵性评估涉及使用简单的问题引出患者的灵性、宗教、问题或困扰，以及解决办法。内隐的灵性评估包括倾听隐含在患者描述中的与灵性有关的内容，并询问可能与灵性体验有关的问题。这适合于讨论灵性时会犹豫的患者。外显式评估则会更加深入到患者的资源、路径、目的、挣扎以及转化中去（Pargament，2007）。

🖐 第三节 评估过程与综合评估 🖐

灵性评估是评估过程中的一部分。本书的一个基本前提是有效的灵性心理治疗需要的不单单是灵性评估，它需要一个综合性的评估。综合评估包括对所有相关的影响患者的人格动力、家庭动力、文化动力和灵性动力进行评估，将这些动力置于患者的整体功能模式中进行考量。本节讲述的就是这样一个综合评估，从评估过程和最常见的策略的简要描述开始。

一、评估过程

评估是形成个案概念化的先决条件，此外，在一个完整的临床有效的个案概念化中，全面的评估是至关重要的。评估使得案例更加具有组织性，专注于治疗目标，它阐明了期望是什么，什么需要改变，并定义了在变化过程中患者和临床医生各自的角色（Sim，Gwee & Bateman，2005）。具有讽刺意味的是，评估影响个案概念化，但是同时个案概念化也影响和引导着评估过程。

综合评估可以作为鉴别诊断的依据以及发展个案概念化和治疗目标的基础。综合评估有三种方法：诊断评估、基于理论的评估和基于模型的评估。一种评估中只有包含了至少两种方法，才可能是更完整的或更全面的。

诊断性评估

诊断评估聚焦于患者，以及当下和未来影响患者的因素。评估的目的是找出以下问题的答案：什么导致了患者的担忧、痛苦，和/或机能的减退以至于患者来寻求治疗援助？一个相对完整的诊断评估检测通常会在初始会谈的 30 到 40 分钟内完成。然而，完成这样一个评估也可能需要很长时间，这取决于患者的过往经历和治疗史，患者的放松程度和对临床医生的信任；以及语言和其他心理和文化因素。

诊断评估的重点是收集在临床上与治疗过程和结果相关的患者信息。涉及的数据包括患者当前的问题；当前功能和心理现状；社会、文化、发展、病史和健康行为；特别是患者带入到治疗中的期望和资源。因为文化因素如文化认同、文化适应和对疾病的认知会影响治疗，这些因素也必须被识别。

同样，评估包括患者资源，如患者的应对技巧和支持系统、过往成功的改变经历、改变的动机与准备，以及对治疗的期望。

基于理论的评估

第二种评估方法是基于理论的评估。尽管诊断评估可用于建立基于患者的症状的有序模式的诊断，这种模式与 DSM 标准（American Psychiatric Association，2000 年）相匹配，但是这种诊断不能提供对患者的理解。这样的评估结果不会揭示人格动力与特定症状的关系动力。诊断也不能说明这些症状为什么会发生，怎么发生的，而基于理论的评估可以提供这样一种理解。正是因为这一原因,基于理论的评估是综合评价策略的一个重要组成部分。

基于理论评估的信息收集方式根据特定的理论方向而有所不同。例如,基于认知—行为疗法(CBT)的评估可能会关注这样的问题,如"什么特定的功能障碍性思维导致患者的特定的情感和行为问题? 这些有问题的感情和行为对功能性障碍性认知有影响吗? 如何影响的?"(Ledley,Marx & Heimberg,2005)。评估这些基于理论的信息在基于CBT 的个案概念化的形成中是至关重要的。

在心理动力取向疗法中,如有时间限制的动力学治疗中,关注点更像是引出一段故事或是对反复出现的适应不良人际交往模式的叙述,这种模式反映了障碍性心理运作机制和它们在治疗同盟中的重现(Strupp & Binder,1984)。因此,识别反复出现的适应不良模式对动力学个案概念化以及提供治疗焦点来说是至关重要的(Levenson,1995)。

与 CBT 和心理动力学方法中的评估策略形成相比,系统性方法如焦点解决治疗和策略式治疗,关注患者使用或曾经试过的解决办法。因此,他们会提出诸如"你试过什么? 你是怎么做到的? 你具体说了什么? 它管用吗?"之类的问题(Quick,2008,p.13)。

基于模式的评估

这种评估方法的不同之处在于,其评估过程是基于模式识别的。它涉及检视患者的基本模式即他们感知思维特有的方式和反应,这些反映在患者模式的呈现、诱因、素质和保存四个维度中(Sperry,2005,2010;Sperry Gudeman,Blackwell & Faulkner,1992)。通过依次识别患者的表现症状或担忧、诱发因素和素质因素(激活而导致患者的反应),以及维持因素,患者的基本模式——通常都是适应性不良的模式——就会呈现出来。

这四个维度构成了"地图"或案例概念化的基础。下面是对这些维度的简要描述。

呈现:患者对于突发事情的特征反应;症状的严重程度、历史、病程、诊断和相关行为;

诱因：导致症状出现的诱发因素或压力源；

素质：所有的内在、人际、系统性因素，包括依恋类型、生物因素和创伤，这些都可以导致患者的适应不良；

保存（或维持因素）：患者的模式通过患者以及患者周围环境得到强化和确定的过程。

虽然这张地图与认知行为的概念化模型（Tarrier & Calam，2002）和重复适应不良模型（the cyclic maladaptive pattern model，strupp & Binder，1984；Levenson，1995）存在相似之处，但也有不少差异。主要的区别是，这张地图既不是基于理论也不是由理论连接起来的；另一个区别同时也是这种评估方法的主要优势，在于它提供了一个包容性的模型或地图来帮助形成案例概念化。作为一个包容性的模型，它提供了一个框架，在这个框架里，任何理论取向都可纳入进来，尤其是在为患者的症状和状态提供一个基于理论上的"解释"（如素质因素）的过程中。换句话说，所有的三个其他因素（呈现、诱发和保存）都是一样的，它们与理论取向无关，只是素质因素跟这三者不同。这种模型的优点是，训练期的医生和有经验的临床医生可以相对容易地形成一个连贯的案例概念化，从各种理论的方法中选择一个最好的"合理"解释来确定素质因素。

二、综合评估

正如已经指出的那样，综合评估包括评估所有影响患者的相关人格动力、家庭动力、文化动力和灵性动力。动力指的是影响思想、感情、行为的治疗过程内部和外部的因素。此外，这些动力包含在患者模式的呈现、诱因、素质和保存之中。综合评估通常包括诊断评估维度，以及一个基于理论的评估——呈现和保存维度。表 7.2 展示了综合评估的内容和维度。值得注意的是，素质包括性格、家庭、文化和灵性动力，以及在"灵性动力"之下的灵性历史、上帝形象、灵性信仰、灵性实践、灵性的认同和参与宗教或灵性社团，以及呈现维度上灵性因素的影响（例如挣扎、冲突症状，对治疗关系以及干预措施的影响）。前五个动态从患者自身总结而来,后两个是由治疗师推导出来的。

　　简而言之,综合评估比传统上主要集中于人格动力的诊断评估更为广泛,它甚至比灵性评估也更广泛。这本书的另一个前提是在灵性心理治疗中,个案概念化需要基于本章描述的综合评估。

表 7.2　综合评估以及个案概念化的内容

---

1. 呈现：患者主诉的挣扎和症状；严重程度和/或持续时间
2. 诱因：导致患者挣扎和症状的诱因或压力源
3. 素质：在患者适应不良模式下的所有的人格、家庭、文化以及灵性动力
● 人格动力
人格风格：自我审视和世界观
应对技能、优势和不足
动机和准备改变的动力
● 家庭动力
家族叙事
家庭机能和风格
文化认同、文化适应,对患者的支持
● 文化动力
文化身份和文化适应(出生地、社会阶层、工作方向,等等)。
呈现的解释模型
文化对于呈现影响(例如挣扎、冲突以及症状)
文化对于治疗关系以及治疗干预的影响
● 灵性动力
灵性历史
上帝表征或形象
灵性信仰和实践
灵性认同以及宗教和灵性社团的参与度
灵性对于表现的影响(例如挣扎、冲突以及症状)
灵性对于治疗关系以及治疗干预的影响
4. 保存：保持患者模式的因素(资源、阻碍)

第四节　个案概念化以及综合案例概念化

　　如今,个案概念化越来越被期望于指导传统心理治疗的实践。然而,快速回顾一下发现,几乎所有关于灵性心理治疗的书籍,都认为个

案概念化是不重要,或者是在灵性心理治疗的实践中不必强求的,因此这一主题并未被涉及。相比之下,对于个案概念化使用的期望已延伸到其他各种形式的心理治疗的实践中。本节将首先定义个案概念化,之后进一步描述综合的个案概念化的概念。

一、个案概念化

个案概念化是"获取和组织患者信息、解释患者的病情和适应不良模式、指导和聚焦治疗、预期可能的挑战和障碍,并为治疗成功结案做准备的一种临床策略。"(Sperry,2010,pp.84—85)。个案概念化包括四个组成部分:诊断解析、临床解析、文化解析和治疗解析(Sperry,2005;Sperry et al.,1992)。本节简要地描述了这四个部分。

诊断解析

诊断解析提供了患者的病情及其保存或触发因素的描述,是一种现象学描述以及对患者的现状评估。它回答了"是什么"和"发生了什么事?"的问题。诊断解析通常包括 DSM-IV-TR 诊断。

临床解析

临床解析提供对患者症状的解释。对于患者的症状、担忧、功能和适应不良的个人和/或关系模式提供了理论性解释。它回答"为什么"的问题,也就是"它为什么会发生?"它整合了相关的个人、文化、宗教/灵性和家庭动力。临床解析在个案概念化中扮演着重要的作用,并起到连接诊断解析和治疗解析的作用。

文化解析

文化解析是对文化因素和动力的系统性回顾。它回答了"文化扮演了什么角色"的问题。更确切地说,文化解析描述了患者的文化认同和文化适应水平。它可就患者的症状以及文化因素对其个性和功能水平的影响提供与文化相关的解释。它也辨别出可能会影响患者和治疗师之间的关系的文化因素,同时确认是否有必要开展文化或文化敏感性的干预措施(committee on Culture Psychiatry,2002)。进一步讨论文化解析和文化敏感性干预的内容可以在第十章中找到。

治疗解析

治疗解析为制订干预计划提供了一个明确的蓝图。它是诊断解析和临床解析的逻辑延伸,同时回答了"如何"的问题,即"如何改变?"它包含治疗目标、治疗重点和特定的干预措施,以及在实现这些目标过程中预期的挑战和障碍。

21世纪的传统心理治疗实践中,临床解析在大多数治疗师看来通常是个案概念化。回顾过去十几年的临床报告和案例文献也证明了这一点。相比之下,一个成熟的,包括所有四个组成部分的个案概念化更有可能导致更积极的心理治疗结果。

那么灵性取向心理治疗的个案概念化与这里描述的由四个部分组成的个案概念化如何区别?答案是:个案概念化将会被整合。本节描述这样的综合个案概念化,并在下一节通过一个案例来具体说明。描述综合案例概念化之前,单一的解析部分将会被简要描述,它基于集中的灵性评估。

二、基于灵性评估的个案概念化

这种个案概念化模型可以合理地支持灵性心理治疗。它基于一个扩展而有焦点的灵性评估,包括四个元素:宗教/灵性认同、宗教/灵性的影响、宗教/灵性的解释和影响治疗关系和治疗过程的宗教/灵性因素(Sperry,2011)。针对这四部分,有一个包含15个宗教/灵性评估问题的完整的模型。由于空间的限制,表7.3就每一种元素只列出了一个代表性的问题。

表7.3 一些用于发展灵性取向的心理治疗个案概念化的评估问题

1. 宗教/灵性认同:"宗教/灵性信仰和实践怎样影响你的医疗和心理疾病治疗的选择?"
2. 宗教/灵性的影响:"你认为你的宗教/灵性信仰和灵性社区是你力量或压力的来源吗?"
3. 宗教/灵性的解释:"你认为宗教/灵性因素是导致你压力的原因吗?它会影响治疗吗?"
4. 影响治疗关系和治疗过程的宗教/灵性因素:"在你决定是否接受心理健康治疗的时候,治疗师的宗教/灵性背景对于你做选择来说重要吗?"

案例说明

杰克(Jack)是一个41岁的单身白人男性，第二代德裔天主教徒。杰克在天主教慈善机构咨询中心向他的教区牧师咨询。他在治疗中表现出对于人际关系的抱怨、无法控制对于色情的罪恶感，对更喜欢手淫而不愿意跟交往了三年的女友发生性关系的困惑。杰克的父亲去世时他才15岁，随后他便像父母一样照顾他的两个妹妹。杰克说，当他看到他十几岁的姐妹穿着内衣在房子里乱窜的时候他便开始手淫。虽然他认为自己是一个酒鬼，但是在过去的一年里却一直保持清醒。在完成最初的诊断评估后，杰克的治疗师形成了综合的个案概念化，包括下面的文化解析。

他的治疗师费尔南德兹博士(Dr. Fernandez)是一个56岁、已婚、已经高度适应美国的西班牙裔男性。他是英国国教的前辈，退休之前是飞行员。三年前他完成了咨询心理学博士学位，在中心实习，之后以心理学家的身份成为中心的员工。

下面是费尔南德兹博士的个案概念化。杰克的灵性认同是虔诚的天主教徒，他在很小的时候就接受了洗礼，并一直是同一个教区的成员。他是在严格的天主教教育理念下长大的，他的宗教信念一直是稳定的，保留了许多与小时候一样的宗教行为。他相信杰克对于性的罪恶感来自他的家庭和宗教教育，而且已经对他与女性的亲密关系造成了负面影响。杰克经常会约见教区牧师通过他们提供的灵性指导来忏悔自己，并相信牧师已经帮助到他了。杰克认为他的教区是他力量的源泉，有了牧师的督促和支持，在喝酒上他多少能够控制自己，但是对于色情还不行。教区的生活也是一种压力源，因为杰克一直在揭露他教区内患有恋童癖的牧师对别人的性骚扰行为。不用说，这加强了他对天主教的矛盾心理。就应对策略而言，参加AA小组(匿名戒酒会)以及他主动寻求牧师的支持鼓励，似乎是他最近保持节制的原因。同时他对于上帝的形象是负面的，他认为生活中发生的许多消极事件是上帝的惩罚。杰克认为和一个年长、已婚，且不信奉罗马天主教的男性治疗师来一起治疗对他至关重要。"这样不大会有精神上的包袱，因为我们拥有不同的信仰传统。"他认为他可以与临床医生自由地谈论他的各种问题，就像他之前对牧师的告解一样。尽管杰克在他的酒鬼父亲活着的时候经历了虐待、苛刻要求，和情感上的缺席，但是似乎他可以轻松地认同治疗师负责的父亲形象。或许他也是如此认同他的教区牧师以及他的 AA 助人者——他们和治疗师有着大约相同的年龄。诸如对他进行评判和在治疗进展缓慢时缺乏耐心这样的反移情举动可能会损害治疗联盟。对他心中由神性和实际中的父亲形象所造成的冲突敏感的关系取向的动力学治疗可能对他比较合适。

案例评论

这个个案概念化在临床上是有效的，因为它能启发和引导治疗师对各种治疗联盟以及干预措施的考虑，包括预测可能的治疗进展障碍。然而，该个案概念化也局限于没有更多纳入其他的人格动力、家庭动力和文化动力。

三、综合个案概念化

与主要基于灵性评估的个案概念化不同，综合个案概念化基于综合评估，综合评估需要涉及更多的人格、家庭、文化和灵性动力。这种综合个案概念化涉及诊断解析，扩展的临床解析和治疗解析。扩展的临床解析涉及能够解释患者当前状况，即能够解释为何患者当前经历着这样独特的挣扎、冲突和病苦体验的相关的人格、家庭、文化和灵性动力，对于解释患者的表现是必要的，也就是说，患者正在经历的挣扎或者冲突以及压力与痛苦都是与它息息相关的。表 7.2 展示了综合个案概念化和性格、家庭、文化以及灵性动力等诱发因素的四个模式。

下面的案例说明了综合评估和综合个案概念化。需要注意的是，评估部分强调了个案的相关人格、家庭、文化和灵性动力，然后将它们整合到了个案概念化的诊断、临床和治疗解析当中。

玛利亚案例的延续

这个案件的背景信息见第六章。简单说来，玛利亚是一个 47 岁的古巴裔美国女性，她求助于心理医生来治疗抑郁情绪。她寻找对她的灵性关注敏感的心理治疗。本节描述了她的综合评估和综合个案概念化的结果。

综合评估

详细的初步评估包括对人格、家庭、文化和灵性动力的完整评估。在第一个阶段需要注意的是玛利亚表现出悲伤、情感抑制以及一些强迫与自恋的特性。

人格动力

临床心理评估包括使用米隆临床多轴问卷（Million Clinical Multiaxial Inventory，MCMI-III）、贝克抑郁问卷（Beck Depression Inventory BDI）和主题统觉测验（Thematic Apperception Test，TAT）。MCMI-III的结果表明患者可能患有恶劣心境以及带有自恋和偏执特性的强迫性人格障碍。BDI 指数为 18，暗示了中等程度的抑郁。TAT 主题包括要求高的父亲，这样的父亲的期望几乎难以实现，以及不受关注的女儿。其他主题还包括毫不付出、不完整和希望被女儿照顾的母亲。

玛利亚的自我认识是她不完整、被动、害怕得罪他人。她的世界观是生活是不公平的，别人总是要求很高、冷漠、也许会伤害她。当她感受到被理解、自信，和被照顾的时候，她会非常勤勉地集中注意力并且工作很长时间；但是当她努力取悦别人却遭到拒绝或得不到认可，以及外界的期望太高，让她难以努力去完美达成目标时，她会感到受到限制。有着潜在治疗价值的力量来源是她 6 年的教师经历、灵性领域的坚持修行，尽管有冲突仍能与丈夫保持长期的关系。她对于治疗的准备似乎处在行动阶段（Prochaska，Diclementi & Norcross，1992）。

家庭动力

玛利亚是三个兄弟姐妹中最大的。她的弟弟妹妹都还在世，并有自己的工作和家庭。玛利亚的父母是已经适应了美国生活的古巴人，他们目前还健在，而且已经退休，身体健康。她否认了家族有精神病和滥用药物史。她表示，舅舅的情绪波动可能是导致他自杀的原因。她的健康表现良好。她承认为了治疗轻度甲状腺功能减退而服药，医生说这跟她的抑郁情绪无关，她也否认使用尼古丁、酒精或毒品。

文化动力

玛利亚是第三代古巴裔美国人，认为自己是"美国的上层中产阶级而父母碰巧是古巴人"。简明适应量表的施测结果表明，她是高度适应的(Paniagua，2005)。玛利亚嫁给迈克尔已经 24 年了，他们没有生育孩子。迈克尔是高度适应的第四代爱尔兰裔美国人。玛利亚目前是一家特殊教育学校的老师，迈克尔则在一家会计师事务所工作。

灵性动力

玛利亚称自己从小就在天主教的氛围中长大。她的小学、高中、大学都是在天主教学校中度过。她称自己在当地的教区中相当活跃。自从她的儿子亚历克斯从附近的一个天主教高中毕业之后，她的宗教活动大大减少了。她表示，只有继续去教堂，参加传统的宗教活动才能"为我的儿子树立一个好榜样"。在过去的几年里，她的灵性实践包括日常祈祷、偶尔阅读《圣经》以及周日膜拜服务。她尝试过冥想，但放弃了，因为她不能集中精神，总是忧心忡忡。在一开始的治疗中，她说她的上帝形象是"法官和包工头"。进一步调查后，上帝又被形容为一位上了年纪的男性，这个男性"提出很高的要求，总是考验你，不易取悦。"感情上，他也是隐瞒的，不体贴而且总是批判别人。毫不奇怪，她的上帝形象似乎是她的父母双方的综合。对她来说，信仰是相信上帝，但她的救赎完全取决于她自己。结果，她努力工作，试图做到完美。不幸的是，她的完美主义信念是她自己"远远不够好"，这种信念与她的宗教信念是协调的，也就是说，"上帝总是帮助那些人"和"上帝总是盯着你的罪恶"。所以她的上帝形象是法官和包工头就不奇怪了。她害怕她会被上帝和她所在教区的牧师判定成毫无价值的人，在那里她感到不舒服。她曾在两个教区委员会担任了好几年领导职位。然而，在过去的 3 年中，她在教区里并不活跃。她解释说，她在这里减少了活动的参与，因为她觉得越来越不舒服。对教会的这种态度一直持续到前来治疗时。顺便说一句，需要注意的是，她的父母在另一个天主教教区都是活跃的成员。

综合案例概念化

诊断解析

玛利亚还没有达到足够的 DSM-IV-TR 中单次发作的重度抑郁症的诊断标准，所以诊断为抑郁障碍。她也达到了强迫性人格障碍的标准。因为她否认有自杀意念，所以并没有达到住院或需要密集的门诊治疗的标准。门诊治疗是一个合理的处置方式。虽然抑郁性格和家庭有一些遗传因素存在，但人格、家庭和灵性动力似乎更像是诱发玛利亚的症状和功能受损的原因。

临床解析

以下动力似乎是有效的：她的抑郁症状、日益恶化的婚姻质量以及由与工作有关的巨大压力和期望值所导致的她的社会隔阂。她的人格动力是突出的，尤其是完美型人格以及取悦别人的需求，这似乎加重了她的抑郁症状和不完整的感觉。其他诱发因素包括家庭动力，包括她的焦虑—逃避型依恋风格以及情感淡漠的母亲和对她要求严格、有虐待倾向的父亲。此外，她被动和害怕冒犯他人的自我观念使得她的自我适应性很差，她的世界观是生活中他人都会对她要求很高而且十分冷漠。这些似乎导致了她的抑郁与自我贬低，尤其是当她经历着那些实际上并不存在的个人和职业上的高要求时。这些不合理信念以及逐渐增加的社交隔阂似乎使得这种不适应模式长久保持着。

文化解析

对于玛利亚和她的父母来说，高度的文化适应以及主诉中并没有遭到偏见甚至轻微的文化歧视的经历，这表明文化动力可能对她当前状况影响不大，至少现在是这样的。关于灵性，她认为神是严苛、吹毛求疵和情感抑制的。当感受到痛苦时，她会用愤怒和怀疑来应对别人。对于社区支持，她觉得不舒服，联系很少。尤其是在她的教会中，她感觉到自己毫无价值而且不被人接受。她所描述的灵性体验——很少去祈祷,很少去教堂参加活动——符合她的宗教传统,似乎都是以恐惧和责任为基础的。值得注意的是她关于"努力救赎"的宗教信念似乎强化了她的完美主义的信念和行为。对于治疗,她表现出高度的预备性,同时也具备了一定的支持力量,包括 6 年的职业生涯以及长期的婚姻关系。

治疗计划

咨访双方就治疗目标达成的共识是,首先减少抑郁症状和关系冲突,然后修正她的强迫性风格。鉴于玛利亚的被动、完美主义和被赞扬需求似乎与她的父母有关并反映在她的上帝形象中,采用灵性心理治疗是合理的。与玛利亚会谈工作中,潜在的障碍以及治疗的挑战可能会拒绝移情从而导致治疗过早终止。其中包括对苛刻要求或评价意见的太过于中立的立场。

案例评价

这个案例展示了如何进行综合评估以及评估如何报告。也说明了综合案例概念化是怎样基于综合评估进行操作的,包括诊断、临床和治疗解析。这种情况下个案概念化的价值在于它通过结合灵性、家庭和文化动力以达到对患者的全面完整的了解。它还指出治疗如何有效地解决各种关注和动力,包括灵性关注和动力。玛利亚的例子将会在后续的章节继续用来辅助说明心理治疗过程的其他方面。

☙ 本 章 总 结 ☙

评估和个案概念化对于有效的灵性取向的心理治疗来说是必不可少的。因此,本章描述且示范了综合评估和综合案例概念化。两者均识别和整合了所有相关人格动力、家庭动力、文化动力以及灵性动力。接下来的两章将描述心理治疗和心理灵性干预,这些在灵性取向的心理治疗的实践中都是有效的。其中有些时候将会继续引用玛利亚的例子加以说明。

参 考 文 献

American Psychiatric Association (2000). Diagnostic and statistical manual of mental disorders (4th ed., Text rev.). Washington DC: American Psychiatric Association.

Aten, J., & Leach, M. (Eds.). (2009). *Spirituality and the therapeutic process: A comprehensive resource from intake to termination.* Washington, DC: American Psychological Association.

Bullis, R. (1996). *Spirituality in social work practice.* Washington, DC: Taylor & Francis.

Cheston, S., Piedmont, R., Eanes, B., & Lavin, L. (2003). Changes in clients' images of God over the course of outpatient therapy. *Counseling and Values, 47,* 96–108.

Committee on Cultural Psychiatry of the Group for the Advancement of Psychiatry. (2002). *Cultural assessment in clinical psychiatry.* Washington, DC: American Psychiatric Press.

Ellison, C. (1994). *Spiritual Well-Being Scale.* Nyack, NY: Life Advance.

Exline, J., & Rose, E. (2005). Religious and spiritual struggles. In R. Paloutzian & C. Park (Eds.), *Handbook of the psychology of religion and spirituality* (pp. 315–330). New York: Guilford Press.

Genia, V. (1991). The Spiritual Experience Index: A measure of spiritual maturity. *Journal of Religion and Health, 30,* 337–347.

Gorsuch, R., & Miller, W. (1999). Assessing spirituality. In W. Miller (Ed.), *Integrating spirituality into treatment: Resources for practitioners* (pp. 47–64). Washington, DC: American Psychological Association,

Hood, R. W., Jr., Spilka, B., Hunsberger, B., & Gorsuch, R. (1996). *The psychology of religion: An empirical approach* (2nd ed.). New York: Guilford Press.

Josephson, A., Larson, D., & Juthani, N. (2000). What's happening in psychiatry regarding spirituality? *Psychiatric Annals, 5,* 533–541.

Kapuscinski, A. N., & Masters, K. S. (2010). The current status of measures of spirituality: A critical review of scale development. *Psychology of Religion and Spirituality, 2(4),* 191–205.

Kass, J., Friedman, R., Leserman, J., Zuttermeister, P., & Benson, H. (1991). Health outcomes and a new index of spiritual experience. *Journal for the Scientific Study of Religion, 30,* 203–211.

Koenig, H., & Pritchett, J. (1998). Religion and psychotherapy. In H. Koenig (Ed.), *Handbook of religion and mental health* (pp. 323–336). San Diego, CA: Academic Press.

Lawrence, R. T. (1997). Measuring the image of God: The God Image Inventory and the God Image Scales. *Journal of Psychology & Theology, 25(2),* 214–226.

Ledley, D., Marx, B., & Heimberg, R. (2005). *Making cognitive-behavioral therapy work.* New York: Guilford Press.

Levenson, H. (1995). *Time-limited dynamic psychotherapy.* New York: Basic Books.

Matthews, D. (1998). *The faith factor: Proof of the healing power of prayer.* New York: Viking.

May, G. (1992). *Care of mind, care of soul*. San Francisco: HarperCollins.

Paniagua, F. (2005). *Assessing and treating culturally diverse clients: A practical guide* (3rd Ed.). Thousand Oaks: Sage.

Pargament K. I. (2007). *Spiritually integrated psychotherapy. Understanding and addressing the sacred*. New York: Guilford Press.

Prochaska, J., DiClemente, C., & Norcross, J. (1992). In search of how people change: Applications to addictive behaviors. *American Psychologist, 47*, 1102-1114.

Quick, E. (2008). *Doing what works in brief therapy: A strategic solution focused approach* (2nd ed.). New York: Academic Press.

Richards, P. S., & Bergin, A. E. (2005). *A spiritual strategy for counseling and psychotherapy* (2nd ed.). Washington, DC: American Psychological Association.

Rizzuto, A. (1979). *The birth of the living God: A psychoanalytic study*. Chicago: University of Chicago Press.

Shafranske, E., & Sperry, L. (2005). Addressing the spiritual dimension in psychotherapy: Introduction and overview. In L. Sperry & E. Shafranske (Eds.), *Spiritually oriented psychotherapy* (pp. 11–29). Washington, DC: American Psychological Association.

Sim, K., Gwee, K., & Bateman, A. (2005). Case formulation in psychotherapy: Revitalizing its usefulness as a clinical tool. *Academic Psychiatry, 29*, 289–292.

Sperry, L. (2002). *Transforming self and community: Revisioning pastoral counseling and spiritual direction*. Collegeville, MN: Liturgical Press.

Sperry, L. (2005). Case conceptualization: A strategy for incorporating individual, couple, and family dynamics in the treatment process. *American Journal of Family Therapy, 33*, 353–364.

Sperry, L. (2010). *Highly effective therapy: Developing essential clinical competencies in counseling and psychotherapy*. New York: Routledge.

Sperry, L. (2011). From spiritual assessment to spiritually-focused cultural formulation. In J. Peteet, F. Lu., & W. Narrow (Eds.), *Religious and spiritual considerations in psychiatric diagnosis: A research agenda for DSM-V* (pp. 221–224). Washington, DC: American Psychiatric Press.

Sperry, L., Gudeman, J., Blackwell, B., & Faulkner, L. (1992). *Psychiatric case formulations*. Washington, DC: American Psychiatric Press.

Strupp, H., & Binder, J. (1984). *Psychotherapy in a new key: A guide to time-limited dynamic psychotherapy*. New York: Basic Books.

Tarrier, N., & Calam, R. (2002). New developments in cognitive-behavioral case formulation. Epidemiological, systemic and social context: An integrative approach. *Cognitive and Behavioral Psychotherapy, 30*, 311–328.

Veach, T., & Chappel, J. (1992). Measuring spiritual health: A preliminary study. *Substance Abuse, 13*, 139–147.

Walsh, R. (1999). *Essential spirituality: The seven central practices to awaken heart and mind*. New York: Wiley.

❀ 附录：利用问卷来评估灵性维度 ❀

大量的测量工具已经被用于测量宗教和灵性维度的各个方面。然而，只有少数的似乎对灵性评估有临床效用。这些工具并不是为了取代灵性评估调查而是作为一种补充。我们这里简要说明五种测量工具。

灵性幸福感量表

灵性幸福是与灵性健康和灵性上的成熟相关的个人体验。即灵性健康和灵性成熟似乎是持久的基础状态，被用来表示精神幸福的体验。精神幸福感量表（Ellison，1994）包含了20项，可以快速完成并打分。它的三个分量表——总体灵性幸福、存在的幸福和宗教幸福——可以被用作探索患者的精神维度的初始点。这些项目内容不带有宗教色彩，因而适用于拥有不同信仰的患者。个人测试项目（例如"在跟上帝交流的私人祈祷中我并不是很满意"）可以用来探索与患者表现出来的灵性问题和担忧有关的灵性态度。

灵性健康问卷

灵性健康问卷，由维奇和查普尔（1992）发明，共有18个项目，用于测量四个维度即个人灵性体验、灵性健康、和谐感和无助感。项目包括"我的体会是：发展和维护灵性健康需要工作和努力"和"我已经有过灵性体验或灵性上的觉醒"。虽然这个测量只是初步的数据报告，但它在灵性评估过程中可能存在一些价值。

核心灵性体验指数

核心灵性体验指数，也称为 INSPIRIT（Index of Core Spiritual Experience），由卡斯（1991）提出。它用来评估灵性的两个核心要素：

个人对于上帝存在的认知和人对与上帝之间内化的关系的认知。它由七个项目组成,其中一项是关于参与灵性实践的情况的。虽然比灵性幸福感量表有更多的范围上的限定,但核心灵性体验指数的初步应用结果表明,它能提供一个快速和有效的方法来评估灵性维度,尤其是作为起始点来讨论患者的灵性体验。

上帝形象问卷

上帝形象问卷有着 8 种分量表,156 个项目,用来测量上帝形象,它由劳伦斯(1997)以供牧师或临床治疗师给患者使用。它有 6 个分量表,72 条目以及 3 个分量表,36 个项目的简单的用于研究的版本,称为上帝形象量表。上帝形象问卷和上帝形象量表基于祖托(1979)的上帝认知和上帝形象区别。两者都评估归属感(存在和挑战分量表)、善良(接纳和仁慈分量表)和控制(影响和天意分量表)。上帝形象问卷经检验有足够的信度和效度。基于 1 580 个美国成年人样本的常模已经被开发出来,但似乎只适用于基督徒。其电脑版本也是可用的。

灵性体验指数

灵性体验指数由 38 个问题组成并使用 6 点李克特量表做答。它被开发用来以客体关系和发展的视角去评估灵性成熟度(Genia,1991)。灵性体验指数与一个五级的灵性成熟或信仰模式相关联。这五个阶段分别是:(1)自我中心阶段,分裂占主导地位;(2)教条式信仰,以公平和明确的义务为规则,保守,功利主义;(3)过渡信仰,宗教寻求和怀疑;(4)重建内化信仰,特征为更多的内部分化和个人整合宗教体系;(5)卓越的信念,对此,珍妮亚列出了 10 个标准。它和上帝形象问卷都有助于上帝与家庭关系的功能性和互动性的概念化。

从卡普钦斯基和马斯特(Kapuscinski & Masters,2010)的著作中可以找到使用测量工具的参考以及一些其他的灵性测量方法。

第八章

干　预

　　综合灵性实践概念化源自综合评估,它明确了治疗目标、治疗重点以及治疗策略。治疗策略包括能达成治疗目标的多种干预方式。当治疗目标中包括解决灵性挣扎、灵性成长,或两者皆有时,有多种心理干预、灵性干预可以使用。本章论述了多种干预方法,它们能在临床上用于处理灵性挣扎和促进灵性成长,同时说明了如何在灵性取向的心理治疗中应用这些心理干预方法。这些方法包括:认知重构、解释和体验聚焦。本章还论述了为实现特定治疗目标、治疗靶点而使用的多种灵性干预方法。例如,祈祷、冥想、正念和宽恕。除了灵性干预,还有灵性实践。灵修实践是一些专注的活动,旨在提高灵性质量,并能带来平衡和有纪律的生活方式,例如承认所有事物中的神性、有道德地生活、禁食,以及为他人服务。不论是否作为治疗过程的辅助,灵性实践都能大大加速转变和成长过程。

　　在本章的开始,我们先对使用这些干预方法的指征和禁忌作了简单讨论,然后依次解释了心理干预、灵性干预、灵性实践。最后,继续用玛利亚案例来说明多种治疗策略的使用。

🖐 第一节　指标和禁忌 🖐

　　使用灵性取向的干预方法,在一些情况和环境下会有效果,在另一些情况和环境下却不然。这些干预方法包括:心理干预、灵性干预、灵性实践。这部分列出了可以使用这些干预方法的常见指标和不能使用这些方法的常见禁忌。

一、指征

所谓指征，指的是特定干预方法可能适用和必要的情况或环境。在下列情况和环境下，似乎有必要使用以灵性取向的干预方法：

来访者特别要求或同意讨论灵性问题、在治疗中加入灵性干预，或两者皆有。

来访者有能力同意涉及灵性干预的治疗，并能进行合作。

灵性问题或顾虑与来访者现在的问题有关。（Koenig & Pritchett，1988）

二、禁忌

所谓禁忌，是指可能不适用和不必要使用特定干预的情况和环境。下面是一些有用的指导原则，用于评估在治疗过程中使用灵性取向的干预方法的适宜性。绝对禁忌指的是确定某种干预不能使用或证明使用会造成伤害的情况。相比之下，相对禁忌指的是使用某种干预会太过冒险、可能不起作用或是不明智的情况（Richards & Bergin，1997，2005）。

绝对禁忌

来访者不愿意参与干预。

来访者有妄想或其他精神疾病。

来访者当下的问题显然与灵性领域没有关系。

来访者未成年，且家长不同意讨论宗教问题或使用灵性干预。

相对禁忌

来访者的心理受到严重干扰。

来访者反宗教或没有宗教信仰。

来访者灵性上不成熟。

来访者与上帝保持距离，并谴责上帝。

来访者解决宗教问题的方式是拖沓或被动的。

来访者是儿童或青少年

我们推测，"治疗师主动发起的、宗教派别具体的、信仰明确的、治疗过程中的灵性干预的风险，可能大于来访者主动发起的、不涉及具体宗教派别的、信仰不明确的、治疗过程之外的干预"（Richard & Bergin，1977，p.253）。不仅如此，以灵性取向的干预在下列情况下，风险可能会更大：治疗在政府支持下展开；治疗联盟脆弱；治疗师和来访者的宗教观相似度低，治疗师文化能力不够、灵性敏感性不强，或宗教知识有限、灵性上不成熟。

✋ 第二节 心理干预 ✋

该部分叙述并说明了四种不同的心理疗法，以及在面对个体和伴侣来访者时，可用的将灵性维度整合到治疗中的干预手段。其中包括认知行为疗法的变体、心理动力疗法、聚焦体验疗法及夫妻或关系动力治疗法。这代表了在治疗中概念化和结合灵性时，所采用的四种不同的方法。

一、认知行为疗法

认知行为疗法提供了一种能影响个体心理、灵性、身体健康的治疗方法（Propst，1988，1996；Tan & Johnson，2005），能够很好地适用于对所有形式的信念（包括宗教信仰）进行评估和修正，因为认知理论是一个灵活的治疗框架，能够将灵性维度作为一个积极部分纳入治疗过程。尽管这种方法有相应的一些干预策略和技巧，其治疗的内容却可以根据来访者的需要、治疗师的创造力和以往研究得出的、对症状和所关心的问题有效的指标，做出很大的调整。普罗普斯特（1988）在谈到她所谓的宗教认知治疗时，写到了四种干预方法：理解认知对情绪和行为的影响；监控认知（包括想法、信仰和假设）；挑战认知；及认知重建和行为矫正。我们将简要地对之一一描述，并结合案例说明。

理解认知对情绪和行为的影响

认知治疗的一个基本原则是：来访者理解和相信，他们的想法和假设对情感和心理健康有很大的影响。据此而来的一个原则，就是应该在面对有宗教信仰的来访者和灵性寻求者时，应该在认知治疗的框架和对其想法和假设进行评估的过程中，纳入灵性的考量。据此，普罗普斯特建议，可以考虑把神学上的反省作为认知治疗的策略或工具。

监控认知（包括想法、信念和假设）

这时，灵性主题就是有效的治疗工具，给来访者提供激发性的语言，从而鼓励他们积极地监控认知——包括想法、信念和假设。这应该能帮助克服任何初期对治疗的阻抗。有了这种激发性的语言，许多由贝克原创的治疗工具，如三栏技巧（Beck et al.，1979）就能对灵性取向的来访者发挥效力。

挑战认知

在来访者接受了监控认知的价值，并学会运用此技巧后，认知治疗的下一阶段就是挑战认知，进而挑战观点和假设。大部分灵性信仰体系中的主题在该阶段有重要作用。普罗普斯特（1988）主张，这些宗教观点事实上能够成为重构认知的工具。例如，这种情况并非罕见——在来访者的认知模式中，任何误差、错误或不够完美的解决问题的方法，都是一场灾难。因此，面对生活，来访者更可能做完美主义式的努力，而非以解决问题为基本导向。在一些有宗教信仰的个体身上，这样的态度或许会被强化，因为他们会设想上帝希望他们完美。这会导致他们尽量避免冒险，变得更为焦虑和沮丧。相比之下，问题解决导向意味着，面对生活，接受了这样的一个认识——生活中自然存在问题，而应对问题只是生活中应有的内容。

由于上述完美主义的设想可以根植于个体的宗教信仰，普罗普斯特（1988，1996）做了一个推论，认为当完美主义模式与来访者的宗教信仰有关联时，在治疗过程中挑战该模式会是最有效的。她提到，大部分灵性传统中的伟大思想家都强调，生活是不完美的，它有悲剧的一面，信徒们几乎不可能避免问题，甚至也没有能解决所有问题的完美方法。

认知重构和行为改变

在灵性框架内，宗教意象的应用是重构认知时额外的方法，能起到帮助作用。普罗普斯特(1996)认为，意象与其说是让个体做出反应的刺激，不如说是个体的反应。不仅如此，比起观点，意象更能强化创伤性记忆，因而使来访者更能全神贯注于充斥着情感的想法。据此，她发现，面对基督徒，在唤起有问题的、紧张的场景时(如由创伤后紧张反应所导致的)，使用耶稣的意象对许多人来说是奏效的(Propst, 1988)。例如，当想象耶稣在场时，有被虐待史的女性基督徒通常更能回忆并感受被虐待的画面。当他们能想见耶稣出现在回忆中的画面时，画面的意义就开始发生改变(Propst, 1988, pp.130—138)。

这改善了画面的负面程度，或许能使得来访者更为彻底地经历画面中令人可怖的方面，更为彻底地感受其意义。在检查核心信念和假设时，一些技巧，如停止思考、认知排练和正视无效思维，补充了《圣经》、神学反省的方法。最后，行为修正也被证明是有效的方法。

当来访者的宗教信仰系统不仅被用来促动自我反省，还被用来挑战来访者的失效模式时，认知行为疗法的效果会更好。通常，来访者会被要求从不同的角度，对他们的宗教和灵性信仰进行检视。另一些时候，他们会被要求关注宗教信仰中被忽略的部分。比如，在人际关系，如婚姻关系中，上帝的三位一体这个概念——三位一体的神是一个尊重和培养亲密关系的很合适的模式。

最后，普罗普斯特(1988)认为，面对来访者的咨询时，宗教或灵性权威通常会支持治疗师对来访者不合理信念的驳斥。她指出，当治疗师小心地不脱离来访者的宗教传统时，这点尤其如此。然而，当来访者发现自己和治疗师及其宗教团体在宗教上存在冲突时，普罗普斯特(1988)指出，这类来访者会认为同一信仰的其他宗教团体能够给他更多支持。一些来访者会退出治疗。不过，如果治疗师在建议来访者重新解读时，能小心地尝试留在来访者个人的灵性传统中，不跨过其边界，则极少有人会退出治疗。下列案例就是受到了普罗普斯特

(1993)的启发。

案例

珍妮弗(Jennifer),女,32岁,一名单身基督徒。几周来觉得孤独、悲伤。据她说,她唯一参加的社交活动就是教堂活动。此外,她非常惧怕社会交往,来自他人极小的批评都会让她震惊。她符合DSM-IV-TR上关于恶劣心境(Dysthymic Disorder)和回避型人格障碍(Avoidant Personality Disorder)的判断标准。

评估确定了她的不适应机制核心——无法忍受任何负面情绪、来自外界的批评或感觉不适的环境。不仅如此,治疗中,耶稣被她刻画成一个为了实现目标忍受痛苦的形象,他不是被动的受害者,而是个勇敢的人,为了伟大目标放下自己的生命,经历痛苦。这种刻画强调,耶稣把自己置身于艰难的环境,面临着可能的消极后果。《圣经》上的例子激发了治疗的灵感,提供有价值的资料,并被用于来访者的认知重建中。这些例子并没有强加于来访者,而是用来反映来访者主要的信仰导向——一个把耶稣视为人类完美主义的模板。

当她承认回避痛苦(包括回避可能的拒绝带来的痛苦)是更容易的事后,治疗师问她,耶稣是不是也是这样想的。珍妮弗回答:"不是。"治疗师强调,耶稣选择走上十字架,选择面对痛苦,而痛苦最终带来改变——耶稣重生。来访者回应道,过去她认为基督教的理想就是回避所有痛苦,现在她有了新的理解。

和回避型人格障碍患者的灵性信仰一样,珍妮弗坚定地认为,负面情绪是坏的。由于她经历着这种情绪,所以她觉得自己一定不健康。于是,治疗师使用了贝克的三栏技术(Beck et al.,1979),让珍妮弗评估这个观点:耶稣是容易受到伤害的,身处痛苦中,但仍然是一个健康的人。她认为这100%正确。接着,治疗师让珍妮弗评价另一个观点:她是容易受到伤害的,身处痛苦中,但她是一个健康的人。一开始,珍妮弗只给出了10%。很快地,她作出认可反应,继而微笑着说,她可以在信仰的事业中做得更好。

通过上述策略,珍妮弗还面对她吹毛求疵、蛮横、控制欲强烈的父母。除此之外，她挑战自己，开始建立社会关系。就在治疗结束之前，她建立了一段恋爱关系。尽管一开始觉得这段关系充满威胁，珍妮弗还是走向了它。支撑着她的想法是，成为一名基督徒，就意味着承担被拒绝的痛苦。

二、心理动力疗法

心理治疗中，有不同的动力取向的疗法，其中有少数对灵性领域很敏感。包括以灵性主导的、当代荣格派（Jungian）疗法（Corbett & Stein，2005），和以灵性取向的精神分析治疗法（Shafranske，2005）。

本节聚焦客体关系疗法。该方法强调来访者的上帝表征（Rizzuto，1979，1991，1996，2005）。读者若想了解更多有关客体关系和上帝表征的讨论，可参见本书第二章。本节简要描述了上帝表征的形成，说明其治疗内涵及应用，接着结合案例进行了说明。

上帝表征是过渡现象，它在人与上帝关系上的作用和在人和其他客体间关系上的作用相同。表征让心智认识存在的事实。没有乳房或母亲的表征，婴儿无从认识母亲。只是，母亲或母亲的乳房都不是表征本身。同样的，灵性求索者想要追求的上帝，不应和上帝的表征相混淆，表征属于不同层次的现实。上帝表征是一种大脑要寻找上帝的灵性方法，其发展的、动态的资源是非意识层面的，不经由灵性探索无法获取。但是，上帝对灵性寻求者来说，是存在中的意识信仰客体，是超越了心智边界的（Rizzuto，2005）。

灵性练习和宗教元素（包括祈祷、经文和仪式）也是一个辩证过程。在这个过程中，来访者依恋着父母，又与父母分离。每一项都承载着深刻的情感、被同化或被拒绝的可能。通过心理治疗性的探索，能发现个体无意识的动机、动力的来源。

灵性体验中的情感部分是个人意义的主要养分，这根植于所有的关系交换中——从生命的开始到灵性体验的开始。因此，

"所有与上帝的冲突，就如与他人的冲突一样，是由灵性经验中主体的灵性结构和当下体验的灵性现实所提前预设和限定的……最终对

上帝的体验总是在下列事物间作出的复杂的灵性妥协——可利用的表征，被接受、拒绝的感情、愿望，超我的压力，防御操作帮助下的自我整合。"(Rizzuto，1996，p.419)

上述对上帝表征形成的解释意味着，每一个在宗教文化中成长的孩子都可以进行可意识的上帝表征的治疗。哪怕宗教不是他们进行心理治疗的原因，治疗师也一定不能忘记，对大部分孩子来说，在他们成长过程中，上帝表征扮演着重要的灵性角色，而一旦上帝表征出现，对它进行发展就能获得许多收获。

里祖托（1996）提出，在治疗中通常会遇到三种类型的来访者：1. 对信仰没有困扰的灵性求索者和信仰者；2. 处在其宗教环境中表现平静的无信仰者，且面对治疗能够接受，没有任何宗教顾虑；3. 担心其宗教，并害怕治疗可能会改变信仰或道德承诺的灵性求索者。

治疗策略

怎样进行这类以分析为主导的心理治疗呢？首先要进行的是一个详细的灵性评估。里祖托（1996，2005）提倡做一个全面的灵性评估（她称之为"宗教历史"）。评估应包括与父亲、母亲的宗教联系，家庭宗教行为及态度，以及与灵性团体的融合程度。同样重要的是，弄清楚个体的、与宗教有关的灵性事件（私人的和公开层面的），即洗礼、割礼、成人礼、坚信礼等。最后，是来访者目前显现出来的对宗教机构、信念，和灵性实践的参与程度和态度。简言之，灵性评估揭示出来访者对重要他人和自己在灵性发展过程中的认知。

灵性评估的临床作用是巨大的。例如，在诱导出社会发展史的过程中，治疗师听到来访者说，她的父亲是一名合格的顶梁柱，很好地维持了家里的生活，但很快就在灵性评估过程中听到来访者说，上帝从未聆听过她的祈祷。在注意到这种对象差异，敏锐的治疗师应该推断出，来访者需要保持她对父亲的理想化，而上帝可以忍受她愤怒的抱怨。

里祖托（1996）坚决主张治疗师不能透露他们的宗教归属、信仰或任何其他的个人信息。保留这些信息最大化是基于来访者灵性过程的移情的可能性（不受事实数据的限制）。尽管如此，治疗师必须要表现出尊重来访者的灵性体验、灵性担忧、怀疑、道德冲击和信念的态度。

在这类分析性治疗过程中，上帝的表征会发生变化吗？里祖托(1989)说，由于这就是一个自我转变的过程，所以很可能发生变化。这是"接收自我经验、自我表征的方法上的转变，这是对自我经验和自我表征的质疑、关注，你能从另一个角度审视它们，这会让你觉得惊讶。在这过程中，你将拥有新的自我表征。"(Rizzuto, 1989, p.3)她还推测，即使治疗过程中不讨论有关上帝的问题，上帝的表征也会转变。推测的基础，是客体关系理论的基本假设——人不改变对他人的看法，就不能改变自己。即使个体可能意识不到其上帝再现的变化，"变化也会悄然地存在着，当你可能需要上帝时，它就会出现……一个上帝表征的意识上的转化"。

一些其他的治疗策略也是有用的——一些人称之为"过渡人物方法"，包括传统心理分析过程中采用的方法：澄清、面质、解释和修通，还有引导想象和解梦。

案例

杰森(Jason)，46岁，单身白人男性，因失眠症和注意力集中困难前来进行心理治疗。尽管他不符合抑郁的临床诊断标准，他似乎正在经历一场推迟的、悲伤反应。14个月前，他患癌症的父亲因不适宜手术而去世。直到两个月前，他父亲去世一周年时，杰森似乎才开始他哀悼和悲伤的过程。

杰森的成长和灵性历史很具启发性。他是家中独子，受过洗，父母是相当严格、虔诚的天主教徒。他们把杰森抚养成人，对他期望很高，认为他以后会成为一名神父。如若不然，就会在家族印刷买卖中工作，并在父亲退休后接手产业。然而，杰森却只想成为一名高中科学老师。在小学阶段，杰森发现自己努力取悦老师，几乎沉迷于通过成功、当好孩子来"解救灵魂"的观点中。他回忆，父亲在情感上遥不可及，从不满意自己的成就，他还很不好意思地补充说，那时候和现在，他都和父亲一样(或更加)挑剔。这些年来，杰森眼里的上帝是一个严厉的主人或法官。

青春期时,杰森和父亲之间的关系相当紧张。但当他持续向母亲抱怨,觉得自己不被父亲爱时,母亲唯一的回应就是"你父亲很在乎你"。但由于感受不到父亲的爱,他并不相信母亲。大学时,杰森显然不能完成父亲的梦想了。结果就是,父子之间开始了长达数年的沉默。尽管如此,杰森成了母校的一名老师,很受人尊重。他还当上了志愿者,在教堂星期天上午的宗教教育项目中当老师。有趣的是,在义务教师的岗位上,他写下了一本小书,画了插画,还出版了,书名叫《上帝爱每一个小孩》(*God Loves All the Little Children*)。尽管对女性有些兴趣,杰森从未结过婚,也从没弄清楚,为什么他觉得自己注定要单身。

在持续 34 次治疗过程中,杰森很好地完成了他的哀伤过程,并且更好地认识、欣赏了父亲。心理治疗帮助他处理了父子关系带给他的巨大影响。他开始明白,他的悲伤是在召唤他处理少时未被满足的需要。在治疗很早的阶段,杰森就开始意识到,他没能得到父亲的爱和肯定并不意味着他是不被爱的,或不值得爱的。他发现,不仅他的祖父非常爱护他,常向祖父夸奖自己的父亲也是如此。他认同了父亲,并且像一直以来那样,严厉地对待自己。往后一些,杰森开始明白,保持单身是他在避免背叛父亲(至少某种程度上)和继续自己事业之间的妥协——牧师不能结婚。不仅如此,他发现他潜意识里所相信的上帝和他一样,是严厉的,几乎不可能被取悦,与他意识层面里的上帝区别很大。他开始相信,上帝是爱他的,而在这个过程里,上帝的表征逐渐发生了变化。

转化过程中,杰森需要和 87 岁的爷爷单独度过漫长的下午。尽管他之前觉得爷爷并不欢迎自己,这个下午的情况有所不同。在这个下午,爷爷拿出家庭相册,看着杰森出生时的照片和受洗的照片开始回忆过去。他说到杰森的父亲如何为儿子感到骄傲,并不经意地提到,他一直如此。当杰森对此质疑时,老人家告诉他,杰森的父亲常常自豪地向他夸耀儿子的人生、成绩,尤其是那许多的学术、教学奖项。当杰森悲伤地说,他从不知道这些时,爷爷开始流泪,并说:"孩子,我们家族里的男人从不知道该如何对他们非常在乎的人表达爱,表达欣赏。"杰森有史以来第一次明白，父亲是真的非常关爱他，只是没能直接表达。

后来，治疗开始关注他的吹毛求疵。这时，杰森想起了一件事，发生在父亲去世前的两个月。当时他正载着父亲去医院化疗，一辆车移动缓慢，挡住了路，这让他失去了耐性。他不断摁着喇叭，还开始骂人，就像他父亲过去那样。这时，父亲非常温和地指出，在那辆车里有老年乘客，而自己并不赶时间。在治疗中重述这段经历之后，这件事被解释为：也许，即便在即将离世之际，父亲都在成长、改变。这让杰森开始流泪。随着这点被进一步地明确和解释，杰森明白并且接受了——他心中那个喜欢生气的、挑剔的父亲的形象，也在改变。当治疗结束，杰森的哀伤过程进行得不错，而他的上帝表征也开始转变为那个为他骄傲的父亲的形象。

三、聚焦体验疗法

由尤金·简德林（Eugene Gendlin，1969，1981）发展起来的聚焦体验疗法是一项有用的心理灵性干预法，可用于处理灵性领域内的相关问题。欣特科普夫（Hinterkopf，1994，1998，2005）曾在心理治疗过程中的灵性成长过程和心理咨询中使用过简德林的体验理论（1969）和他的聚焦体验疗法（Gendlin，1969，1981）（下文中简称"聚焦"）。

欣特科普夫（2005）在帮助来访者整合灵性经验时，提出了一系列指标，通过这些来判断是否适合使用聚焦疗法。例如，聚焦疗法可以帮助那些由于童年时宗教行为方面的消极体验而难以接近灵性领域的来访者；可以帮助处理这些困难，整合来访者过去宗教体验中的积极方面。该方法还能深化、发展已经存在的灵性体验。不仅如此，聚焦法还能培养新的灵性体验。

聚焦的过程，旨在关注个体体验中不清晰的部分，赋予它新的、清晰的意义。在这个过程中，心理灵性会得到成长。尽管聚焦是一个自然的、流动的过程，却常常可以通过六个步骤进行教授（Gendlin，1981）。该过程可以在治疗过程中由治疗师引导，作为一个灵性工具，在治疗间隙中使用。

步骤一：在这个阶段，来访者详细列出目前感觉到的问题、困难，记录下对每个问题的内在体验。随着每一个问题的明确，来访者想象着把这些问题一个一个地摆出来，以便认识得更清楚，并且更好地调整心理状态，以解决这些问题。然后，选择一个问题作为关注点，通常选择感受最为强烈的问题。在治疗框架内，典型的做法是，来访者以讨论选择的关注点开始，因此，治疗师可以略过步骤一，适时地从步骤二开始。

步骤二：现在，治疗师告诉来访者，去关注对关注点的"感受"。感受是多面的，包括情绪基调、情绪性质、身体感受和感受到的意义，还可以包括图像、行动、声音和气味。最初，感受是不清楚的、模糊的，比如离开家时意识到忘记了什么，却无法确定是什么的不适感。

步骤三：来访者用词语或图像描述感受的情绪性质，如，"空洞""紧张"或"正在扩张的"。

步骤四：这时，来访者要决定，那些描述感受的词语是不是当前的最佳选择。可以改变词语或加上其他词语来更准确地描述感受。有时，共鸣会和感受一起出现。

步骤五：治疗师可以建议来访者询问感受一个开放式的问题。通常，提出开放式问题会给来访者带来新的意义。例如，"你有这样的感受以后，会怎么样？"来访者对感受问这个问题，并继续关注它，等待答案的出现。欣特科普夫（1998）指出，一分钟左右，答案就会出现。这个新的意义被称作"感受转移"，是发生在来访者身上的生理变化，能够带来宽慰或释放生命能量，就像想起了被忘记的事物时的那种轻松体验一样。感受转移说明，心理灵性上的成长出现了。

步骤六：最后，来访者需要将诱发感受转移的答案进行整合。为了帮助来访者接受答案，治疗师需要确认来访者的感受转移。这可以通过建议来访者花些时间去注意感受转移和与之相随出现的答案来完成——通过身体语言，如，那一刻自己坐得更直一些，或看起来更感兴趣，或自己的语调变得兴奋。

如前所述，聚焦过程可以在治疗过程中使用，也可在治疗过程外使用。当在治疗过程外使用时，在发生感受转移之前，需要重复步骤二到步骤五。在治疗过程中使用时，可选取六个步骤中的几个。不论是在治疗中还是治疗外，都要教会来访者在关注情绪时，要保持这样的一些态度，这是重要的一点。接受的态度意味着，允许情绪和象征符号进入意识，而非控制着、逼迫着让它们发生。其他的态度包括友好、宽容、耐心和自我接受。聚焦会带来生理上的轻松，增加生命能量。它与批评的自我态度相反，后者会增加紧张和迟钝感。不仅如此，来访者还学会了要和自己的问题保持一定距离，也就是说，要靠得足够近，以便能有所感受，但又要离得足够远，从而能懂得，生活比问题更重要。保持这样一个适当的距离可以促进"观察性自我"的成长。

案例

欣特科普夫（1998，pp.56—57）通过一名职业运动员的案例说明了聚焦的使用过程。这名职业运动员因感受到越来越多的焦虑而前来咨询。他说，生活中的他一直健康、成功。在职业运动生涯中，他能高度控制自己的情绪，他一直为这点自豪。然而，在来咨询前的 6 周，他被诊断出高血压，紧接着，他注意到自己的焦虑和担忧迅速增高。除了有点儿担心高血压之外，他找不到焦虑的确切来源。在被询问到近期有什么紧张性刺激时，他提到两件事：家中起过一场火以及他青春期的儿子被捕，这两件事都发生在去年。但他坚称，这些事情并没有让他慌乱过。他不断告诉自己，没什么可担心的，尽管这样，焦虑和担忧还是存在。在咨询过程中，他同意进行聚焦治疗。

在步骤一中，治疗师教导来访者让他思想平静，放松自己，专注在呼吸上。然后，问了来访者一个问题："是什么阻止你，让你不能感觉良好？"在他列出每一个问题后，又问道："现在你的身体对这些问题感受如何？"当注意到身体对家里起火这件事的感受时，他意识到，对那些损失，他仍然有些害怕和悲伤。他想象把这个问题和害怕、悲伤一起，放在一边。当想到儿子时，他意识到自己对逮捕这件事感到悲伤和生气。他想象着，把这个问题和悲伤、生气，和儿子放在一起。接着，他说出了医生给他的通知，医生告诉他，他有轻微的高血压。他说，他觉得那就像是一个巨大的、多刺的、装满着焦虑的球。当他想象着把这个问题和焦虑一起,从自己身上拿出来,他松了一口气。之后,他选择了最后一个问题进行聚焦。

步骤二中,治疗师问来访者,他的身体对医生给他的通知有什么感受?步骤三中,来访者说,他还是觉得这件事情像一个球,而且会变得越来越大。步骤四中,治疗师要求来访者与这个问题相处,并且看看有没有合适的词语描述它。他回答说,自己有了合适的词,并说,自己感觉到了黑暗。步骤五中,治疗师问来访者:"是什么让医生的通知变成了一个巨大、多刺、装满焦虑的大球?"他把这个问题交给他的感受,等待了几分钟。随着大舒一口气,来访者说到,"是压垮骆驼的那最后一根稻草"。他进而意识到,他压抑了自己对火灾和儿子被捕事件的感受。来访者注意到,血压压根儿就没有火灾和儿子被捕重要。他说自己感到安慰,更加轻松。步骤六中,治疗师建议来访者和安慰、轻松的感受相处,同时去关注这种感受,正是它们带来了那句——"压垮骆驼的最后一根稻草"。

在经历了感受转移和聚焦环节后,来访者表示他能更加认真地对待自己的情感。他能够超越之前的参照框架,感受更多的自己,特别是那个充满情绪的自己。后来,他说自己能更好地接受生活中他人的情绪。这个案例说明了,聚焦是如何常常让来访者体验自己的灵性,并最终带来心理灵性成长的。

聚焦提供了一种在心理治疗、咨询中处理灵性、宗教范围内问题的客观的方法,因为,它是过程主导型的。这就是说,当使用聚焦法时,治疗师关注的是来访者的感觉,他们如何赋予这些感觉新的意义,而非完全聚焦于来访者所说的内容。对每个人来说,词语有着独特的意思或内涵,所以治疗师要关注来访者的体验过程,而不是他们所使用的词语。在聚焦过程完成后,治疗师帮助来访者检查内容,明确词语。在聚焦过程中,不论说什么、做什么,都要经过来访者情感的检验,以监测与超越过去参考框架相关的,生命能量的变化。(Hinterkopf,1994)

四、关系动力取向疗法

我们常会理所当然地认为，寻求灵性取向的心理治疗的来访者是没有依附关系的，他们想要通过个人治疗，获得灵性上的改变或成长。然而事实却是，许多灵性求索者是已婚的，或是处于长期的承诺性关系中，并与对象一起投入共同的灵性旅程。不论是个人治疗，或共同治疗，这些人在来治疗时，已经有了自己灵性信仰体系和价值体系，这影响着他们与关系有关的观点、态度、行为。他们的灵性取向和宗教信仰影响着生活的不同方面，从婚姻理想到权力、性欲和亲密关系、性别角色，可能还有孩子的抚养、管教。鉴于此，宗教和灵性若不能成为治疗的重要养分，就会成为强大的障碍。因此，心理治疗师有义务理解前来咨询的夫妻双方的灵性信仰和灵修。

斯佩里和哥布林(1966)论述过一种处理关系性问题的兼容的方法。与本章中讨论过的前三个方法不同，它很容易容纳灵性实践。本部分将简要回顾影响治疗的灵性信仰、评估策略和斯佩里和哥布林(1966)论述过的干预策略——他们认为，这些策略能够在处理关系问题中发挥作用。为了说明这些策略，下面将简要列出两个例子。

正面对问题的夫妻能从灵性信仰和实践中，获得很大的益处。治疗师能帮助夫妻，把他们的信仰和实践当成成长的工具。例如，治疗师可以鼓励他们发展能增强家庭团结的宗教实践，如与宗教节日有关的家庭宗教仪式或习惯。不仅如此，治疗师还能鼓励夫妻把对成长有负面影响和妨碍的宗教实践，换成更为积极的宗教行为或实践。比如，治疗师可以建议父母，在和孩子谈到参加宗教服务时，不要威胁和责备，用设定限制和宽恕取而代之。

但是，哪些宗教信念和实践是对家庭有帮助并促进治疗的？哪些不能？一项有关家庭生活方面专家观点的调查(Brigman, 1984)，明确了那些对家庭有帮助的宗教信念和实践，信念方面包括爱、信任、希望、宽恕、慈悲、和解、以上帝为父、人有神性等。同样的，这些专家认为爱、关心、分享、给予、承担责任和拥有共同的宗教仪式这些生活方式或行为,能让家庭变得更团结。此外,专家们还认为,宗教团体和组织提供的社会支持和人际网络,能大大强化家庭的力量。布里奇曼(1992)认为,这些关系不仅可以通过归属感和接受感来减少孤独感和隔离感,还能减轻负罪感,给人以希望。

不少研究已经表明,满意的婚姻与灵性健康或宗教上的成熟之间(或两者都是),呈现的是正相关关系。哥布林(1993)提出,在治疗过程中,很可能是在夫妻灵性资源的调停下,冲突中的夫妻才能在情感、认知、行为上朝着满意的婚姻方向变化。他还提出这样一种观点,认为伴随冲突型婚姻而来的动力,恰恰是与夫妻间的灵性相悖的。

另一方面,一些宗教态度对家庭有害(Pruyser,1977)。布里奇曼(1984)研究中的家庭生活专家,明确了那些对家庭有害的宗教信念和实践,包括:无视人的需求的刻板教条、对罪恶之类的观念的过于强调、带来罪恶感的评判,和低自尊。其他一些有害的观念和实践有强化传统的、父权制下的性别角色;以任何理由选择不稳定的婚姻;强调个人而非家庭,尤其是通过那些疏离家庭成员的活动(Brigman,1984)。

治疗过程中,有一件重要的事情,那就是治疗师要和来访的夫妻一起评估他们的灵性信念和实践对团结、成长是否有利。同样重要的是,治疗师一定要弄清楚前来治疗的夫妻或家庭对治疗有什么期待,有怎样的认识。一般来说,来访者的宗教信仰越保守、正统,对治疗师攻击其信仰或鼓励他们违背宗教信仰或所属宗教团体的要求的事就越会敏感、担忧(Brigman,1992;Koltko,1990)。而信仰上不那么保守,对宗教信条没什么顾虑的人,就不太可能出现上述认识和观点。

在夫妻或关系治疗过程中,尊重并整合灵性领域,并不一定需要太多具体的策略和技巧。恰恰相反的是,若治疗师对每一个存在的问题,都援引《圣经》来解释——不合时宜的、或过多使用的祈祷,和只是过于简单地去解释生活中神秘的、矛盾的一面,害处可能会更大。与之相对的,治疗师需要有一系列灵活的方法,包括:(1) 治疗性地运用自我;(2) 要明了如何清楚、含蓄地使用灵性领域内的资源;(3) 对特定的干预手段,如和来访者一起或为来访者祈祷、读一些神圣的读物如《圣经》、灵性读书疗法，并对其他灵性实践和资源使用的合适程度与时机进行充分考量。

当来访者意识到、且能把他们的关系和超然的存在相联系，治疗师就能把灵性领域更直接、清楚地运用于治疗中。例如："你觉得在你做决定时，上帝发挥了什么作用？"或是"你觉得上帝对你们每个人，对你们的关系有什么希望？"然而，当来访者缺乏这样的意识或连接时，治疗师最好是更间接地使用灵性领域内的资源，不要直接地提到上帝，但始终聆听、理解来访者的价值观、信仰和意义体系。

最为重要的，是治疗师自己的灵性旅程和他/她意识到了，且能够清楚表达出这段旅程。前来治疗的夫妻需要知道，他们找到了一名"灵性伙伴"。灵性伙伴熟悉他们提到的宗教资源、经文、宗教仪式、传统、宗教阅读材料。即使不够熟悉这些资料，治疗师也将会变得熟悉起来。更重要的是，治疗师掌握一些第一手的情况——关于来访者努力找寻意义，努力避免经历丧失（在其心理和灵性领域内），努力获得希望和重生。前来治疗的夫妻还需要知道，他们的价值观和信仰会得到尊重，他们不会觉得羞愧，不会被嘲笑，治疗师也不会对他们传教。

夫妻的价值观和决定怎样体现灵性的呢？一个人埋藏的最深的愿望，就是自我超越（Conn，1998）。否定和上瘾（May，1988）、事业上的功利主义和自大（Watchell，1983）的力量强大，会阻碍人们认识到这个渴望的存在。来访者越能允许对信任关系中的决定进行评估，就越有可能克服决策中的盲点。

变化和成长中的动力是什么？是认知上的、情感上的或行动上的，能带来长久改变的变化吗？从灵性领域的角度看，成长或改变需要时间，且通常需要等待和顺其自然。亨德里克斯（Hendrix，1988）提出，伴侣中的一方最需要的，是另一方最无力给予和最需要成长的部分。

改变和成长还需要在灵性领域和关系中划清界限。遵从文化上、宗教上对夫妻、家庭生活的期待，而不理会自己的、伴侣的、家庭成员的更深的渴望和躁动，是件痛苦而容易的事。比如，从灵性信仰的角度看，一个人会认为愤怒了就应该压抑怒火，认为自我牺牲总是高于自我意识和需要。

如里祖托认为,上帝表征是父母的、成长的、想象的、家庭的、宗教的影响的混合物。来访者眼里上帝的样子,不论是有距离的、要求高的、挑剔的,和(或是)温暖的、有培育之心的,都会影响治疗的过程和结果。例如,如果一个来访者认为,上帝是喜欢惩罚、要求多,并且不宽容的,那么在一开始就把治疗集中在宽恕上就会是一个错误。让这样的来访者在听到伴侣和家长对自己的批评、评价和不接受,并想象上帝也说了同样的内容后,去宽恕自己、接受自己的行为,会给治疗带来难以跨越的障碍。

治疗师还需要决定,该怎样直接或间接地使用灵性领域内的资源?治疗经验建议,治疗师应缓慢、间接地接近灵性领域,且只在与前来治疗的夫妻间建立了稳定的治疗关系后,才这样做。这时,稍微涉及灵性领域的评论才能被接受,也容易发挥作用。比如,"我想知道,当你如此难以接受自己时,上帝会怎样接纳你?"或是"我想知道,对这个决定,上帝会怎么看?"这样做的目的,是播撒种子,暗示从另一个角度看待和体验关系,打开灵性领域的口岸。

案例

这里有两个案例,用来说明对存在关系问题的来访者所采取的不同的干预方法。杰克,38岁,已婚,表达流畅,洞察力不足,有两个孩子,治疗期间又添一丁。杰克是一名天主教徒,毕业于一所教区高中和教会大学,每周参加一次男性祈祷团和经文学习小组,每天都会去教堂。他不满现在的职业,设想自己有使命成为一名传福音者、牧师或者是一名传教士。他打算"放弃所有的一切",跟随"召唤"。为了偿还债务,他还申请了破产。他说自己对婚姻表示满意,但就表现上来说,他极少承担家庭、父亲的责任。在灵性评估上,杰克的灵性生活的动力是完美主义,并且是以自我为中心的。在灵性生活中,追问"上帝在我生活中有什么作用?"和以上帝为主导是两个大大不同的概念。

杰克能清楚地表达他的信仰体系,但看起来,这个体系在很大程度上以防卫性的方式发挥着作用:(1)召唤他,让他脱离为人父、为人丈夫、赚钱养家的责任;(2)强化在其他情况下弱小的自我,让自己觉得自己是特殊的、有特权的；(3) 几乎不提供利他性质的服务。按照普拉瑟的范畴，杰克有如下表现：(1) 能否意识到神：杰克在情感上对教会及其宗教仪式高度认同。他积极参加宗教活动，每日必达。他说，他能强烈地感觉到上帝，而这个上帝很大程度上超越世俗的；(2) 是否相信天意：杰克几乎不相信自己，他把全部信任交给上帝和上帝的代表——教会；(3) 是否有信仰：他努力找到自己应该有的责任。治疗过程中发现，妻子的怀孕和孩子的出生对他几乎没有任何影响，这让人吃惊；(4) 是否施恩、有感激之心：杰克几乎不对他的生活和关系表示感恩，并且因为人生不够成功而有深深的负罪感；(5) 是否有忏悔：杰克的道德世界是合法的，受规则主宰的，他不会接受那些显然会让他在价值观上作出妥协的工作；(6) 是否感到交融：他几乎不觉得自己是和他人相互连结的；(7) 使命：这是治疗涉及的主要领域，他生命的召唤是什么？什么可以带来意义？我们可以强烈地感受到，与其说是随心而动，杰克不如说是根据外在的"应该"而动。总的说来，他的信仰体系相当僵化，对教会部门有很强的情感认同，却不怎么关注自己的灵性生活。

贝蒂(Betty)，47 岁，离异女性，为了想要处理好有关前夫的问题前来治疗。她的六个孩子都长大了，其中一位在贝蒂与丈夫分开仅几个月后，被诊断出患有癌症。当时她想要的不是离婚，而是分居，但很快她就收到了离婚协议书。两年后，儿子病逝，前夫和她的父母把这归咎于贝蒂，都认为是她提出和丈夫分开加速了儿子病情的恶化。她的悲痛和愤怒是显而易见的，她热忱地寻求灵性生活，但却充满怀疑和疑问。在她成长的环境中，几乎不允许生气或软弱，要求非常独立，并有着教条性的宗教实践。果然，在治疗初期，她眼中的上帝是喜欢惩罚的、要求多的、不宽容的。

❦ 第三节 灵性干预 ❦

灵性干预在心理治疗中的使用越来越多 (Aten, McMinn &

Worthington，2011）。本部分将论述 8 种灵性干预的方法，它们能够让灵性、心理更好地成长——该成长与沃尔什（Walsh）列出的七类主要的灵性实践相关。这 8 种干预手段是：祈祷、冥想、正念、宽恕、禁食、书面灵性资源、道德教诲和服务。

一、祈祷

在与灵性有关的所有活动中，祈祷大概是最独特的，最能显示出灵性特点的。作为一种灵性现象，它对大部分灵性寻求者的灵性旅程有着重要作用。大部分的来访者都至少偶尔会祈祷，很多来访者经常用它来面对困难。祈祷作出灵性旅程上的一个路标，标示出来访者生活中重要的挣扎和事件。治疗师可以把来访者的祈祷视作他们灵性、心理发挥作用的方法。祈祷还能成为促成认知、行为改变的工具。麦卡洛和拉森（McCullough & Larson，1999）指出，在治疗环境中，许多来访者都愿意评估和讨论他们的祈祷。

祈祷的类型

有关祈祷的分类，目前有不同的提法。米都和卡霍（Meadow & Kahoe，1984）划分出六种类型：请求、冥想、感恩、崇拜、忏悔、调解。帕洛玛（Paloma）和彭德尔顿（Pendleton，1989）提出了四种类型。调解型祈祷还被称为疗伤型祈祷，曾是"18 世纪心理医生们最主要的治疗工具，但后来，祈祷被化学药物、机器和冒险的外科手术挤压出治疗领域"（Lipp，1986，p.314）。现在，祈祷被再次引入临床治疗中。

心理治疗实践中所采用的调解型祈祷有四种变体。第一种，也是最有争议的，涉及治疗师直接和来访者一起祈祷。第二种，治疗师在治疗情境外，为了来访者的疗愈而祈祷。第三种，治疗师为诊断性的、治疗性的事而祈祷，祈求指导。最后一种，治疗师在自己保持安静的条件下，允许来访者在治疗过程中祈祷。在心理治疗和咨询过程中，最常见的灵性实践就是祈祷，仅次于灵性评估（Sperry，Hoffman & Cox，2007）。

许多灵性健康方面的专家都使用调解型祈祷，但却是充满争议的。

比如，只有 28％的社工说他们和来访者一起，通过语言来祈祷，57％的社工说祈祷是私底下完成的。一次针对调解型祈祷进行的广泛的、系统的回顾（包括元分析）显示，治疗过程中使用这种祈祷类型的群体很小，但却影响显著（Hodge，2007）。在临床上，使用调解型祈祷是件有争议的事。因为有些人坚决认为，祈祷不是一种心理治疗性质的干预，而是一种灵性实践。另外，还有一点使人们更加质疑在治疗过程中是否该使用这种方法，那就是调解型祈祷被定义为"试验性"的而非"有经验支持"的干预——美国心理协会的第 12 分部（Division 12 of the American Psychological Association）制定了经验支持型干预方法的标准，据此得出了上述结论。在这个结论的引导下，对此进行研究的研究者们得出的结论是"要不就支持使用调解型祈祷，要不就反对调解型祈祷"（Hodge，2007，p.185）。

治疗情境下的祈祷

祈祷对治疗关系和治疗过程有巨大的积极或消极影响。治疗师要认真、谨慎地考虑祈祷能否带来积极影响，在什么时候会带来这种影响，这点很重要。祈祷要想成为治疗过程的一部分，至少可以通过四种方式：（1）治疗师可以在治疗之外，为了来访者的复原、健康祈祷；（2）当治疗过程中出现关于诊断、治疗的相关问题时，治疗师可以默默地祈祷，祈求指引；（3）治疗师可以允许或鼓励来访者在治疗时默默地、或大声地祈祷；（4）治疗师可以在治疗时，和来访者一起祈祷。

有宗教背景、灵性需求或两者都有的来访者，会希望治疗师在治疗时和他们一起祈祷。一些治疗师认为，对这样的要求做出回应或甚至主动提出和来访者一起祈祷，是合适的、有用的。在心理治疗或咨询的环境下，和来访者一起祈祷（尤其是和有严重情绪问题的来访者），是有争议的（Koenig & Pritchett，1998）。在治疗过程中，结合灵性领域中的这项资源可能会给治疗关系带来无法预计的后果。面对心理治疗过程中的祈祷，一些治疗师可能唯恐避之不及，认为那显然侵犯了治疗师和来访者之间的界限。不幸的是，在这件事情上，目前还没有研究结果、专业标准或专家对方针的一致意见来指导临床实践。由于有关界限的问题,祈祷仍是一件微妙的事,它所带来的亲密会给病人和医生带来威胁。一些专家对在治疗时,治疗师和来访者一起祈祷这件事,持相当的保留态度(Richards & Bergin,2005)。

在特定环境下,治疗师可以选择和某位来访者一起祈祷。但是,这样做有什么风险呢?又有什么益处呢?至少有四种益处:(1)祈祷可以带来舒适和希望,它们可以持续到治疗之后;(2)祈祷可以表达出治疗师对来访者的关心和责任;(3)祈祷能帮助来访者和隔离感、孤独感作斗争;(4)祈祷能增强来访者和治疗师之间的信任。至少有四种可能的危险:(1)在一些情况下,祈祷是危险的。例如,和自我边界脆弱、亲密关系上有过问题(且会被祈祷激发)的来访者一起祈祷;(2)可能会对治疗联盟有负面影响;(3)破坏来访者的心理稳定;(4)扰乱治疗师的中立立场,干扰其客观性,例如,在一些以心理分析为主导的心理治疗中(Koeing & Pritchett,1998)。简言之,把祈祷当成与所有来访者的例行之事,可能是不明智的,也是禁止的。如果来访者坚持要祈祷,而治疗师对此感到不适宜,合理的做法是把这项工作交给宗教方面的专业人士。

和来访者一起祈祷时的注意事项

凯尼格和普里切特(1998)列出了五条总体事项,用来决定祈祷作为治疗干预方法的适用性:(1)来访者明确表达了,宗教是其处理问题的重要方式;(2)来访者和治疗师有共同的宗教背景;(3)来访者提出要进行祈祷,或是当治疗师问他/她是否允许进行祈祷时,没有表现出丝毫的犹豫;(4)来访者的自我足够强大和稳定,不认为打搅自我边界是个问题;最重要的是,(5)情况表明,祈祷能够帮助实现治疗目标。

那具体在什么样的指标下,可以和来访者一起祈祷呢?这包括外界造成的强烈的紧张性刺激,如所爱的人死亡或重伤;个人深深的失落,如与配偶的分居或失业;患上威胁生命的疾病,如诊断患有癌症,或需要做一场大的手术。

祈祷还能给那些长期和行为问题作斗争,且看起来无法胜利的来访者提供帮助,如长期服用麻醉性药物或有长期赌瘾的人。还可以帮助对抗绝望，使得来访者不会麻木不仁，放弃在未来通过努力解决问题。

和来访者一起祈祷时的准则

凯尼格和普里切特（1988）制定了一份准则，认为它不会侵犯、冒犯来访者，并将可能出现的有害的后果最小化。该准则如下：

1. 评估祈祷是否符合来访者的世界观。如果符合，治疗师可以说："一些来访者觉得祈祷是适宜的，有些则不这样看。如果我和你一起，为了这个情况而祈祷，对你会有帮助吗？或是你觉得不会有特别的帮助？"来访者必须要被明白、清楚地告知，他们可以拒绝祈祷的提议，而不用觉得不舒服或会让治疗师失望。即使，来访者之前就和治疗师一起祈祷过，当在新的条件下又需要祈祷时，治疗师仍要再次谨慎地开始。

2. 如果来访者同意并且真诚地表现出感兴趣，可以按照以下方式开始祈祷。祈祷要简短，不超过 1 分钟，尤其当治疗师念祷词时。最好是由来访者说祷词，这样，治疗师可以仔细聆听，并在祈祷的最后回应道"阿门"。通过仔细倾听，治疗师可以了解来访者的动机和最关心的事，这些信息在其他情况下是发现不了的。

3. 如果来访者要求治疗师说祷词，祈祷得是概括性的、支持性的、肯定的和充满希望的。

4. 最后，在紧接而来的治疗中，治疗师应该探求来访者对祈祷的反应，这里我们鼓励消极的体验，也鼓励积极的体验。

二、冥想

有多种对冥想的描述。它被描述成放松身心的方式；训练和强化意识的方法；关注和聚焦自我的渠道；可以降低高血压和其他心血管疾病、缓解压力、强化自尊及减轻焦虑和压抑的症状（Carrington, 1998）。但冥想，首先也是最重要的，是一种灵性实践。

从心理学上说，冥想总体上有两类，灵性文献和研究文献中都作出过论述。它们是集中性冥想（concentrative meditation）和外部意识冥想(external awareness meditation)。集中性冥想旨在通过把注意力专注在一个具体的对象上,如呼吸、烛火、曼陀罗、圣歌以限制意识(例如,把注意力集中在一个重复的词语或声音上)。在美国,超脱禅定法(transcendental meditation,TM)大概是最普遍使用的一种集中性冥想。可惜的是,一些信基督教者对超脱禅定法和其他来自东方的冥想实践的形式持否定态度。

形成对比的是外部意识冥想。它旨在发展或"打开"一个人对外部环境的意识。该类冥想在神圣的世界、画面或感觉持续出现的基础上,把人的意识集中在这些事物上,它又被称为洞察冥想或正念冥想。归心祈祷是正念冥想中较常见的一种,为大多数基督教徒所接受。

作为心理治疗的一种辅助方法,有大量的、发展着的有关冥想的研究文献。马拉特和克里斯特拉(Marlatt & Kristeller,1999)及科特莱特(Cortright,1997)非常好地回顾了这些文献,讨论了在让来访者进行冥想或直接在治疗过程里结合冥想时,所具有的多种益处和限制。马拉特和克里斯特拉(1999)提出了在临床实践中结合冥想时的指导方针,包括可以进行的指征和禁忌征候。我们为感兴趣的读者提供了这些参考资料。

由于关注祈祷在不同来访者中的广泛接受度,我们将在这部分的结束处重点谈谈。需要其他冥想形式(包括集中性冥想)的资料和参考文献的治疗师,可以参阅劳伦斯·乐山(Lawrence Leshan,1974,1999)的经典著作《如何冥想》(How to Meditation),或派翠珊·卡林顿(Patricia Carrington,1998)的《冥想之书》(The Book of Meditation)。

归心祈祷作为一种被动的冥想方式,是在来访者意识到想法时,悄然引入一个神圣的词语或形象。该方法旨在关注或聚焦于来访者同意上帝存在的观念上。由于它并非一种集中性冥想,它不是培养头脑能力的一种注意力练习,而是培养意志的注意力练习。简言之,归心祈祷是一项灵性实践,能够铸成一种习惯,更好地回应由灵性的启示。

归心祈祷被描述为静观祈祷的初始形式。静观祈祷,是一个内在转型的过程,一种由上帝促发的关系,并带来神性的统一。来访者在这个过程中，理解现实的变化。所发生的意识重建赋予人以力量去认识、理解、回应，对神性存在越来越敏感的认识，在任何事物中、通过一切事物、超越一切事物的限制来行动。

归心祈祷不是一个结束，而是个开始。灵性上的安慰并不标志着它的结束，它的完成意味着让来访者去更多地体验和表达慈善、快乐、平和、自知、同情、内在自由和谦虚。为了达到这个目标，一定要定期进行归心祈祷，最好一次最少 20 分钟，一天两次。为了最大化这个过程，推荐在一天中进行其他的灵性实践。可以包括重复祈祷句，无条件地接受他人，和在生气这种情绪刚一出现时，就立刻放松。

归心祈祷旨在促进其他冥想形式的发展，尤其是静观祈祷。它试图用现代方式表现这种古老方法的教义，加入某些新的规则和规律。它并不是要取代其他形式的祈祷，只是从一种新的、更加全面的角度认识其他的祈祷形式。祈祷期间，祈祷者对上帝的在场表示赞同，其行动也不超越上帝的范围。

怎样进行关注祈祷呢？基廷（Keating, 1992, 1998）勾勒出了下列方法，并推荐归心祈祷要每天进行，一次最好持续 20 到 30 分钟，一天最好两次。

1. 选择一个神圣的词语作为符号，用它标志着一个人的注意力向上帝的在场开启，或是臣服，并在上帝的范围内行动。可以是一个上帝的名字，或一个让你感到舒适的词语，例如，在场、平静、静止、统一。

2. 舒服地坐下，闭上双眼，放松。静静地引入那个神圣的词语，把它作为一个人同意上帝在场并在上帝范围内行动的标志。

3. 当意识到任何想法、情绪、回忆、反思和（或）形象时，悄然回到那个神圣的词语上。在开始归心祈祷后，这是唯一需要做的事。

4. 祈祷过程中，避免分析经历或心怀期待。同样需要避免试图达到某个具体目标，例如：不要有任何念头、让大脑一片空白、感觉平静或安慰、不断重复那个神圣的词语，或是达成灵性体验。

5. 结束时，保持平静、闭上双眼，保持一小会儿。这能给心智提供一个空间，好重新调整到对外界的感受上，并且从内部平静的环境转移到接下来的活动中。

三、正念

我们已经在之前的冥想部分提到过正念,它是一种基础的冥想实践,如顿悟或正念冥想。正念冥想似乎对健康有一些好处,包括强化大脑功能,增强免疫力(Davidson et al.,2003)。这部分中,正念不是被作为一种正式的冥想,而是被作为一种灵性干预方法来介绍。这种情况下,它专注于承认日常生活环境中一切方面的神圣性,因而使用面更广。这种正念旨在全神贯注于当下,彻底地去意识、关注此时此刻、每时每刻的所有经历。正念中的人可以直接、立刻地经历事物,看到当下和真实的自己。它能让人承担起自己的全部人格、内心、思想,让人关注每一瞬间。

全神贯注的基础,是一种接受的态度。正念不会把人的经历评判为好或坏、健康或疾病、值得或不值得,它接受一切想法、情绪、人、物和事件,接受他们当下的模样。全心接受给人带来困难的想法或情感状态,能超越消极,掐灭攻击。与压抑情绪或沉溺情绪不同,全神贯注的态度让人接受它们,进而审视它们(Marlatt & Kristeller)。

临床上使用正念的一个价值,就是它能采用杰伊赫曼(Deikman)(1982)所说的"观察性自我",仔细监察出现在当下的想法和情感。观察性自我是一座桥,连接起冥想和以认知为主导的心理治疗方法,比如,自我监察和认知重构。尽管这些方法有临床价值,但有相应的代价,那就是它们把个体的观念模式概念化为"他们本身(Themselves)"。与把个体身份概念化为对自己想法、情感、行动的反思不同,正念把个人想法视作"仅仅是念头",而非一个必须要服从或遵循的指令。

正念的临床价值在于,它有这样的一个过程——暂时退后,客观审视强迫性行为和模式,从而让个体脱离这些模式去认识自我。于是,"我们开始明白,那些想法和感觉,不是我们自己,它们是偶然发生的,既不是我们的有机的一部分,我们也没有必须要遵从的义务"(Snelling,1991,p.55)。

来访者在生活中该怎样进行正念呢？有四个步骤。首先，帮助来访者选择一个既有的日常活动，如吃、走、看、听，并给出一个已有的时间表。其次，让来访者按照时间表，在规定的时间，做规定的事，不做任何其他的事。再次，观察和反思自己在做这件事情时的想法、感受。最后，把这些想法和感觉带入下一项活动。例如，来访者想要在公园进行20 分钟的散步时，全身心地投入。他需要慢慢地看看四周，找到一些美丽的事物，如孩子们在玩耍，树在风中摇摆，或是松鼠在吃一颗橡子。不管是什么，他都要给它全部的注意力和感觉。如果是棵树，他要注意到它不同的颜色，它摇动的树枝、每一片叶子的律动。同时，还应该注意到想法和情感，如美好事物带来的快乐和欣赏。尔后，再把这些快乐的想法、感觉延伸到其他的活动上。想要了解更多作为一种灵性实践的正念的使用方法和原则，可参见乔恩·卡巴金（Jon Kabat-Zinn，1990,1994）的两部著作。

四、宽恕

在使用的普遍性上，宽恕是仅次于祈祷的一种灵性实践。其概念可以被界定为"一种有动机的转变，使人倾向于抑制破坏性反应，并以积极的态度面对对他们实施破坏性行为的人"（McCullough, Worthington, & Rachal,1997,p.321）。宽恕是必须要去实践的能力和技艺。它不仅是情感上的变化，还是认知、行为上的变化。和许多其他的灵性实践一样，灵性治疗中所有的惯例果然都肯定宽恕的价值，还对怎样进行实践操作提供了相似的认识（Worthington, Mazzeo, & Canter,2005）。

宽恕是怎样产生的？不同的灵性传统之间有这样一个共识，认为要想实现宽恕，需要五个步骤。第一，个体必须要承认自己的责任；第二，必须要表达诚挚的悔意；第三，只要条件允许，必须做好适宜的补偿工作；第四，必须承诺停止冒犯性行为；第五，必须要求宽恕。缺乏私人性、真诚性或适宜性的道歉，或不停止冒犯行为的道歉，被认为是不充分且不被接受的（Sanderson & Linehan,1999）。

有趣的是,在过去的五年里,研究人员和医生们对宽恕表现出前所未有的兴趣。除了有数不清的文章和研究结果外,还成立了一座国家级的研究所,用来推进对宽恕的研究。宽恕研究活动(A Campaign for Forgiveness Research)接受慈善组织的赞助,其中就有约翰·坦伯顿基金会(John Templeton Foundation)和费泽慈善机构(the Fetzer Institute),它们提供了大量的资金。

经过努力研究,一些准则和指导方针已经出炉。恩莱特(Enright et al.,1996)和麦卡洛与沃辛顿(1995)制定出了有关宽恕的准则。我们在这里回顾其中的一小部分。

宽恕的准则

沃辛顿(1998)描绘出了宽恕的金字塔模型,比麦卡洛和沃辛顿(1995)基于共情的模式更全面。其步骤被称为"REACH"。R 是指尽可能客观地"回忆伤害"(recalling the hurt)。E 是"共情"(empathy),指的是试图体会冒犯者的感受,并感受他们的压力。A 是"宽恕是一份利他的天分"(altruistic gifts of forgiveness),指的是通过体验负罪、感恩和天分,诱使谦卑的状态出现在宽恕者身上。尽管在共情的调解下,宽恕才能产生,但没有真正的宽恕,仅有共情是不够的。C 意味着"承诺去宽恕"(commit to forgive)。宽恕会在之后遭受质疑,且常常是悄然发生。为了降低日后否定的可能性,除了面对冒犯者之外,个体应该公开承诺宽恕。因此,通常可以以告诉他人的形式完成,如告诉朋友或治疗师,还可以写一份关于宽恕的信,不一定要寄出,但可以留下供日后参阅。H 代表"保持宽恕"(holding on to forgiveness),指的是努力保持住宽恕的行为(Worthington et al.,2005)。沃辛顿提出了保持宽恕的六条策略,它们与预防复发的策略类似。

放下愤怒、给予宽恕的指导方针

1. 比较宽恕一个人利弊和不宽恕这个人的利弊,包括愤怒对身心健康的影响。

2. 利用认知重构理解冒犯者的行为。

3. 如果冒犯者真诚致歉,确认他/她的痛苦。

4. 通过调解性行为，实施与愤怒情感相反的行动（Sanderson & Linehan，1999，p.213）。

要求宽恕时的指导方针

1. 真诚地、确定地道歉。

2. 如果有可能，修复伤害。

3. 坚持承诺，改变给他人带去伤害的行为。

4. 安慰他人。（Sanderson & Linehan，1999，p.210）

最后，该怎样看待和解呢？尽管与宽恕相关，和解是"一种对被破坏信任的恢复，要通过双方值得信任的行为获得"（Worthington，1998，p.129），是发生在关系范围内，而宽恕是发生在个人范围内。没有宽恕，能够发生也的确可以发生和解，如当冒犯者去世、搬迁、或和解会带来危险时候（例如，当冒犯者是一名性侵者时）。不仅如此，没有和解，也可以产生宽恕。如，当个体被迫去宽恕，或伤害非常小或非常巨大时。不过，宽恕还是可以促进和解的达成。（Worthington，1998）。

五、书面灵性资源

东西方主要的灵性传统都认为，宗教文稿是智慧的源泉。几乎没有人贬低它在个人生活中的重要性和价值。

在不同的传统中，出于不同的个人需求，阅读宗教文稿的目的各有不同。有人为了知识方面的原因（如为了更好地理解其灵性传统中神学、哲学的教义）研究其灵性传统中的宗教文稿；有人则是为某些担忧寻找安慰，或为某些关注的事寻找洞见。不过，灵性上追求者阅读、思考宗教文稿的主要原因，是让自己进入神圣的存在。

在和灵性相协调的心理治疗、咨询中，可出于多种目的使用宗教文稿。这包括：（1）挑战和修改不合理信念；（2）从宗教的角度重构、理解人生和问题；（3）明晰、丰富对宗教教义的认识；（4）寻找启迪、安慰和指引（Richards & Bergin，2005）。

对通过某些方式使用宗教文稿的灵性干预方法，治疗师在实施前一定要仔细评估来访者的信仰和对宗教文稿的态度，只有当该灵性干预与来访者的宗教信仰兼容时,才能使用。许多灵性追求者相信,宗教文稿是帮助他们和上帝沟通、了解上帝对他们期待的方式。对有这样认识的来访者,治疗师可以鼓励他们阅读宗教读物,并进行思考,以求得对有关难题和担忧的神性洞见。不过,要注意的是,这种干预可能会被滥用,比如,有牧师或其他灵性领袖建议来访者,祈祷或阅读宗教文稿能够神奇地解决他们的问题。如果来访者的确是为了寻求面对和克服问题的启示而阅读宗教文稿,那么治疗师就"需要做好和来访者一起处理'失败'的准备"(Richards & Bergin,1997,p.211)。

当治疗师认为来访者对宗教文稿中某个具体内容的理解是错误的时候,对在治疗过程中讨论这个问题来说,恰当的做法是,介绍来访者给一名合适的宗教领袖,与后者讨论教义,澄清理解。当来访者和治疗师拥有共同的信仰体系时,治疗师可以邀请来访者一起探究具体的文稿内容,这样可以帮助他们厘清误解。这时,治疗师要注意不要承担宗教权威的角色。

经实践验证,圣言诵读(Lectio divina)是借助基督教文稿,尤其是《圣经》文本祈祷的有效方法。一千多年来,它被许多修道士和灵性追求者以多种方式实践着。圣言诵读被称为是"让上帝通过他智慧的、启发性的语言和我们对话的艺术"(Pennington,1998,p.xi),并在此基础上作出回应(因为这是一种双向交流)。进行圣言诵读的方法相对直接,由简单的三个步骤构成。第一步,借助宗教文本,叩响圣灵(Holy Spirit)的门扉。第二步,聆听(听或读)主(the Lord)透过文本的教诲,约10分钟。然后,思考教诲,作出回应。第三步,从文本中选出一个词或一段话,在一天中剩余的时间里,对它进行思考。

另一个与此相关的灵性干预方法,是宗教性的阅读治疗(Pargament,2007)。它通过使用文献、影视资料加快灵性上的成长。使用这种干预方法首先要评估文献、电影、视频对来访者和治疗过程有什么影响。当阅读给来访者带来很强的防卫性时,治疗师让来访者阅读就不太能在扩大视角、纠正误解、挑战错误观念和增进归属感和理解上,得到很多的收获。治疗师需要阅读他们布置给来访者的材料,跟进安排的"作业",处理来访者对材料的了解和(或)理解。

✨ 第四节 灵性实践 ✨

灵性实践是指能够增强灵性发展的宗教仪式和其他有意为之的活动（Pante，2009），也能间接促进心理发展。对灵性领域敏感的心理治疗师经常会使用灵性实践。就像灵性干预作为一种"课后作业"或治疗之间的活动一样，灵性实践常被使用于两次治疗之间。尽管一些灵性干预可能和灵性实践类似或完全一样（如祈祷和宽恕），但两者间是存在区别的。最主要的区别是具体的灵性实践可能已然是来访者宗教或灵性传统的一部分，甚至是他/她日常生活中的例行科目。

心理治疗师使用灵性实践的情况越来越普遍，这反映在有越来越多的文章、书中的篇章和著作开始关注灵性实践。例如，美国心理协会（APA）最近出版了一本关于心理治疗中的灵性实践的专业书籍，包括冥想、慈善工作、道德价值和怀有同情心地与他人接触。在所有的宗教流派中，有七种常见的灵性实践（Walsh，1999）。沃尔什在书中的序言里说，这七种灵性实践对发展和实践同情心都很重要。应该指出的是，他区别了灵性实践和灵性技巧与练习。他用"实践"（practice）这个词来指发展心、意关键能力的训练，用"技巧"（technique）和"练习"（excercise）表示实现灵性实践的具体方法。

例如，冥想、关注祈祷是技巧，能在实现平静头脑的实践中，发挥强大的效果。一些技巧能在实现两种或更多的灵性实践中发挥作用；例如，冥想对培养指挥和灵性智商都有作用。不仅如此，这些不同的灵性实践彼此互动，这说明在它们之间构成着发展序列。比如，前三种灵性实践就能加速实现灵性实践中第四种——"建立平静的头脑"。在这里，我们论述了七种灵性实践，还论述了禁食和为他人服务这两种实践。

一、净化动机

这种灵性实践的目的，是减少欲望，并调整渴望。对大部分人来说,这意味着放弃对信仰、情绪、财富、占有欲(对物的或对经历)、恶习的依恋。正是它们妨碍人们追求真正的幸福。如此,人们能通过减少欲望更好地转变动机,更好地找到灵魂中最基本的渴望或更好的动机——沃尔什称之为所有灵性实践的中心目标。他提出,在较高动机的顶端是对自我超越的追求,其含义是:"渴望超越经常是错误的、被限制的身份,从而唤醒完整的那个自己,并且肯定真正的人性和我们与神的三重关系"(Walsh,1999,p.53)。

沃尔什(1999)推荐了两项补充性练习,它们能够有效地减少欲望和依恋。欲望(*craving*)这个词通常与不正常的热望或要吞下、吸入某个具体物质的渴望相联系(后者如食物、零食、药品、液体、烟或嗅胶之类的溶剂),涉及生理上、心理上强烈的渴望。依恋(*attachment*)意指对某个物体、活动、某种关系或所属物的不正常的热望或渴望。一般来说,依恋只涉及心理上的渴望。这两项补充性练习的目的有两个方面:(1)减少和消灭不可抗拒和不可控制的渴望及其相关的欲望或依恋(这些欲望和依恋的事物不能带来真正的幸福,反而会控制个体,使人进行很难控制的、会形成习惯的活动,甚至还有染上有害的瘾);(2)开启调整渴望的大幕,让人们关注那些能带来真正幸福的事物。沃尔什指出,几乎所有的宗教传统都推荐这两项练习。

减少欲望

怎样做到这项灵性实践呢? 有三个简单且直接的步骤。第一,来访者选择一个具体的依恋对象和一个具体日期。在选定的这天里,来访者让自己尽可能地沉浸在这种依恋及其欲望中,尽可能地享受。例如,如果这名来访者渴望吃糖,让他买几袋或几箱自己喜欢的糖,让他尽可能地多吃。第二,来访者沉浸在这项欲望中时,要求全神贯注地体验经历。和其他灵修一样,觉察的程度越高,获益的可能性越大。像这样全神贯注地投入某种依恋或欲望,可以清楚地亮出它的极限。让来访者比较,是第十块糖好吃? 还是第一块好吃? 根据饱和定律,第十快糖带来的美味和快乐应是大大减少的。第三,在下一次治疗中,分析这次经历。

减少依恋

这项实践是"沉浸依恋"很好的补充。指导方法是直接的。第一，来访者选取具体的欲望或依恋，制定时间期限（例如，24小时），其间承诺不进行相关行为。这里的重点是，要现实地制定期限。比如，决定在压力小的工作日"打败"烟瘾，比决定永远不再抽烟，更有可能带来积极的结果。第二，在"打败"依恋的期间，来访者仔细关注所有的感觉、想法。最好写下这些经历。第三，鼓励来访者一结束实践就马上对之进行思考，并在下一次治疗中思考。许多人会对失去依恋感到焦虑和害怕，但他们会发现，自己都能很好地面对（Walsh，1999）。

二、培养情绪智慧

情绪往往主宰灵性求索者的生活，因此，转变情绪是一项重要的灵性实践。主要的宗教、灵性传统指出了三种方法：（1）掌控和减少有害的、痛苦的情感，如害怕、愤怒；（2）强化积极态度，如感激、慷慨；（3）培育积极情感，如爱、同情。此处的目标并不是沉浸，也不是压抑，而是让情绪变得适宜、平衡和平和，也就是，那种去经历人生中不可避免的起起落落，而不会成为情感负担受害者的能力。学习如何释放、转变和恰当地使用情感，是情感智慧的基础。

三、有道德地生活

沃尔什主张，"道德地活着是所有宗教实践中最有力量的实践之一，却也是被误解最深的一个"（Walsh，1999，p.117）。不过，在正确地理解、实践了之后，它将成为灵性成长中关键的方法，没有它，灵性很难成长。不道德的行为"带来深深的恐惧、罪恶感、妄想和防卫……搅动头脑，遮蔽智慧，让平静和明白难以实现"（Walsh，1999，p.121）。对自己和他人，不道德的生活都是毁灭性的，其后果来得迅速，持续时间又长，这样一来，我们就成为我们行为中的那个自己。要活得道德，就要言行得当，还要处理过去不道德行为带来和滞留的情绪残留，这就意味着，要进行补偿、处理负罪感。

四、静心

当欲望和强迫性需求的压迫小了一些,痛苦情感的干扰就会少一些,道德错误就会少一些,就能更好地集中灵性、注意力,从而感到平静和内心的安宁。"这种平静是通向神性的大门,当思想集中和平静时,它能不费吹灰之力地找到它的源泉"(Walsh,1999,p.168)。掌控这种注意力和内在的平静,是一个缓慢的过程。一些方法,如冥想、沉思、瑜伽和持续的祈祷,能起到帮助作用。静心还涉及转变忙碌的生活,并且尽可能地把日常活动转变为神圣的意识和觉悟的瞬间。此外,不消说的是,它还需要时常地、习惯性地进行多种冥想、聚焦活动。

五、承认一切中皆有神性

唤醒神性之眼,是辨别出、看到所有人、事、境况中的神性的另一种说法。如同在其他宗教系统中,这项练习主张正式的灵性指导或灵性指南一样,在基督教传统中,它的强调的是灵性指导。"我们对事物的理解,是渴望筛选后,情绪加工后,散漫的注意力碎片化处理后的产物。我们对外界的认识,反映出我们的内在。结果就是:我们无法清楚、准确地认识自己和世界"(Walsh,1999,p.165)。盲目的生活让身体、情绪、灵性付出巨大代价,不健康、欲望、动机和情绪也很可能在盲目的过程中出现。对策,就是正念。"全神贯注地去爱会让我们更好地关注每一项活动,更多地投入每一瞬间,更细致地体会经历中那些常常被忽略的细节"(Walsh,1999,p.177)。正念不仅让我们更加关注关系,关注内在、外在的世界,还让我们从自动状态中解放出来——就好像灵性被锁定在自动驾驶的状态上一样。通过有规律地进行正念,这些"最初的瞬间逐渐成为反复出现的认识,巅峰体验拓展为高原体验,意识上被改变的状态成为被改变的特性"(Walsh,1999,p.206)。

六、培育智慧和灵性智力

沃尔什认为,智慧就是一种"对生命中重要问题(尤其是存在性、灵性问题)的深刻理解和实用的技巧"(Walsh,1999,p.216)。智慧的核心包括在生活中找寻意义和目的；处理好关系和孤独感；在承认神秘的存在的条件下生活；面对疾病、痛苦和死亡；了解并真正接受自我。智慧的人，就是对这些问题洞见深刻，并有方法处理它们的人。智慧，是一种释放性的灵性能力，能够消解对自我的幻见，就如同它能减少痛苦、加快心、脑的苏醒。最后，通过"把自我从自我主义中松绑，智慧还能增进对他人的关心和同情"(Walsh,1999,p.206)。

七、服务他人

在许多的宗教中，利他主义，或说是帮助他人，都被视作一项人类的重要渴望。近来，心理学研究似乎也确证，人在本性上是利他的。"一些宗教传统相当尊重慷慨和服务，视它们为灵性生活的精粹，认为其他灵性实践是因它们而汇聚……启迪的终极目标，不是只为自己，而是为了更好地服务和启发他人"(Walsh,1999,p.256)。因此，随着灵性求索者更加进步，他们可能会致力于他人和一切生命，成为幸福的圣人。沃尔什指出，最开始的六项灵性实践为慷慨打下了基础。不过，他还是给出了一些具体的方法和技巧，以直接培育慷慨。这个灵性实践的优势，是能够把所有日常活动转化为灵性实践。

> 在它的帮助下，我们无需改变正在做的事，无需改变我们做这些事的方法和原因。……通过它，工作、家庭将不再分散灵性生活中的注意力，而成为灵性生活中的重要部分，并且，每一项工作或家庭活动都能被转化为神圣的活动。(Walsh,1999,p.266)

八、禁食

禁食意味着不吃食物，或极少吃。禁食的原因各有不同：减肥、出于医学原因排毒、或为了灵性实践。当作为灵性实践时，禁食的目的为了净化动机。所有重要的灵性传统都肯定了这一优点。

与其他任何灵性实践相比，禁食不仅可以让那些显而易见的欲望浮出水面，还能揭露控制生活的更为细微的欲望。食物和其他物质让人隐藏起内在世界中的一些方面，而禁食可以很快地将其揭示。佛斯特(Foster, 1988)指出：

> 如果我们被骄傲所控制，我们几乎可以立刻察觉到。如果我们有愤怒、痛苦、极度、斗争、害怕，我们也会在禁食时发现它们。最初，我们会认为，是饥饿导致了愤怒，然后会意识到，我们愤怒，是因为它住在我们心里。(p.55)

禁食还有其他益处。它能让生活变得更平衡。除了揭示欲望之外，禁食还让我们看到，不重要的事情是如何在生活中抢占了先机。这个重要的自我认知在其他情况下，是很难实现的。禁食还能让人更多地意识到他人的痛苦。沃尔什在评价禁食在社会领域中的作用时，说："我试用每一分饥饿的感受提醒自己，世界上还有许多挨饿的人。如此，饥饿的痛苦就不仅是减少了欲望，还让我们更加关注、同情挨饿的人。"

那么，治疗师又该给来访者怎样的指导，以帮助他们进行禁食呢？首先，就如所有灵性实践一样，禁食的过程要稳定、缓和。这意味着，一开始时是部分禁食，且不超过 24 小时。推荐的做法是，从当天的午餐到第二天的午餐，保持禁食。这样一来，跳过的用餐次数是 2 次，如，晚餐和早餐。其间只能喝水和果汁。像这样的初期禁食，推荐每周一次，持续几周。来访者要在每一次禁食时，监察身体和灵性上的情况。记录日志将是很有收获的事。来访者要特别关注内心的态度。当在禁食期间正常进行一天的活动时，要建议来访者在心中默默祈祷，并注意自己的想法和灵性上的刺激，培育一种"接纳的态度，温和地接纳神性的存在"(Forster, 1988, p.57)。在最初禁食时，要间或吃些新鲜水果和蔬菜。

2 到 3 周后，来访者就可以在禁食中只喝水了。在完成了几次禁食，且取得了一定程度的灵性成果后，来访者就能开始 36 小时的禁食了，也就是说，跳过三餐。超过 36 小时的禁食则恐怕需要医疗监护。

九、服务

服务是另一种形式的灵性实践。不论是称它为"利他主义的服务"（Richards & Bergin，2005）、"真正的服务"（Forster，1988），还是"被唤醒的服务"（Walsh，1999），服务都意味着为他人做一些事。佛斯特区分了"自以为是的服务"和"真正的服务"，这是值得关注的。人们进行自以为是的服务时，为的是得到客观的收获和实现目的，通常会要求他人的肯定作为回报，选择服务的对象，还会被情绪和一时的想法影响。而真正的服务（不分行为大小）是默默的（也就是不需要被肯定），它会增强诸如谦虚、感激之类的美德（佛斯特，1988）。

服务的方式有许多，例如给饥饿中的人送去食物，给穷人送去衣服和钱，给气馁、痛苦的人提供情感支持，看望病人，或在宗教或灵性社团中进行义务劳动。采取何种形式？以何种频率进行？这在不同的宗教传统中有所不同。尽管如此，服务仍是黄金法则（the Golden Rule）——"己欲达而达人"，或白银法规——儒家思想（Confucianism）中的"己所不欲，勿施于人"的延伸，并且在所有的宗教传统中都处于重要地位（Walsh，1999）。服务可以是正式的、计划好的，也可以是非正式的、自然的。后者可以涉及在某个情景时慢下来，给自己足够长的时间去倾听，而非像以往那样，由于需要、责任或时间限制，而匆匆赶往下一站（Forster & Yanni，1992）。一项对全美志愿者做过的调查显示，经常帮助他人的人比非志愿者更健康，而且许多人认为，他们的健康状况在开展义务服务后提高了。不仅如此，大部分人反映，服务让他们更快乐、平静和放松（Luks，1993）.

并非所有来访者都能从服务中获益。一些来访者因为为宗教社团服务得太多而不堪重负，甚至筋疲力尽。对这些人，我们需要帮助他们减少服务，从而让他们能更关心自己的需要和成长（Richards & Bergin，2005）。

怎样把服务作为一项灵性实践,布置给来访者呢? 建议来访者选定一个小时、一个早晨或一天,进行服务这项灵性实践,并给出五个步骤: 第一,在开始时说明服务的时间和事项。第二,不论你身在何处,和谁一起,在做什么,都要想办法实现服务。第三,试着在践行活动时,保持服务精神。第四,全部注意力放在服务的意识上,这样你会在释放掉对服务对象的依恋或偏见的过程中,在每一次活动中学习,并有所收获。最后,思考该经历对你的灵性旅程有什么影响(Forster & Yanni, 1992;Walsh,1999)。

🖐 第五节　玛利亚案例 🖐

在之前已经说过,心理治疗的初级目标是减少玛利亚的抑郁症状,同时将重点放在减少引起她抑郁、加大关系冲突的紧张性刺激上——那是她在工作上和人际关系(尤其与丈夫)上的期待和要求。最初的十次治疗解决了这个问题(其中还和丈夫一起,进行了三次联合治疗)。

而长期的目标,则是改变她的强迫症模式,从最初的障碍层次,到足够层次,再到更优水平。这个目标的重点将放在如下内容上:处理她驱动自己心理和灵性方面的动力和完美主义。之所以这样,是因为这些与她的父母和她的上帝形象有关。具体地说,这意味着尝试转变她基本的完美主义的模式,这可以让她更为坦然地面对情绪反应,更少依赖自己的功能性思维,由此变得更自然、享受。还要审视、处理她的核心价值观或意象(努力、优秀、避免犯错,这样才能感觉到被接受、有价值),以及她的控制欲和过度的责任感。改变她强迫式模式中的情感、认知和关系方面时,最主要的治疗策略,就是重构理解和认知。具体的目标,是增强她情感投入的能力。这相当于强迫性发展线中,"平均"的功能水平。面对玛利亚的案例,传统心理治疗的终极目标会更强调更强的适应功能,而这里的治疗还关注她个人和灵性上的成长及健康。

为了让玛利亚从适当状态发展到最优水平，总策略中既有重建策略，也有发展策略。重构策略中，一开始的治疗重点是帮助来访者找出哪些情况是应该，或有必要以目标为导向和要特别认真对待的。对玛利亚而言，那就是一年的九个月中，周一到周五，上午八点到下午三点的教学工作，或许还有每周 10 小时的家务及教堂义务活动。同时还意味着，玛利亚可以试着在那些感到相当安全的、重要的、有意义的关系中（如和丈夫、老板、牧师的关系），表现得更加自然、不那么古板。

我们可以从玛利亚身上典型的强迫性人格中，看到三个层次的功能状态。在障碍层次上，个体的特点是妨碍任务完成和关系的完美主义和对情绪的回避。其想法和态度极端僵化，倾向于悲观主义和回避情绪。在功能发挥的足够层次上，个体没有那么完美主义，面对任务和关系表现死板，但有一定的情感投入和反应。在最优水平上，个体不是被逼着而认真，他们更加自然，通过慷慨、充满希望和善良表现出个人整合上的平衡。

在实现这一心理转变的过程中，使用了许多具体策略，包括非常仔细、聚焦性地关注完美主义。例如，玛利亚的自我观或自我图式是："如果出了问题，就是我的责任"，同时她世界观的基础是："生活永远是难以预料且又有太多要求的。所以，我必须始终努力工作，掌控、正确、不犯错。"障碍层次的特点是她绝对确信，她必须要对所有的一切负责，生活永远是无法预测的、要求过多的，她必须随时拿出最好的表现。然而，在足够层次上，玛利亚的图式就没有这么绝对，也就是说，在少数的环境或情况下，她可以放下她的防备，变得不那么认真、僵化、避免情绪。其他的时间里，她可以继续保持戒备。在最佳层次上，上述信条仍在起作用，但却只限于某些具体的情况，也就是说，玛利亚可以在许多情况下更自然、享受。

另一个有用的策略是帮助她控制一些细微、持久的完美主义模式，例如那些引起她一系列完美主义想法（包括自以为是）、行为及相关反应的事件或念头。玛利亚更细微的完美主义的模式，包括把钱看得很紧，和过于关注时间。在钱方面，她的丈夫充满爱意地称她是"我的小吝啬鬼"——她购物要讨价还价,用优惠券,买打折货。对吝啬的转型,就是变得慷慨。在时间和时间节点上,她说会把手表和家里、车里的时钟调快 20 分钟,这样她"永远会提早赴会"——这是有意思的一点,因为她在某几次治疗时,迟到过 5 到 10 分钟。她的时间表被塞得满满的,不给交通阻滞留时间(在完美的世界里,是不可能发生交通问题的)。更不用说的是,她对时间极度认真,厌恶他人浪费自己的时间。对时间太过认真的转型,就是变得更加自然和享受。

相似的是,玛利亚很难变得有趣、善于表达爱意,和无忧无虑。曾经,她最常用的座右铭是:"要做,就做到完美"。这种对任务过度认真的态度的转型,就是在她的生活里,在认真、自然、正直之间实现某种程度上的平衡。不仅如此,与其说活在当下,她更倾向于活在未来。相应的,这种模式的转型就是活在此刻。

不出人意料的是,由于玛利亚爱反复思考的认知模式,聚焦体验练习一开始开展得非常困难。她在不断地处理新、老问题,以至于她被这种杂念和背景噪声搞得筋疲力尽,不可能关注当下。由于归心冥想和聚焦要求停止或脱离这种反复思考的模式,玛利亚学会了用短祈祷——在呼吸之间说"上主"(Yahweh)来脱离杂念。

很典型的是,玛利亚对自己要求很多,对他人也是这样。她总是在用社会标准和自己的标准衡量他人的行为。当然,几乎没有人达到她的标准,她也会评价他人不负责任。他人的行为引起她道德上的愤怒。而别人对她的印象也不出意料的是:爱评价人,有时爱说教。不仅如此,她对完美的努力常常是事无巨细的,很不幸的是,美国的成就和成功文化也强化了她的努力。玛利亚开始承认,这些"努力"一直在阻止她个人的、灵性的成长,要改变它们是充满挑战的。对玛利亚来说,这种整体态度的转型就是变得充满希望和善良。

这样一个治疗指导方针的重点,是关注上述非常细致的完美主义,并以成为一个认真却自然的人,一个能够通过慷慨、希望、慈善平衡自我整合的人为目标。从这个程度上说,对玛利亚的治疗方针是有效的。换句话说,她可以在人生个别领域内刻意追求优秀,但却不是逼着自己对一切事物追求完美。

对玛利亚来说，改变她动力的关键，是改变她完美主义模式的诱因。通过进一步的观察，我们发现自以为是的想法（如，"那是不对的"或"那项工作做得懒散"）会不可避免地触发她完美主义的模式。紧接着，我们共同找到了将这些诱因中立化的方法，并以非自以为是的想法取而代之："这一刻已经是最好的状态了"。这类中立性的想法像是一个咒语，只要进入"高危"情况，玛利亚就会重复它。在少量尝试后，玛利亚还发现，只要在进入"高危"情况后默念这句话，就能脱离完美主义模式。

治疗过程中还使用了少量灵性干预方法。包括祈祷，尤其是归心祈祷和冥想；灵性日志；参加健康的宗教社团。后者提供给她社会支持和矫正性的情绪体验（能够有益于矫正一些严厉的、完美主义的宗教信仰和态度）。讨论生活中的情况和刺激性因素对灵性的意义，也是治疗过程中的一部分。不仅如此，对功能障碍的宗教信仰的认知重构似乎也影响着她眼中上帝形象的改变。

在治疗了18个月后，玛利亚对自己不那么严苛了，也不再那样逼迫自己，她更有耐性，对待自己更为平静。作为对治疗中关注点的补充，她有规律地实践着在工作之余学会的聚焦策略。结果就是，玛利亚的情绪更加稳定、更加积极。

🖐 本章小结 🖐

本章论述了一些心理干预方法、灵性干预方法，和灵性实践。后者若能在灵性主导的心理过程中使用得当，会在临床上得到积极结果，包括个人的、灵性的成长。这样的干预方法该不该使用、什么时候使用、怎样使用，取决于个案概念化的充分性。一个足够好的个案概念，能指明是否要使用这些干预方法，使用哪一个以及如何在治疗过程中使用。选择和使用干预的过程，或许是有些让人望而却步的；不过，它却是一门能够习得和在教导下能掌握的本领。玛利亚案例的继续说明了这一选择和实施心理、灵性干预及灵性实践的过程。最后需要指出的是，由于篇幅所限，还有一些灵性取向的方法没有被介绍，包括人本主义方法（Elkins，2005），人际关系心理治疗法（Miller，2005），超个人整合疗法（Lukoff & Lu，2005），有神论整合心理疗法（Richards，2005），以及整合的灵性取向心理疗法（Sperry，2005）。

参 考 文 献

Aten, J., McMinn, M., & Worthington, E. (Eds.). (2011). *Spiritually oriented inter- ventions for counseling and psychotherapy.* Washington, DC: American Psychological Association.

Beck, A., Sokol, L., Clark, D., et al. (1979). *Cognitive therapy of depression.* New York: Guilford Press.

Brigman, K. (1984). Churches helping families: A study of the effects of religion on families and how churches can help strengthen families. *Family Perspectives, 18,* 77–84.

Brigman, K. (1992). Religion and family strengths: Implications for mental health professionals. *Topics in Family Psychology and Counseling, 1,* 39–52.

Carrington, P. (1998). *The book of meditation.* Boston: Element Books.

Conn, W. (1998). *The desiring self.* New York: Paulist Press.

Corbett. L., & Stein, M. (2005). Contemporary Jungian approaches to spiritually oriented psychotherapy. In L. Sperry & E. Shafranske (Eds.), *Spiritually ori- ented psychotherapy* (pp. 51–73). Washington, DC: American Psychological Association.

Cortright, B. (1997). *Psychotherapy and spirit: Theory and practice in transpersonal psycho- therapy.* Albany, NY: State University of New York Press.

Davidson, R., Kabat-Zinn, J., Schumacher, J., Rosenkranz, M., Muller, D., Santorelli, S., et al. (2003). Alterations in brain and immune function produced by mind- fulness meditation. *Psychosomatic Medicine, 65,* 564–570.

Deikman, A. (1982). *The observing self.* Boston: Beacon Press.

Elkins, D. (2005). A humanistic approach to spiritually oriented psychotherapy. In L. Sperry & E. Shafranske (Eds.), *Spiritually oriented psychotherapy* (pp. 131– 152). Washington, DC: American Psychological Association.

Ellis (1993). The advantages and disadvantages of self-help therapy materials. *Professional Psychology: Research and Practice, 24,* 335-339.

Ellison, C. (1983). Spiritual well-being: Conceptualization and measurement. *Journal of Psychology & Theology, 11,* 330–340.

Enright, R. & the Human Development Group. (1996). Counseling within the forgiveness triad: On forgiving, receiving forgiveness and self-forgiveness.

Counseling and Values, 40, 107-146.

Foster, R. (1988). Celebration of discipline: *The path to spiritual growth* (Rev. ed.). San Francisco: HarperSanFrancisco.

Foster, R., & Yanni, K. (1992). *Celebrating the disciplines: A journal workbook.* San Francisco: HarperSanFrancisco.

Gendlin, E. (1969). Focusing. *Psychotherapy: Theory, Research and Practice, 6,* 4–15.

Gendlin, E. (1981). *Focusing.* New York: Bantam.

Giblin, P. (1993). Marital conflict and marital spirituality. In R. Wicks & R. Parsons (Eds.), *Clinical handbook of pastoral counseling,* Vol. 2. New York: Paulist Press.

Hendrix, H. (1988). *Getting the love you want: A guide for couples.* New York: Harper & Row.

Hinterkopf, E. (1994). Integrating spiritual experiences in counseling. *Counseling and Values, 38*(3), 165–175.

Hinterkopf, E. (1998). *Integrating spirituality in counseling: A manual for using the experiential focusing method.* Alexandra, VA: American Counseling Association.

Hinterkopf, E. (2005). The experiential focusing approach. In L. Sperry & E. Shafranske (Eds.), *Spiritually oriented psychotherapy* (pp. 207–234). Washington, DC: American Psychological Association.

Hodge, R. (2007). A systematic review of the empirical literature on intercessory prayer. *Research on Social Work Practice 17,* 174–187.

Kabat-Zinn, J. (1990). *Wherever you go, there you are: Mindfulness meditation in everyday life.* New York: Hyperion.

Kabat-Zinn, J. (1994). *Full catastrophe living: Using the wisdom of your body and mind to face stress, pain and illness.* New York: Delta.

Keating, T. (1992). *Open mind, open heart.* New York, NY: Continuum.

Keating, T. (1998). *Invitation to love: The way of Christian contemplation.* New York, NY: Continuum.

Koenig, H. & Pritchett, J. (1998). Religion and psychotherapy. In H. Koenig (Ed). *Handbook of religion and mental health* (pp. 323-336). San Diego: Academic Press.

Koltko, M. E. (1990). How religious beliefs affect psychotherapy: The example of Mormonism. *Psychotherapy, 27,* 132–141.

LeShan, L. (1974). *How to meditate: A guide to self-discovery.* Boston: Little, Brown. Reprinted by Back Bay in 1999.

Lipp, M. (1986). *Respectful treatment; A practical handbook of patient care.* New York, NY: Elsevier.

Lukoff, D., & Lu, F. (2005). Transpersonal-integrative approach to spiritually oriented psychotherapy. In L. Sperry & E. Shafranske (Eds.), *Spiritually oriented psychotherapy* (pp. 177–206). Washington, DC: American Psychological Association.

Luks, A. (1993). *The healing power of doing good.* New York: Ballentine.

Marlatt, A., & Kristeller, J. (1999). Mindfulness and meditation. In W. Miller (Ed.), *Integrating spirituality into treatment: Resources for practitioners* (pp. 67–84). Washington, DC: American Psychological Association.

May, G. (1988). *Addiction and grace.* San Francisco: Harper & Row.

McCullough, M. & Worthington, E. (1995). Promoting forgiveness: A comparison of two psychoeducational group interventions with a waiting-list control. *Counseling and Values, 40,* 55-68.

McCullough, M. E., Worthington, E. L., & Rachal, K. C. (1997). Interpersonal forgiving in close relationships. *Journal of Personality and Social Psychology, 73,* 321-336.

McCullough, M., & Larson, D. (1999). Prayer. In W. Miller (Ed.), *Integrating spiri-*

tuality into treatment: Resources for practitioners (pp. 85–110). Washington, DC: American Psychological Association.

McLemore, C. (1982). *The scandal of psychotherapy*. Wheaton, IL: Tyndale House.

Meadow, M. & Kahoe, R. (1984). *Psychology of Religion*. New York., NY: Harper & Row.

Mijares, S., & Khalsa, S. (Eds.). (2005). *The psychospiritual clinician's handbook: Alternative methods for understanding and treating mental disorders*. Binghamton, NY: Haworth Press.

Miller, L. (2005). Interpersonal psychotherapy from a spiritual perspective. In L. Sperry & E. Shafranske (Eds.), *Spiritually oriented psychotherapy* (pp. 153–176). Washington, DC: American Psychological Association.

Paloma, M., & Pendleton, B. (1989). Exploring types of prayer and quality of life: A research note. *Review of Religious Research 31*, 46-53.

Pargament, K. (2007). *Spiritually integrated psychotherapy: Understanding and addressing the sacred*. New York: Guilford Press.

Pennington, B. (1998). *Lectio divina: Renewing the ancient practice of praying the scriptures*. New York: Crossroad.

Plante, T. (2009). *Spiritual practices in psychotherapy: Thirteen tools for enhancing psychological health*. Washington, DC: American Psychological Association.

Propst, L., Ostrom, R., Watkins, P., Dean, T., & Mashburn, D. (1992). Comparative efficacy of religious and non-religious cognitive-behavioral therapy for the treatment of clinical depression in religious individuals. *Journal of Consulting and Clinical Psychology, 60*, 94–103.

Propst, L. (1988). *Psychotherapy in a religious framework: Spirituality in the emotional healing process*. New York: Human Sciences Press.

Propst, L. (1992). Spirituality and the avoidant personality. *Theology Today, 49*, 165–172.

Propst, L. (1993). Defusing the powers with Jesus as a model of empowerment: Treating the avoidant personality. *Journal of Pastoral Care, 47*, 230–238.

Propst, L. (1996). Cognitive-behavioral therapy and the religious person. In E. Shafranske (Ed.), *Religion and the clinical practice of psychology* (pp. 391–408). Washington, DC: American Psychological Association.

Pruyser, P. (1977). The seamy side of current religious beliefs. *Bulletin of the Messenger Clinic, 41*, 329–340.

Ranges, C. (1980). Finding religious roots in the family tree. *The Family, 8*, 71–74.

Richards, P. S. (2005). Theistic integrative psychotherapy. In L. Sperry & E. Shafranske (Eds.), *Spiritually oriented psychotherapy* (pp. 259–286). Washington, DC: American Psychological Association.

Richards, P. S., & Bergin, A. (1997). *A spiritual strategy for counseling and psychotherapy*. Washington, DC: American Psychological Association.

Richards, P. S., & Bergin, A. E. (2005). *A spiritual strategy for counseling and psychotherapy* (2nd ed.). Washington, DC: American Psychological Association.

Rizzuto, A. (1979). *The birth of the living God: A psychoanalytic study*. Chicago: University of Chicago Press.

Rizzuto, A. (1989). Ana-Marie Rizzuto of God representation. *Psychologists Interested in Religious Issues Newsletter, 14*(2), 1–4.

Rizzuto, A. (1991). Religious development: A psychoanalytic point of view. *New Directions for Child Development, 52*, 47–60.

Rizzuto, A. (1996). Psychoanalytic treatment and the religious person. In E. Shafranske (Ed.), *Religion and the clinical practice of psychology* (pp. 409–432). Washington, DC: American Psychological Association.

Rizzuto, A. (2005). Psychoanalytic considerations about spiritually oriented psychotherapy. In L. Sperry & E. Shafranske (Eds.), *Spiritually oriented psycho-therapy* (pp. 31–50). Washington, DC: American Psychological Association.

Sanderson, C., & Linehan, M. (1999). Acceptance and forgiveness. In W. Miller (Ed.), *Integrating spirituality into treatment: Resources for practitioners* (pp. 199–216). Washington, DC: American Psychological Association.

Shafranske, E. (2005). A psychoanalytic approach to spiritually oriented psycho-therapy. In L. Sperry & E. Shafranske (Eds.), *Spiritually oriented psychotherapy* (pp. 105–130). Washington, DC: American Psychological Association.

Snelling, J. (1991). *The Buddhist handbook*. Rochester, VT: Inner Traditions.

Sperry, L. (2005). Integrative spiritually oriented psychotherapy. In L. Sperry & E. Shafranske (Eds.), *Spiritually oriented psychotherapy* (pp. 307–330). Washington, DC: American Psychological Association.

Sperry, L., & Giblin, P. (1996). Marital and family therapy with religious persons. In E. Shafranske (Ed.), *Religion and the clinical practice of psychology* (pp. 511–532). Washington, DC: American Psychological Association.

Sperry, L., Hoffman, L., Cox, R., & Cox, B. (2007). Spirituality in achieving physi-cal and psychological health and well-being. In L. L'Abate (Ed.), *Handbook of low-cost interventions to promote physical and mental health* (pp. 435–452). New York: Springer-Verlag.

Tan, S.-Y., & Johnson, W. B. (2005). Spiritually oriented cognitive-behavioral ther-apy. In L. Sperry & E. Shafranske (Eds.), *Spiritually oriented psychotherapy* (pp. 77–104). Washington, DC: American Psychological Association.

Walsh, R. (1999). *Essential spirituality: The seven central practices to awaken heart and mind*. New York: Wiley.

Watchell, P. (1983). *The poverty of affluence*. New York: Free Press.

Wimberly, E. (1990). *Prayer in pastoral counseling*. Louisville, KY: Westminster/John Knox Press.

Worthington, E. (1998). An empathy-humidity-commitment model of forgiveness applied within family dyads. *Journal of Family Therapy, 20*, 59-76.

Worthington, E., Mazzeo, S., & Canter, D. (2005). A forgiveness-promoting approach: Helping clients REACH forgiveness through using a longer model that teaches reconciliation. In L. Sperry & E. Shafranske (Eds.), *Spiritually ori-ented psychotherapy* (pp. 235–258). Washington, DC: American Psychological Association.

第九章

结 案 和 评 价

传统心理治疗训练中,结案常被忽略。事实上,对结案的研究和与其相关的专业文献非常有限,关于灵性取向的心理治疗中的结案的专业文献就更少了。本章论述的,就是结案的过程,以及当治疗聚焦于灵性问题时,所出现的结案问题。本章还论述了评估治疗结果的重要性,包括对治疗结果进行整体的评价,及在治疗过程中对每一次治疗进行评估。本章一开始讨论了治疗评价,然后思考了传统的和灵性取向的心理治疗中的结案过程。最后,通过继续分析玛利亚的案例,说明了在灵性取向的心理治疗中,进行评价和结案时的一些关键点。

🖐 第一节 治疗评估 🖐

在这个问责的时代,期望达到的效果是,治疗师不仅能有效地进行治疗,还能展示出治疗的有效性。于是,对如何展示证据的两种观点应运而生。第一种观点强调"循证",它基于这样一个前提:特定的治疗方法必须从经验上证明,能够有效地处理特定的心理问题。第二种观点强调"基于临床的证据",其前提是,有效性与其说是关于特定的治疗干预的功能,不如说是医生和患者之间合作的结果(Sperry, Brill, Howard & Grissom, 1996)。第二种观点意味着要评估具体的治疗过程和成果,并要求治疗师监控治疗过程和结果,它也是本章的重点。就在不久前,研究和临床实践的重点还是放在最后对治疗结果进行评价,或是从整体上评估治疗。直到最近，重点转向了进行性评价，也就是说，通过监控每一次的治疗来评价治疗过程。值得争论的是，上述两种评估形式都有必要，都具备临床价值。

在评估来访者对治疗的反应上，治疗师并不能很好地预测出咨访关系或治疗结果的有效性。形成对比的是，研究表明，来访者对治疗联盟的评价更为准确，同时能更好地预测出来访者参与治疗的情况。研究还表明，与其他所有衡量标准和预测指标相比，来访者在治疗早期对变化的主观体验，最能有效地预测出治疗的成功（Orlinsky, Rønnestad & Willutzki, 2003）。那么，治疗师怎样才能知道并评估来访者对治疗的反应呢？答案很简单：通过监控治疗结果。

研究治疗结果的基本前提是治疗师需要反馈（Sperry et al., 1996）。持续性的研究表明，当治疗师接收到与其工作的来访者的反馈时，治疗关系会变好、治疗效果大大提高。一项研究表明，当治疗师能够获得结果和治疗联盟的信息时，来访者退出治疗或情况恶化的可能性变小，且更有可能实现临床上的显著变化（Whipple et al., 2003）。另一项研究评估了那些可能要面对消极结果的来访者时，发现：接收正式反馈的治疗师实现积极治疗结果的可能性，比没有接收到这类反馈的治疗师高65%（Lambert et al., 2001）。第三项研究调查了6 000名来访者，发现：利用进行性、正式反馈进行评估的治疗师，与没有这样做的治疗师相比，有高出许多的保有率和多出一倍的整体积极效果（Miller, Duncan, Brown, Sorrell & Chalk, 2006）。简言之，当治疗师和来访者都知道来访者是怎样看待治疗关系和治疗结果时，三件事情可以被预测：（1）形成和保持有效治疗关系的可能性更大；（2）来访者会坚持治疗；（3）能得出积极的治疗结果。因此，进行性的监控治疗过程和结果似乎对治疗的有效性非常重要。在本部分中，我们指出了多种评价咨访关系和监控治疗过程、结果的方法。

一、测评治疗结果

我们现在有多种在心理测量学上可靠的测量结果的方法。下列四种就是传统心理治疗中,最有名、被认为是最好的测量方法,我们将对其作出简要说明。

北极星 MH(Polaris-MH)

北极星 MH 是一个综合性的评价和诊断体系。和它的前身 COMPASS-OP(Howard et al.,1986;Howard et al.,1996;Sperry et al.,1996)一样,北极星 MH 是一个心理测量学上技术成熟、以电脑为基础的评价体系。它除了提供一些诊断性的、关键性的指标外,还提供治疗过程和结果的反馈。和其他综合评价治疗结果的体系一样,北极星 MH 提供下列与结果相关的信息和指标:建议的治疗关注点、治疗过程、来访者对治疗的满意程度和治疗联盟。北极星 MH 还提供下列信息和指标:病人症状的严重性和类别;病人的问题对其生活功能的影响;共病情况(例如,对化学品的依赖、精神病、双相障碍);有危机状况(如自杀、精神病、暴力倾向)。

北极星 MH 对三个领域作出评估:主观幸福感、症状、功能性障碍。对症状的评估又由分量表构成:抑郁、焦虑、创伤后应激障碍(PTSD)、强迫症、躯体化、恐慌、恐惧和对症状痛苦程度的全面评估。功能性障碍的三个分量是个人、社会、职业,还有对整体功能的评估。北极星 MH 还评估一般性的健康问题、药物滥用、精神病、双相障碍。同时,它还评估适应性、意义、治疗动机、对治疗和治疗联盟或关系的满意程度。

北极星 MH 由三项测量或者说三份问卷构成。病人摄入(the Patient Intake)表格提供治疗计划的详细信息。病人跟进(the Patient Update)表格提供治疗过程中出现的信息(关于来访者的情况、进程及对治疗的满意程度)。病人跟进简报(the Brief Patient Update)表格提供有关精神健康状况的总体指标,和抑郁症状的严重程度。北极星 MH 还提供能为临床决策提供信息支持的报告(病人个体的报告),以及评估结果的报告(程序级总体数据)。

OQ - 45

现今最常用的、商业性的治疗结果评估,大概就是 OQ - 45(Lambert et al.,2004)了。它是一个简单的自陈报告(内含 45 项)和追踪工具，旨在治疗过程和接下来的结案中，反复衡量来访者的进展状况。它衡量来访者三个领域的功能运作情况：症状的痛苦程度、人际关系功能、社会角色。它能评估功能水平和长时间内的变化。OQ-45 还包括了自杀、药物滥用、工作中的潜在暴力倾向的评估项目。OQ-45 已被翻译成十多种语言，以标准化的数据为基础，具备了相当的信效度，并有电子和纸质表格两种进行管理和评价的方式。

治疗评定量表

治疗评定量表（the Session Rating Scale，SRS；Duncan et al.，2003）是对治疗联盟作出的评估，它简短、易操作，内含 4 个项目。操作指南简单、直接。给来访者一张纸，上面印有 4 条 10 厘米长的横线。来访者在一条横线上，评价在刚结束的一次治疗中，自己被理解、尊重的程度。在第二条线上，评价治疗师和他/她（来访者）在多大程度上处理了他/她想要处理的问题。第三条线上，评价治疗与他/她的匹配程度。每次治疗一结束，就要立刻由来访者作出评价。获得许可证（其许可证要在 www.talkingcure.com 上注册过）的精神健康执业医师个人，可以免费使用治疗评定量表。

结果评定量表

结果评定量表（Outcomes Rating Scale）（ORS；Miller & Duncan，2000）短小、容易操作，内含 4 个项目。使用指导简单、直接。给来访者一张纸，上面印有 4 条 10 厘米长的横线。请来访者沿着横线做出标记，评定过去一周的情况：在第一条线上评价个人感觉如何；在第二条线上评价个人关系状况；在第三条线上评价个人社会、工作生活；第四条线上评价个人健康状况。通常在即将开始治疗前，请来访者完成结果评定量表，但在第一次治疗时，可以在治疗后进行。获得许可证（其许可证要在 www.talkingcure.com 上注册过）的精神健康执业医师个人，可以免费使用结果评定量表。

二、灵性结果评估

在这个问责的时代里，治疗师不仅要使用经验证明有效的干预方法,还要展示出所使用干预方法的有效性。带来的结果就是,通过临床方法测量个人的、关系性的、职业上的功能情况,来监测治疗过程,变得越来越普遍。对所有形式的心理治疗来说,都面对着要展示出有效性的期待,以灵性取向的心理治疗也包括在内。换句话说,评估和监测灵性结果的需求和期待是明摆着的事实(Hill & Pargament,2003)。不幸的是,治疗师们惯常的做法是忽略这种期待,这部分是由于人们认为灵性结果测量方法的有效性缺乏经验上和临床上的支持。

在对治疗结果进行评估的研究中,有两种灵性测量法——灵性健康量化评估(Spiritual Well-Being Scale)(SWBS;Ellison,1983,1994;Ellison & Smith,1991)和宗教承诺清单(Religious Commitment Inventory)(RCI - 10 ton,2003),尽管它们的初衷都不是为了测量结果。灵性健康量化评估(SWBS)包含 20 个项目,与一些身体、灵性健康指标呈正相关关系。宗教承诺清单(RCI - 10)内含 10 个项目,评测一个人对日常生活中灵性价值观、灵性信仰、灵性实践的坚持程度。另有其他四项检测工具被证明应该也对灵性结果评估有用。它们是核心灵性体验系数(Index of Core Spiritual Experiences;ICSE;Kass,Friedman,Lesserman,Zuttermeister & Benson,1991),灵性超越量化评估(Spiritual Transcendence Scale;STS;Piedmont,1999),灵性评估量表(Spiritual Assessment Inventory;SAI;Hall & Edwards),和灵性健康量表(Spiritual Health Inventory;SHI;Veach & Chappel,1992)

这里,最引人关注的是有神论的灵性结果调查(Theistic Spiritual Outcome Survey)(TSOS;Richards et al.,2005)。它内含 17 个项目,是第一个专门为评估灵性结果而设计出的结果评估方法,旨在对治疗进行一系列(每周一次)的检测。可以在治疗中每周进行,来评估来访者对自己灵性的认识。这里要注意三个因素或分量表:对上帝的爱、对他人的爱、对自己的爱。心理测量学上的初始信效度指标是令人满意的。这三个因素的克伦巴赫 α 系数在 80～93 之间,它们和宗教测量方法之间也表现出中高程度的正相关关系。在不同性别、宗教归属和文化中表现出稳定的因素结构。更为重要的是,这个出色的工具对治疗过程中的变化敏感(Kapuscinski & Masters,2010)。

有神论的灵性结果调查是第一个有希望成为专门评估、检测灵性结果的方法。同时，还有至少 6 种其他的方法能用来评估灵性结果，包括之前谈到的灵性健康量化评估(SWBS)、宗教承诺问卷(RCI‐10)、核心灵性体验系数(ICSE)、灵性超越量化评估(STS)、灵性评估问卷(SAI)和灵性健康问卷(SHI)，还有一些被列在了第七章的附录中。

👏 第二节 结 案 👏

结案是治疗的最后阶段，它既是一个事件，也是一个过程。作为一个事件，结案意味着治疗师与来访者的接触停止；作为一个过程，结案意味着来访者的责任层级随着咨访关系性质的变化而增高。促进结案的过程，让来访者为之做好准备——这是治疗师在治疗最后阶段的主要任务。为结案做好准备是一段时期，来访者在这段时间里表达他们对治疗过程的想法和感觉，以及治疗师对他们来说意味着什么；同时也是一个机会，让来访者从实现治疗目标的角度，审视治疗过程。这段时间还意味着做计划和预想：计划保持治疗增益，预想将接踵而来的、不可避免的错误和挫败。最后，做好结案的准备还是一段思考的时间——思考来访者在未来要继续努力完成哪些治疗任务？还要和治疗师进行哪些治疗性的交流？或是还要进行哪些治疗？

在训练项目和教科书中，结案准备工作的临床能力总是被忽略或轻视。三十年前，训练项目就因此受到了批评："不仅没有教授和讨论结案的标准和技巧，它(结案)作为一种有价值的治疗机会也毫无疑问地被忽略了"(Weddington & Cavenar,1979,p.1303)。但情况并没有从此得到很好的改善。忽略结案的表现之一，就是过高的脱落率。近50%的心理治疗过早地结束(Clarkin & Levy,2003；Wierzbicki & Pekarik,1993)，而在训练项目中，这一比例似乎更高。近期研究发现，临床训练中，治疗过早结束的比例是 77%(Callahan, Aubuchon‐

Endsley,Borja & Swift,2009)。

不管怎样,有效和出色的心理治疗实践应该具备有效处理结案问题的能力。因此,本章讨论了这种能力及一种相关的能力——保持治疗增益。这部分一开始,在讨论结案能力之前,讨论了保持治疗增益和阻止复发。继而论述了灵性取向的心理治疗中,有关结案的问题。

一、保持治疗增益

在治疗中取得的进展,通常包含着洞见、症状减轻、感觉变好、积极的思考或更强的适应性。我们不能保证,像这样的进展或治疗增益能得到保持。治疗中的进展,可以是持续性的,但病情也常常会复发。来访者面对的挑战,就是继续处于治疗中,并继续实践、实施治疗过程中习得的技巧和策略。这种持续的努力,对保持治疗增益(或治疗带来的变化)至关重要。早期和中期治疗的重要组成部分,就是防止复发和自我治疗(在治疗的最后阶段,当准备结案时,防止复发和自我治疗也很关键)。特别要指出的是,认知行为疗法被证明能给来访者带来持久的改变。当来访者有阻止复发的计划和技巧时,来访者就有了动力,当他们有关于持续性成长的计划时,治疗效果就可能得到保持,甚至增强(Gloaguen,Cottraus,Cucharet & Blackburn,1998)。换句话说,保持治疗增益的关键要素,就是阻止复发。

预防复发

预防复发是一种自我控制方法,用于帮助来访者预见和应对复发的问题、症状或问题性行为(Daley,1989)。不过,它最初是作为成瘾行为的附属性治疗方法而诞生的,被应用于戒烟、疼痛控制、体重管理和睡眠紊乱,还被应用于大部分灵性紊乱治疗中(Sperry,Lewis,Carlson & Englar-Carlson,2003)。简言之,预防复发是预见和降低复发可能性的策略。

预防复发计划(Marlatt & Gordon,1985)的第一项内容,就是评估来访者在人际关系、内心世界、环境、生理上有哪些可能导致复发的风险,有哪些具体的紧张性刺激和环境会带来复发。一旦确定这些潜在的因素和环境，就要采用认知和行为技巧，结合具体干预措施，预防并管理复发。还要讨论更为全面的策略，来平衡生活方式，解决欲望、认知混乱这些会让来访者处于易导致复发的高危环境的问题。像这样的预防复发的计划，能增强来访者在保持治疗增益过程中的自我效能感和效果（Carroll，1996）。

自我治疗

我们常说，终极的治疗目标是帮助来访者成为自己的治疗师。但是，来访者如何成为自己的治疗师呢？贝克（Beck，1995）处理了这个问题，并对来访者如何进行她所谓的"自我治疗"的项目，提出了建议。在自我治疗中，来访者自己负责实施治疗，就像和认知行为治疗师开展治疗一样。他们制定日程，检查之前的家庭功课，提出某个问题、进行处理，确定新的家庭功课，并安排下一次的自我治疗。成为自己的治疗师，始于治疗的最后阶段。在最后阶段，要求来访者在出现问题、事件时，务必进行自我治疗，然后在下一次治疗中和治疗师讨论自己的治疗。这样一来，来访者在结案后就已有了自我治疗的经验，并能处理大部分的问题、复发或挫败。

> 倘若她失败了，至少她有了再一次使用技巧的机会。若她的确需要再和治疗师预约治疗，治疗师可以帮助病人找寻阻碍她独立处理挫败或问题的原因，同时共同计划病人在未来需要有什么新的尝试。（Beck，1995，p.278）

二、结案的准备工作

尽管让来访者准备好进行结案通常被视作治疗最后阶段的关键任务，在一些特定类型的治疗（如，认知治疗）中，它开始的要早得多（Beck，1995）。就如在之前提过的，个案概念化作为治疗的组成部分，既能引导治疗结果的具体化，也能在预见实现治疗结果过程中的障碍和挑战时进行指导。尤其是，在治疗师预见来访者在结案过程中可能经历的困难时,它能提供帮助。因此,当某位来访者由于丧失的经历,或对他人的依恋或依赖的模式,而在结案时面临困难,治疗师不会感到意外(Cucciare & O'Donohue,2008)。

三、准备好进行结案的指标

什么样的指标预示着可以进行结案了?不同的治疗方法提出了不同的涉及具体理论的标准。不过,这些不同的方法享有一些共同的一般性指标,它们在评估来访者是否准备好进行治疗结案上发挥着作用。包括:

＊来访者目前的问题从根本上被解决,或是症状得到了减轻或缓解。

＊来访者有了足够的洞见,能够理解那些导致他前来治疗的问题和模式。

＊来访者处理生活状况的应变技巧得到足够的提升。

＊来访者能更有效地制定计划,更能在工作中获得收获。(基于Heaton,1998)

在进行实现计划好的结案的过程中,通常要进行一些活动、完成一些过程。这包括"反思治疗过程;在没有治疗师的条件下,更好地制定来访者未来的人生计划;讨论可能出现的再次治疗;来访者和治疗师对彼此表达感谢"(Good & Beitman,2006)。

治疗师最好能在这个过程的一开始就让来访者找出治疗过程中最重要的变化。"和来访者一起重新审视治疗过程,可以让他们更清楚地看到治疗增益的重要性,潜在地动员他们继续保持治疗过程中的收获增益"(Dobson & Haubert,2008,p.314)。相应的,就要讨论来访者在治疗中习得的技巧。

四、灵性取向的心理治疗进行结案时要考虑的因素

简言之,传统心理治疗中,结案的目标是让来访者健康地结束治疗和治疗关系,回顾来访者的进步和成长,让来访者做好迎接未来挑战的

准备。这些目标同样适用于灵性取向的心理治疗中。这部分描述了在对灵性敏感的来访者进行结案时，所面对的目标和挑战。

结案的准备工作

当治疗关注来访者灵性上的重要需要时，在准备结案、准备经历结束时，来访者通常想把灵性纳入这个过程中。结案的准备工作中，第一项是回顾来访者的进步。回顾工作这样开始会比较好——提出问题："灵性在治疗过程中的作用是什么？"可以用与此相关的问题来促成进一步的思考（出自 O'Grady & Richards，2009），例如下列：

＊是什么样的方法让我的灵性对自己的意义越来越大？

＊我对上帝形象是怎样改变的？

＊在我和治疗师的关系中，灵性有什么作用？

＊我的信仰是怎样作为一种灵性资源发挥作用的？

＊把灵性纳入治疗对我的疗愈和成长有什么影响？

＊我的灵性处理模式是怎样发生变化的？

讨论这些因素，可以让来访者在结束治疗关系的过程中感到平静；还可以作为一种评估手段，来评估来访者面对未来挑战时的自信程度。

来访者在结案中会出现的困难

结案给灵性上敏感的治疗师提供了机会，让他们可以处理来访者灵性上的问题和担忧（Aten et al.，2009）。由于缺乏健康的人际关系的模式，在结束治疗关系时，来访者会觉得困难。他们的成长历史中或许有意外的丧失、抛弃或虐待，或被父母或养育者忽略的经历。与这种经历类似的是，他们的灵性历史中或许有不被上帝爱、被上帝抛弃的感觉。不管情况是什么样的，来访者都会依靠他们的灵性信仰、灵性实践和过去在宗教团体中的经历来理解正在结束的治疗关系。由于在大部分宗教传统中，宗教服务结束时都会有宗教仪式（如礼拜、婚礼、葬礼结束时的祝福），因此，熟悉宗教仪式的来访者自然会在结束治疗关系时联想到这些经历。有意识或无意识地，他们会使用这种模式来结束。事实上，如果在其他情况下，来访者会采用类似宗教信仰和经历来理解和促成结束的话，他们在心理治疗的结案阶段也会期待同样的方式，

"即使在治疗的早期并没有明确地处理灵性问题"(Aten et al.，2009，p.220)。

治疗师在结案中会面对的困难

结案也会成为让治疗师头疼的事，尤其是当它勾起过往丧失经历中痛苦或未解决的部分。相应的，结案可能会带来强烈的情绪，这些情绪与灵性上的紧张因素相关。当一个人因为丧失或其他消极事件，感到自己被上帝抛弃或指责时，就会出现上述紧张因素(Exline & Rose，2005)。又或是，一位治疗师由于之前在结案过程中有过消极的经历，他/她会对自己有效结案治疗的能力感到忧虑或怀疑。不管是什么样的情况，在快要进行结案时，都推荐治疗师进行自我反省(Aten et al.，2009)。

灵性团体的参与

来访者加入灵性团体能对结案过程起促进作用。在结案阶段，灵性上成熟的来访者"如果更多地融入灵性社团，会更容易地完成转变。因此，治疗师可以考虑鼓励来访者继续参加健康的灵性团体……这取决于来访者当时的问题和表达出的，想要参加灵性团体的渴望，这类参与能让结案过程更容易些"(Aten et al.，2009，p.230)

边界问题

促进结案的另一关键策略，就是保持治疗边界。这能增强来访者对治疗师持续性的信任，给来访者提供坚固的关系基础(后者是成功结束治疗的基础)。如果治疗师和曾经的患者后来在礼拜或其他宗教团体活动中产生了联系，边界就会在一定程度上出现问题。受限于地理区域的大小，发生上述联系是可能的，甚至是不可避免的。为了预见这种联系，治疗师最好是发起讨论，就怎样处理治疗外关系的问题，让患者做好准备。这是假设在治疗早期，治疗师没有参加和来访者一样的宗教团体时。否则，至少有两个选择。第一，考虑把来访者转给别的医生(若有其他治疗师可选择时)(Aten et al.，2009)；第二，解释保持治疗边界的重要性，进而讨论如何处理这种情况。

由于一些来访者的宗教背景，被卷入多重关系会给他们制造出边界问题。例如，神父通常给教区民众提供牧师的、或灵性的引导，同时还主持宗教服务工作。"（有这类经历的）来访者向灵性领袖咨询，他们会期望治疗师给他们同样细腻的终结。为了避免这类可能发生的问题，来访者应该在治疗关系的一开始就建立起清楚的边界，并在临近结案时重申期待"（Aten et al.，2009，p.231）。

🐾 第三节 玛利亚案例 🐾

一、评估

在 10 次治疗后，玛利亚症状减轻，更有活力，更加充满希望，并且能重新开始任教。她对治疗增加的信任感让她更愿意继续正在进行的治疗。这时，治疗重点关注个人和灵性转变，聚焦于个性成长和灵性变化上。玛利亚继续在教学岗位上任职。这一岗位恰好加入了新的任务，让她督导学区的新教师。在接下来一年中的早期，玛利亚的丈夫辞职，成立了自己的会计公司。一开始的几个月，他收入有限，没有收益，这加大了家庭对玛利亚薪水和收益的依赖性。想到要承担这样的责任，一开始是让她恐慌，她害怕自己会在一定程度上不够坚毅，不能成为完美的妻子和教育工作者。她在心理上、灵性上都有这种忧虑。好在她及时地在治疗中取得了进步，治疗减少为每月一次，之后减为一个季度一次。治疗中取得的进步体现在受治疗结果评定量表和灵性健康量化评估的监测中（前者在每次治疗的开始进行，后者每四次治疗进行一次）。治疗关注点的调整，就是以这些工具的反馈为基础。

二、结案

经过两年多一点的时间，玛利亚在灵性上、心理上都变得更加自信，受外界驱使的程度大大减少，取悦他人以获得接受感和价值感的需求程度降低。这让她自我感觉更加良好，咨访双方达成共识，准备进行结案。

于是,治疗师和玛利亚回顾了治疗过程,认为她已实现预期的治疗目标。她对治疗过程表示满意,对未来充满自信。双方制订了防止复发的计划:进行为期三个月的后续治疗,第一年内每三个月通过电话进行一次联系,同时达成共识:只要出现相应症状,可以安排紧急治疗。随着治疗接近尾声,玛利亚的 GAF(功能全面评估,Global Assessment of Functioning)评分达到了 90 分出头,形成对比的是,在治疗的一开始,评分是 65 分左右。大约 9 个月后,治疗师收到一张玛利亚寄来的圣诞贺卡,上面写了些话。她表示,自己表现得不错。她还提到,她现在参加了主教区的女性静修工作,她从来没想过自己能做这样的工作。

🖐 本 章 小 结 🖐

本章讨论了在传统心理治疗和灵性取向的心理治疗过程中,进行治疗结果评估的重要性,描述了传统心理治疗中的干预过程,说明了当灵性问题成为治疗关注点的情况下,进行结案时要考虑的因素。结案一直是传统心理治疗培训和研究中被忽略的话题,而有关灵性取向的心理治疗的结案的文献,则更是少之又少,这一点,现在应该清楚地摆在读者的面前。最后,以玛利亚的案例作为例证,说明了在灵性取向的心理治疗中,应该怎样进行评估和结案。

参 考 文 献

Aten, J., Mangis, M., Campbell, C., Tucker, B., Kobeisy, A., & Halberda, R. (2009). Spirituality in therapy termination. In J. Aten & M. Leach (Eds.), *Spirituality and the therapeutic process: A comprehensive resource from intake to termination* (pp. 217–239). Washington, DC: American Psychological Association.

Beck, J. (1995). *Cognitive therapy: Basics and beyond.* New York: Guilford Press.

Callahan, J., Aubuchon-Endsley, N., Borja, S., & Swift, J. (2009). Pretreatment expectancies and premature termination in a training clinic environment. *Training and Education in Professional Psychology, 3*, 111–119.

Carroll, K. (1996). Relapse prevention as a psychosocial treatment: A review of controlled clinical trials. *Experimental and Clinical Psychopharmacology, 4*, 46–54.

Clarkin, J., & Levy, K. (2003). The influence of client variables on psychotherapy. In M. Lambert (Ed.), *Bergin and Garfield's Handbook of psychotherapy and behavior change* (5th ed., pp. 194–226). New York: Wiley.

Cucciare, M. A., & O'Donohue, W. T. (2008). Clinical case conceptualization and termination of psychotherapy. In W. T. O'Donohue & M. A. Cucciare (Eds.), *Terminating psychotherapy: A clinician's guide* (pp. 121–146). New York: Routledge.

Cummings, N., & VandenBos, G. (1979). The general practice of psychology. *Professional Psychology: Research and Practice, 10*, 430–440.

Daley, D. C. (1989). *Relapse prevention: Treatment alternatives and counseling aids.* Blaze Ridge Summit, PA: TAB Books.

Dobson, K. S., & Haubert, L. C. (2008). Termination with persons with depressive disorders. In W. T. O'Donohue & M. A. Cucciare (Eds.), *Terminating psychotherapy: A clinician's guide* (pp. 303–324). New York: Routledge.

Duncan, B., Miller, S., Parks, L., Claud, D., Reynolds, L., Brown, J., & Johnson, L. (2003). The Session Rating Scale. Preliminary properties of a "working" alliance measures. *Journal of Brief Therapy, 3*, 3-12.

Ellison, C. W. (1983). Spiritual well-being: Conceptualization and measurement. *Journal of Psychology & Theology 11*, 330–340.

Ellison, C. W. (1994). *Spiritual Well-Being Scale.* Nyack, NY: Life Advance.

Ellison, C. W., & Smith, J. (1991). Toward an integrative measure of health and well-being. *Journal of Psychology & Theology 19*, 35–48.

Exline, J., & Rose, E. (2005). Religious and spiritual struggles. In R. Paloutzian & C. Parks (Eds.), *Handbook of the psychology of religion and spirituality* (pp. 315–330). New York: Guilford Press.

Gloaguen, V., Cottraus, J., Cucharet, M., & Blackburn, I. (1998). A meta-analysis of the effects of cognitive therapy in depressed patients. *Journal of Affective Disorders, 49*, 59–72.

Good, G., & Beitman, B. (2006). *Counseling and psychotherapy essentials: Integrating theories, skills, and practices.* New York: Norton.

Hall, T. W., & Edwards, K. J. (1996). The initial development and factor analysis of the Spiritual Assessment Inventory. *Journal of Psychology & Theology, 24*, 233–246.

Hall, T. W., Tisdale, T. C., & Brokaw, B. F. (1994). Assessment of religious dimensions in Christian clients: A review of selected instruments for research and clinical use. *Journal of Psychology & Theology, 22*, 395–421.

Heaton, J. (1998). *Building basic therapeutic skills: A practical guide for current mental health practice.* San Francisco: Jossey-Bass.

Hill, P. C., & Pargament, K. I. (2003). Advances in the conceptualization and measurement of religion and spirituality. *American Psychologist, 58*, 64–74.

Howard, K., Kopta, S., Krause, M., & Orlinsky, D. (1986). The dose-effect relationship in psychotherapy. *American Psychologist, 41*, 159–164.

Howard, K., Moras, K., Brill, P., Martinovitch, Z., & Lutz, W. (1996). The evaluation of psychotherapy: Efficacy, effectiveness, patient progress. *American Psychologist, 51*, 1059-1064.

Kapuscinski, A. N., & Masters, K. S. (2010). The current status of measures of spirituality: A critical review of scale development. *Psychology of Religion and*

Spirituality, 2(4), 191–205.

Kass, J. D., Friedman, R., Lesserman, J., Zuttermeister, P., & Benson, H. (1991). Health outcomes and a new index of spiritual experience. *Journal for the Scientific Study of Religion, 30,* 203–211.

Lambert, M., Whipple, J., Smart, D., Vermeersch, D., Nielsen, S., & Hawkins, E. (2001). The effects of providing therapists with feedback on patient progress during psychotherapy: Are outcomes enhanced? *Psychotherapy Research, 11*(1), 49–68.

Lambert, M., Morton, J., Hatfield, D., Harmon, C., Hamilton, S., & Reid, R. (2004). *Administration and scoring manual for the Outcome Questionnaire-45.* Orem, UT: American Professional Credentialing Services.

Marlatt, G., & Gordon, J. (1985). *Relapse prevention: Maintenance and strategies in the treatment of addictive behaviors.* New York: Guilford Press.

Miller, S., & Duncan, B. (2000). *The Outcomes Rating Scale.* Chicago: Author.

Miller, S., Duncan, B., Brown, J., Sorrell, R., & Chalk, M. (2006). Using outcome to inform and improve treatment outcomes: Making ongoing, real-time assessment feasible. *Journal of Brief Therapy, 5,* 5–23.

O'Grady, K., & Richards, P. S. (2009). Case study showing inclusion of spirituality in the therapeutic process. In J. Aten & M. Leach (Eds.), *Spirituality and the therapeutic process: A comprehensive resource from intake to termination* (pp. 241–265). Washington, DC: American Psychological Association.

Orlinsky, D. E., Rønnestad, M. H., & Willutzki, U. (2003). Fifty years of process-outcome research: Continuity and change. In M. Lambert (Ed.). *Bergin and Garfield's handbook of psychotherapy and behavior change* (5th ed., pp. 307-390). New York, NY: Wiley.

Piedmont, R. L. (1999). Does spirituality represent the sixth factor of personality? Spiritual transcendence and the five-factor model. *Journal of Personality, 67,* 985–1013.

Richards, P., Smith, T. B., Schowalter, M., Richard, M., Berrett, M. E., & Hardman, R. K. (2005). Development and validation of the Theistic Spiritual Outcome Survey. *Psychotherapy Research, 15*(4), 457–469.

Rowa, K., Bieling, P., & Segal, Z. (2005). Depression. In M. Antony, D. Ledley, & R. Heimberg (Eds.), *Improving outcomes and preventing relapse in cognitive-behavioral therapy* (pp. 204–245). New York: Guilford Press.

Sperry, L., Brill, P., Howard, K., & Grissom, G. (1996). *Treatment outcomes in psychotherapy and psychiatric interventions.* New York: Brunner/Mazel.

Sperry, L., Lewis, J., Carlson, J., & Englar-Carlson, M. (2003). *Health promotion and health counseling: Effective counseling and psychotherapeutic strategies.* Boston: Allyn & Bacon.

Veach, T. L., & Chappel, J. N. (1992) Measuring spiritual health: A preliminary study. *Substance Abuse, 13,* 139–147.

Weddington, W., & Cavenar, J. (1979). Termination initiated by the therapist: A countertransference storm. *American Journal of Psychiatry, 136,* 1302–1305.

Whipple, J., Lambert, M., Vermeersch, D., Smart, D., Nielsen, S., & Hawkins, E. (2003). Improving the effects of psychotherapy: The use of early identification of treatment and problem-solving strategies in routine practice. *Journal of Counseling Psychology, 50,* 59–68.

Wierzbicki, M., & Pekarik, G. (1993). A meta-analysis of psychotherapy dropout. *Professional Psychology: Research and Practice, 24,* 190–195.

Worthington, E. L., Jr., Wade, N. G., Hight, T. L., Ripley, J. S., McCullough, M. E., & Berry, J. W. (2003). The Religious Commitment Inventory-10: Development, refinement, and validation of a brief scale for research and counseling. *Journal of Counseling Psychology, 50,* 84–96.

第十章

文化和伦理因素

实施对灵性、灵性问题敏感的心理治疗，需要考虑到不同的文化、伦理因素。如同职业伦理标准要求治疗师对文化问题保持敏感性一样，治疗师也被要求对影响来访者的灵性问题保持敏感性。本章讨论，在以灵性为主导的心理治疗实践中，一些常见的文化、伦理因素。首先，我们讨论了一些关键的文化因素，包括灵性和文化的复杂关系，在灵性取向的心理治疗实践中的文化敏感性与能力的重要性。尔后，讨论灵性取向的心理治疗中常见的道德因素，包括知情同意、边界和与来访者一起祈祷。继而，说明业务范围，即作为颁证机构认为一名职业心理治疗师可以临床实践的业务和范围。接着，作为总结，我们强调了七条实践指南。最后，通过玛利亚的案例，说明本章的重要观点。

第一节 文 化 因 素

在这部分的一开始，我们讨论了灵性和文化间复杂、彼此交织的关系。然后，审视了文化动力和灵性动力间的关系。接着定义了文化意识、文化敏感性和文化能力。最后描述了不同的、对文化敏感的治疗类型。

一、灵性和文化间的关系

随着在精神健康专业上，人们文化意识的增强，灵性作为文化的一个要素和文化评估和实践中的一个领域,其地位在最近得到了肯定。解释框架(the ADDRESSING framework;Hays,2007)反映了这种肯定。根据该框架,文化敏感性实践应要对 10 个领域作出说明:年龄、发展性功能障碍或后天性残疾、宗教和灵性取向、种族、社会经济地位、性取向、固有传统、国家背景和性别。上列范围具有全面性,但并未描述 10 个范围间的关系,也没有说明灵性和文化间的关系。

值得争论的是,正如科基(Corkery,2005)和马佐夫(Martsolf,1997)指出的那样,灵性和文化间的关系是复杂的。"灵性是指,我们怎样生活。文化……是指我们生活在一起的方式"(Corkery,2005,p.25)。灵性是关于在特定文化中,以某种方式深刻的生活。由于文化"主持"着灵性,只要有文化的地方,就有灵性。同样的,灵性和文化深刻交织,灵性不能离开文化单独存在,文化也不能没有灵性。"灵性……即使挑战着文化环境,上面也刻着它的印记"(p.26)。

另一种思考灵性和文化关系的方法,是通过这样的三个交叉点:第一个,可以完全通过一个人的文化来界定灵性;第二个,可以通过一个人与文化无关的个人经验界定个人的灵性;第三,虽然可以通过文化和个人经历来界定灵性,但灵性却与文化原则完全不同(Martsolf,1997)。

灵性和文化的关系对灵性取向的心理治疗有什么影响呢?它至少意味着,一个综合性的灵性评估必须要评估来访者的文化、个人宗教信仰和实践,还有其所处文化下常见的灵性信仰和实践。还要在灵性干预中、在治疗过程中提供灵性关怀时,结合来访者的期待和偏好。

二、文化动力和灵性动力

为了进一步理清灵性领域和文化领域的关系,我们可以对文化动力和灵性动力进行比较。这两个动力已在以灵性为主导的心理治疗中进行综合评估和个案概念化中进行了说明(参见第七章)。

评估中重要的灵性动力列出如下:灵性历史;上帝表征或形象;宗教信仰和宗教实践;灵性认同和参加宗教或灵性社团的情况;灵性对临床表现的影响(如,挣扎、冲突和症状);以及灵性对治疗关系和干预的影响。文化动力与灵性动力有联系，但又有区别，包括：文化历史；文化环境和文化认同（比如出生地、社会阶层、工作定位等）；表现的解释模式；文化对临床表现的影响（即挣扎、冲突、症状）；文化对治疗关系和干预的影响。

三、文化意识、文化敏感性和文化能力

像文化知识（cultural knowledge）、文化意识（cultural awareness）、文化敏感性（cultural sensitivity）和文化能力（cultural competency）这类名词常被当作同义词使用，但事实却是，他们区别甚大（Sperry，2010）。比如，在没有文化意识、文化敏感性或文化能力的情况下具有文化知识是可能的。文化知识是对所选择的文化特征的熟悉感，如另一文化的历史、价值观、信仰和行为。形成对比的是，要具备文化意识就要具备文化知识和一定程度上对另一文化传统的开放性。不仅如此，要具备文化敏感性则要求具有文化意识，和对来自不同民族、种族、宗教和文化传统的来访者和其他人的态度、情感和环境做出合适的反应的能力。这里关键词"做出合理反应的能力"也意指"文化上的反应"。最后，要具备文化能力，就要具备文化敏感性和把文化敏感性转变成一种行为，该行为要对来自另一文化传统的个人和群体带来积极的影响（Sperry，2010）。在临床环境中，文化能力指的是把治疗师的文化敏感性转变为带来有效的治疗关系和治疗过程及积极治疗结果的行为（Paniagua，2005）。

四、文化敏感治疗

当文化动力占主要地位时，就需要计划和实施文化敏感治疗。这里是对三种文化治疗的简要描述：文化干预、文化敏感治疗和文化敏感干预（Sperry，2009，2010）。

文化干预

文化干预是与来访者信仰体系中有关疗伤内容相一致的一种疗愈方法或一项疗愈活动，有可能有效地促成某项具体的变化。比如，疗愈

圈、祈祷或咒语、来自来访者文化中的传统的疗愈者的参与。有时,采用文化干预就要和治疗师或其他专家合作,或是把来访者转交给他们(Paniagua,2005)。为了增加"治疗师实现信任感的程度"(即为来访者在文化上认为治疗师是值得尊重和治疗有效的),治疗师可以以聚焦来访者的核心文化价值观开始治疗。

文化敏感治疗

文化敏感治疗是一项心理治疗干预,它直接处理不同来访者的文化特点,如信仰、习惯、态度、社会经济的和历史的环境(La Rocha & Christopher,2008)。由于这些方法利用了传统的疗愈方法和渠道,它们对特定来访者有吸引力。比如,民间故事(cuento)疗法通过民间故事处理与文化相关的变量,如亲属关系(familismo)和人格(personalismo),曾用于波多黎各的儿童身上(Costantino,Malgady & Rogler,1986)。同样的,产生于日本的森田治疗法(Morita therapy)现在在全球广泛用于从害羞到精神分裂的一系列障碍的治疗中(Li & He,2008)。这类治疗方法似乎对文化适应性水平较低的来访者特别见效。

文化敏感干预

文化敏感干预是一项传统的心理治疗干预方法,它经过改变和修改,以便于对特定来访者的文化特点作出反应。由于文化敏感干预结构上和教育上的关注点,认知行为疗法(CBT)干预法能为许多文化所接受,并成为最常被修改以在文化上保持敏感性的方法(Hay & Iwanasa,2006)。例如,特别是对文化上多样、文化适应性低的来访者,认知行为疗法中很少对不适宜的信仰进行争辩和认知重构,而解决问题、训练技巧、或进行认知替代干预(Sperry,2010)或许更为合适。

❦ 第二节 道 德 因 素 ❦

本部分一开始总结了传统心理治疗实践中主要的伦理因素。接下来,将更为详细地叙述以灵性为主导的心理治疗中普遍需要考虑的四种伦理因素。

一、心理治疗中的伦理因素

我们可以把心理治疗中出现的多种伦理问题总结为四个核心的因素：守秘、知情同意、利益冲突（尤其是角色冲突和多重关系）和胜任力（Sperry,2007）。表格 10.1 总结了这些因素。

表 10.1 核心伦理因素

因 素	描 述
胜任力	职业工作者有能力在职业实践范围内提供最低质量的服务,这要求有足够的训练、监督和从事服务的经验。
保密	职业工作者有义务尊重病人的隐私,不向他人泄露治疗过程中与来访者交流的信息。
利益冲突	职业工作者有义务避免竞争性利益（竞争性利益会影响职业工作者的专业判断和技巧）,有义务在面对患者时,除了担任治疗师的身份外,避免承担其他角色。
知情同意	患者有权利在充分了解治疗的情况、对相关问题得到足够的解释并能理解的基础上,决定是否参加治疗。

引自 Sperry,2007

以灵性取向的心理治疗中的伦理因素

由于聚焦于灵性的服务环境,角色冲突和多重关系成为一个复杂的、伦理上需要考虑的问题,因此要做到知情同意。另外,当祈祷被作为一种灵性干预方法使用时,或当实践超越了一个人受训练和经验范围时,也会出现需要考虑的伦理问题。所有四项考虑因素都在本部分得到了讨论。

潜在的角色冲突和多重关系

和提供灵性取向心理治疗的治疗师形成对比的是神职工作者,如神父、牧师、拉比和其他提供教牧咨询或灵性引导的人,面对前来寻求帮助的人（同时又是神职人员教堂会众中的一员）他们常会经历潜在的角色冲突——称作双重或多重关系。尽管心理学伦理原则和行为准则

(Ethical Principles of Psychologists and Code of Conduct，也叫 APA 伦理准则)，劝诫心理治疗师避免这类关系，双重和多重关系仍常会成为神职人员工作职责中的一部分。例如，一名同时担当教牧咨询或灵性引导者的牧师，会向他的教区民众传道宗教价值观，劝诫他们践行美德，从他们中间募得善款，还要在婚姻问题上给他们忠告。只要保持住了合理的界限，对神职人员来说，这类多重角色通常不会成为问题。

知情同意

伦理实践要求来访者在没有胁迫、价值强加的情况下，自由作出同意的决定。由于灵性取向的心理治疗师是以价值观为基础的，因此区分开强加价值观和价值观暴露是有益的。价值观暴露是指，在合适的时候，在没有预定计划的情况下，治疗师暴露自己的价值观，而价值观强加则是指治疗师把自己的价值观或宗教信仰强加于来访者身上，或劝说来访者接受特定的治疗过程或某项干预。这样做，是不道德的，因为它破坏了来访者决定治疗细节的权利（Sperry，2007）。价值观强加对寻求灵性引导或教牧咨询的来访者来说，问题会小些，因为这些来访者选择了以灵性为主导的关怀。但对寻求心理治疗的来访者来说，情况就大为不同了，因为他们可能并不想要以灵性为主导的心理治疗。

结果就是，来访者或是其监护人向国家颁证机构或职业组织提出了大量的投诉，抗议他们被提供了不想要的以灵性为主导的心理治疗。判例法中有许多治疗师因提供了来访者不想要的灵性治疗而被解雇的案例（Bullis，1996）。据此，治疗师最好是引导来访者的治疗期待，共同参与治疗决策，这样一来，就能实现知情同意。

祈祷干预

治疗师面对的最敏感、最复杂的问题之一，就是来访者要求他们和自己一起祈祷。祈祷作为一种治疗干预手段的适用性是一个重要的专业的、道德的问题，可喜的是，我们已经探讨了可以进行祈祷干预的指征和不可以进行祈祷干预的禁忌事项（参见第八章）。尽管治疗师在这些问题上不可能十分纯熟，但他们可以通过参考资料或咨询获得相关信息，同时采取祈祷干预的治疗师必须要认识到使用该方法时要考虑的伦理因素。这里我们要说的是两种祈祷：第一，在治疗过程中，和来访者一起祈祷；第二，在治疗之外，为来访者祈祷。就后者而言，至少要考虑三项伦理原则：正直、胜任力和促进来访者的健康。

第一项，正直伦理原则。该原则是基于这样的一个假设：治疗师没有把自己的祈祷实践和信仰强加于来访者身上，但对祈祷是生活中重要部分的来访者，治疗师则可以使用祈祷（West，2000）。一个相关的假设就是，治疗师意识到他们自己的偏见，并不会对来访者隐瞒。

第二项，胜任力伦理原则。该原则要求，从道德上说，治疗师只有在有足够的教育、训练和经验的条件下，才具备资格使用祈祷这种干预手段。这项伦理原则很容易被忽略，或是很容易被急切想要响应来访者期待的治疗师所合理化。我们发现，当在心理治疗中使用祈祷时，心理治疗师常常会把个人信仰和祈祷经历作为主要的指导方针（Magaletta & Brawer，1998）。换句话说，不能仅仅因为治疗师个人进行祈祷，就认为他们有能力将祈祷作为一种治疗干预来使用。

第三项，促进来访者健康的伦理原则。该原则要求，治疗师需要对使用祈祷会带来的权力转移保持深切的关注。这些情况包括：治疗师通过祈祷控制来访者；来访者通过祈祷控制他们的治疗师；或治疗师和来访者都被他们所祈祷的上帝所控制（Magaletta & Brawer，1998）。除此之外，治疗师还需要认识到，当他们建议的干预中包括了祈祷时，他们所具备的权力。他们必须保证，祈祷是符合来访者的意愿，并是为了来访者的利益而实行的，而非是为了宽慰治疗师。治疗师必须彻底评估来访者的灵性程度（levels of Spirituality），明确他们对在心理治疗中进行祈祷有什么期待。最后，治疗师应要认识到使用祈祷这种干预手段会带来的益处和风险，同时还要对可能起作用的文化因素保持敏感（Weld & Eriksen，2007）。

还有一项伦理因素涉及为来访者祈祷。这就带来了下列问题：治疗师是否需要来访者的同意，才能在治疗之外为来访者的疗愈和健康而祈祷？换句话说，在来访者不知道的情况下为他祈祷是否道德？有争论认为,只要治疗师是在把祈祷当成治疗的基础或当成治疗的准备工作,这样做就不会不道德。"像这样把祈祷当成一个支持机制,会产生一种维护来访者的感觉,同时带来减轻负担的感觉"(Gubi,2001,p.429)。事实上,只要治疗师认为是合理的、合适的能增进治疗效果的,他/她就有道德义务去做这件事。若治疗师"认为在来访者不在场的情况下进行祈祷,是有效果的,他却没有这样做,那我们就认为这样是不道德的"(p.429)。

与此相关的伦理因素,是与指导者讨论祈祷。最近,定性研究报导了治疗师对在心理治疗过程中祈祷时使用督导的看法。结果显示,许多治疗师害怕与他们的督导师讨论祈祷干预的实践过程(Gubi,2007)。这导致一些治疗师掩盖他们给祈祷贴上的标签,和他们用来描述祈祷时的语言。在多于一位督导师的治疗师中,一些治疗师会和他们认为接受祈祷的督导师讨论,却不和他们担心嘲笑他们的督导师讨论。值得争论的是,督导师需要"打造开放的文化和合作的工作联盟,让咨询过程的所有方面得以被探究"(Gubi,2001,p.119)。除了治疗师不太愿意和督导讨论祈祷这一令人担忧的问题外,对督导来说,也没有清楚的指导方针说明何时能在心理治疗中使用灵性治疗(West,2000)。因此,对想要在心理治疗中结合灵性的治疗师和督导来说,还需要另外的训练和指导原则。

执业范围

在反思心理治疗实践中出现的多层次的伦理问题,努力对来访者灵性和宗教问题保持敏感的过程中,派拉蒙特(2009)对这一问题陷入了深深的思考:"只要在这个领域中,伦理就会表现出复杂性,因为人生来就是复杂的、多维的、生物的、心理的、社会的、灵性的存在"(p.392)。这些问题的确复杂且有挑战性。我们尤其要关注的是,如何界定心理治疗实践(当目标主要是心理上的转变时)和灵性实践(即灵性指导;当目标主要是灵性转变时)之间的界限。这个问题反映了执业范围这个复杂的、伦理上需要考虑的问题。

执业范围是一个有着法律后果的伦理因素,目前是以灵性为主导的心理治疗中比较复杂和挑战性的因素。所有精神健康专业伦理法则（Code of Ethics）中的一个重要的伦理因素，就是要在个人的"执业范围"中执业。这类执业要求，一名心理治疗师要经历足够的正式训练、接受一定的监督，并有在专门领域内足够的经验，才能够在实践中做到遵守伦理、遵守法律和能力上足以胜任。

执业范围带来了许多实践上需要考虑的伦理问题。例如，当灵性指导不在心理治疗合法划定的实践范围内时，治疗师可以在特定情况下，提供灵性指导吗？与此相关的一个需要考虑的问题就是，能否在政府资助的社区精神健康中心中提供结合灵性的心理治疗？不幸的是，对第一个问题，没有一个明确的回答。我们需要考虑两个要素：第一，国家委员会给心理治疗师（心理学家、专业咨询师、夫妻和家庭治疗师或是社会工作者）颁证，是允许他们进行特定的执业，如心理治疗，而不是进行灵性指导。灵性指导执业不是由国家委员会颁许可证。类似的问题是，教牧咨询者或许可以，也或许不可以进行心理治疗的实践，尽管他们可以在宗教机构的监督下，进行教牧咨询的实践。若心理治疗师提供了灵性指导或教牧咨询的服务，他们就面临着超出颁证机构允许的范围进行执业的危险。

第二个因素就是，结合灵性的心理治疗能促进灵性的转变，同时一些心理治疗师会将灵性转变作为职业实践的主要目标或目的。从另一个方面来说，心理治疗的主要目标被认为是心理转变。由于灵性转变并不是心理治疗的主要目标，情况很可能就是：灵性转变是不在心理治疗师的实践范围之内的。但，是这样的吗？

麦克明（2009）努力说明了与以灵性为主导的干预有关的伦理实践。他坚决主张要建立标准，区分心理治疗和灵性。至少基于这三个考量而需要标准：详细说明治疗过程中所要采用的干预方法，对所提供的心理服务记录在案；对颁证或其他管理机构负责。

可以根据这些因素提出执业标准。执业标准可以从一开始澄清灵性取向的心理治疗的实践范围。这些试行标准为：

＊采用灵性取向的干预方法最好在以心理治疗为主的个案概念化

和治疗过程的范围里完成。

　　*在使用灵性取向的干预方法的过程中,心理治疗师最好完整记录下程序。

　　*在使用以灵性取向的干预方法的过程中,心理治疗师最好在他们训练和经验的范围内进行实践,并且对各自的颁证机构负责。

　　下列假设场景说明了这些指导方针。由第三方付费机构和颁证机构对两位向基督教徒提供心理治疗的治疗师发起检查。第一位治疗师在治疗中和来访者一起讨论所选择的《圣经》章节,以强化来访者的信仰。第二位治疗师在治疗中帮助来访者从《圣经》章节中获得智慧,以面对带来抑郁的非理性信仰。第一个例子说明了灵性取向的治疗目标和干预计划,而第二个例子则说明了主要以心理治疗为主导的治疗目标和干预计划。第三方和颁证机构对第二位治疗师的检查记录可能会说明一个明白的、有力的、在治疗计划中进行灵性干预的心理准则,和个案纪录中对干预方法的详细说明。而第一位治疗师的检查报告则不会反映出有力的心理理性(假设他们准确地再现了所提供的治疗的话)。

第三节　文化敏感和灵性敏感事件中的伦理指导方针

　　为了总结和强调本章讨论内容中的绝大部分内容,我们提供了下列执业指导原则。下列七条指导原则源自美国心理协会心理和宗教分部(Division of Psychology and Religion of the American Psychological Association)的临时委员会起草的初级指南(Hathaway & Ripley, 2009)。

　　心理治疗师需要做到的事项如下:

　　*熟悉来访者所在群体中存在的不同的灵性传统

　　*对下列因素有自我觉察:自己的背景、世界观,以及这些是如何

让他们在对来自不同背景、有着不同世界观的来访者作出反应时产生偏见的。

＊避免改变来访者的宗教信仰，或将自己的世界观强加于来访者

＊对影响治疗师自我暴露（包括和所采用的治疗方法一致的自我暴露）的适宜性的因素（包括促进治疗的因素，和那些需要处理阻碍治疗的、潜在价值冲突的必要因素）保持警觉。

＊当来访者强烈表达出对某个不同灵性背景的治疗师的喜爱，及在试图和来访者建立良好关系后，这种喜爱仍饱满存在的情况下，要作出适宜的转介行为。当所出现的问题超越了治疗师的能力时（尽管有相关的督导或咨询），也要将来访者转介给别人。

＊尊重灵性为一项重要文化领域的地位，对其与其他文化因素（如民族来源、种族、年龄、性别和性取向）发生联系的多重渠道保持警觉。

＊增强治疗多种不同灵性背景来访者的能力；通过咨询、继续教育、被督导增强在使用灵性干预方法中明确心理理性的能力；在训练和经验的范围中实践。

🤚 第四节 玛利亚案例 🤚

这里，我们要总结一下玛利亚文化的和灵性的动力（在第六章提出过）。玛利亚是移民美国的古巴人的第三代后裔，自我身份认同为中上层群体，文化适应性程度高，这和她的父母一样。她的丈夫是爱尔兰美国移民的第四代后裔，文化适应性程度高。两人没有孩子。玛利亚是一名大学毕业生、特殊教育教师。

从灵性上说，她想象中的上帝喜欢提要求、严苛、抑制。当她抑郁时，她对他人的反应是愤怒和多疑。社区的支持（尤其是来自教堂的支持）让她不自在，和社区联系也有限——这些似乎与她觉得没有价值和不被他人所接受有关。她描述的灵性实践（限于程式化的祈祷和去

教堂)与她的宗教传统一致,并且仅是出于恐惧和责任。值得注意的是,她的"赢得"救赎这一宗教信念似乎强化了她自己完美主义的信念和行为。她曾较多地参与一个教区的领导工作,尽管在过去的三年里她没有参加该社区的活动。

在描述来访者的情况、个案概念化和制订干预计划时,不能忽略或低估文化的地位(尤其是文化适应性和文化认同程度)。在玛利亚案例中,结论是文化动力的作用是不显著的。得出这一结论的原因在于,我们确认了玛利亚、她的丈夫、她的父母的高文化适应性程度。不仅如此,没有指证显示出其他的文化动力,如偏见或轻度的攻击性在起作用。在对她情况的描述中,起重要作用的是人格动力。结果就是,没有必要进行文化敏感治疗。

假设,玛利亚的文化动力不同——她的文化身份是古巴,文化适应性程度低,生活在美国东南部主要是古巴人的社区里,那么她而更有可能是一名家庭主妇和母亲,而不太会成为一名大学毕业生和职业教师,她存在的问题也不可能包括与工作相关的压抑。或者,假设她的文化适应性程度为高,而她父母的却较低,那么除了与工作和婚姻有关的压力外,她还会经历着因与父母文化适应性上的差异带来的大量冲突和抑郁。还有可能出现的情况是,文化动力会比人格动力更为活跃(完美主义的作用就不会那么显著),或许会有指征显示,她需要一些文化敏感治疗的方法。

由于文化和灵性间的关系是互动的,可能出现的情况是,玛利亚的灵性动力将会不同。她眼中上帝的形象或许是相同的或类似的,但她的灵性信仰反映出的完美主义则不会那么显著。她进行的灵性实践或许会更以文化为基础,她也不太可能进行归心祈祷或其他形式的冥想(这些在文化适应性程度高的人中间更为常见)。不仅如此,更可能发生的是,玛利亚在教区中更可能担当支持性而非领导性的角色。简言之,不仅是玛利亚的症状表现,还有她的个案概念化和案例类型以及治疗过程,都可能会因其他文化和灵性动力而有所不同。

✪ 本 章 小 结 ✪

本章要传递的基本信息，就是进行灵性取向的心理治疗的治疗师，其认证和执业方式必须与文化的、道德的、法律的因素相一致。紧接着谈到七条可以促进形成健康的治疗联盟、产生多产的治疗过程、带来积极的临床结果的实践指南。

参 考 文 献

Association for Spiritual, Ethical, and Religious Values in Counseling (ASERVIC). (2009). Competencies for addressing spiritual and religious issues in counseling. *Interaction, 10*(10), 3.

Bullis, R. (1996). *Spirituality in social work practice.* Washington, DC: Taylor & Francis.

Costantino, G., Malgady, R.G., & Rogler, L.H. (1986). Cuento therapy: A culturally sensitive modality for Puerto Rican children. *Journal of Consulting and Clinical Psychology. 54,* pp. 639–645.

Corkery, J. (2005). Spirituality and culture. In P. Sheldrake (Ed.), *The new Westminster dictionary of Christian spirituality* (pp. 25–31). Louisville, KY: Westminster/ John Knox Press.

Gubi, P. M. (2001). An exploration of the use of Christian prayer in mainstream counseling. *British Journal of Guidance & Counselling, 29,* 425–434.

Gubi, P. M. (2007). Exploring the supervision experience of some mainstream counsellors who integrate prayer in counseling. *Counselling and Psychotherapy Research, 7,* 114–121.

Hathaway, W.L., & Ripley, J. (2009). Spirituality and ethics. In J. Aten & M. Leach (Eds.). *Spirituality and the therapeutic process* (pp. 25-52). Washington, DC: American Psychological Association.

Hays, P. (2008). *Addressing cultural complexities in practice: Assessment, diagnosis, and therapy* (2nd edition). Washington, DC: American Psychological Association.

Hays, P., & Iwanasa, G. (Eds.). (2006). *Culturally responsive cognitive-behavioral therapy: Assessment. Practice, and supervision.* Washington, DC: American Psychological Association.

La Roche, M., & Christopher, M. (2008). Culture and empirically supported treatments: On the road to a collision? *Culture and Psychology, 14,* 333-356.

Li, C., & He, Y. (2008). Morita therapy for schizophrenia. *Schizophrenia Bulletin, 34* (6), 1021-3.

Magaletta, P. R., & Brawer, P. A. (1998). Prayer in psychotherapy: A model for its use, ethical considerations, and guidelines for practice. *Journal of Psychology and Theology, 26,* 322–330.

Martsolf, D. (1997). Cultural aspects of spirituality in cancer care. *Seminars in Oncology Nursing, 13,* 231–236.

McMinn, M. (2009). Ethical considerations with spiritually oriented interventions. *Professional Psychology: Research and Practice, 40,* 393–395.

Paniagua, F. (2005). *Assessing and treating culturally diverse clients: A practical guide* (3rd Ed.).Thousand Oaks: Sage.

Pargament, K. (2009). The psychospiritual character of psychotherapy and the ethical complexities that follow. *Psychology: Research and Practice, 40,* 391–393.

Sperry, L. (2007). *The ethical and professional practice of counseling and psychotherapy.* Boston: Allyn & Bacon.

Sperry, L. (2009). *Highly effective therapy: Developing essential clinical competencies in counseling and psychotherapy.* New York: Routledge.

Sperry, L. (2010). *Core competencies in counseling and psychotherapy: Becoming a highly competent and effective therapist.* New York: Routledge.

Weld, C., & Eriksen, K. (2007). Issues and insights: The ethics of prayer in counseling. *Counseling and Values, 51,* 125–137.

West, W. (2000). *Psychotherapy and spirituality: Crossing the line between therapy and religion.* London: Sage.

参 考 书 目

Association for Spiritual, Ethical, and Religious Values in Counseling (ASERVIC). (2009, Winter). Competencies for addressing spiritual and religious issues in counseling. *Interaction, 10*(10), 3.

Aten, J., & Leach, M. (Eds.). (2009). *Spirituality and the therapeutic process: A comprehensive resource from intake to termination.* Washington, DC: American Psychological Association.

Cashwell, C., & Young, S. (2005). *Integrating spiritual and religion into counseling: A guide to competent practice.* Alexandria, VA: American Counseling Association.

Gonsiorek, J. C., Richards, P. S., Pargament, K. I., & McMinn, M. R. (2009). Ethical challenges and opportunities at the edge: Incorporating spiritual and religion into psychotherapy. *Professional Psychology: Research and Practice, 40,* 385–395.

Hathaway, W., & Ripley, J. (2009). Ethical concerns around spiritual and religion in clinical practice. In J. Aten & M. Leach (Eds.), *Spirituality and the therapeutic process: A comprehensive resource from intake to termination* (pp. 25–52). Washington, DC: American Psychological Association.

Hayes, S. C., & Plumb, J. C. (2007). Mindfulness from the bottom up: Providing an inductive framework for understanding mindfulness processes and their application to human suffering. *Psychological Inquiry, 18*(4), 242–248.

Hook, J., Worthington, E., Davis, D., Jennings, D., Gartner, A., & Hook, J. (2010). Empirically supported religious and spiritual therapies. *Journal of Clinical Psychology, 66*(1), 46–72.

Martinez, J. S., Smith, T. B., & Barlow, S. H. (2007). Spiritual interventions in psychotherapy: Evaluations by highly religious clients. *Journal of Clinical Psychology, 63*(10), 943–960.

Pargament, K. (2007). *Spiritually integrated psychotherapy: Understanding and addressing the sacred.* New York: Guilford Press.

Richards, P. S. (2009). Toward religious and spiritual competence for psychologists: Some reflections and recommendations. *Professional Psychology: Research and Practice, 40,* 389–391.

Richards, P. S., & Bergin, A. E. (1997). *A spiritual strategy for counseling and psychotherapy.* Washington, DC: American Psychological Association.

Richards, P. S., & Bergin, A. E. (Eds.). (2000). *Handbook of psychotherapy and religious diversity.* Washington, DC: American Psychological Association.

Russell, S., & Yarhouse, M. (2006). Training in religion/spirituality within APA-accredited psychology pre-doctoral internships. *Professional Psychology: Research and Practice, 37,* 430–436.

Shafranske, E., & Sperry, L. (2005). Addressing the spiritual dimension in psychotherapy: An introduction and overview. In L. Sperry & E. Shafranske (Eds.), *Spiritually oriented psychotherapy* (pp. 11–30). Washington, DC: American Psychological Association.

Shafranske, E., & Sperry, L. (2005). Future directions: Opportunities and challenges. In L. Sperry & E. Shafranske (Eds.), *Spiritually oriented psychotherapy* (pp. 351–354). Washington, DC: American Psychological Association.

Sperry, L. (2000). *Ministry and community: Recognizing, healing and predicting ministry impairment.* Collegeville: MN: Liturgical Press.

Sperry, L. (2000). Spirituality and psychiatry: Incorporating the spiritual dimension into clinical practice. *Psychiatric Annals, 30,* 518–523.

Sperry, L. (2001). Approaches to transformation, *Human Development, 22*(1), 16–21.

Sperry, L. (2001). Integrating medical, psychotherapeutic and prayer modalities: A case study. In D. Schoeninger et al. (Eds.), *A primer for Christian healthcare practice* (pp. 39–44). McLean, VA: Degnon Associates.

Sperry, L. (2001). *Spirituality in clinical practice: Incorporating the spiritual dimension in psychotherapy and counseling.* New York: Brunner-Routledge.

Sperry, L. (2001). Spirituality, liturgy and biology, *Human Development, 21*(2), 27–33.

Sperry, L. (2002). From psychopathology to transformation: Retrieving the developmental focus in psychotherapy. *Journal of Individual Psychology, 58,* 398–421.

Sperry, L. (2002). An integrated model of pastoral counseling and spiritual direction. *Human Development, 22*(2), 37–42.

Sperry, L. (2002). *Transforming self and community: Revisioning pastoral counseling and spiritual direction.* Collegeville, MN: Liturgical Press.

Sperry, L. (2003). Incorporating spiritual direction and psychotherapy. *Journal of Psychology and Theology, 31*(1), 3–13.

Sperry, L. (2003). *Sex, priestly ministry and the church: Understanding and treating sexual addiction.* Collegeville, MN: Liturgical Press.

Sperry, L. (2004). Spiritual direction and psychotherapy: Conceptual issues. In G. Moon & D. Benner (Eds.), *Spiritual direction and care of souls* (pp. 171–186). Downers Grove, IL: InterVarsity Press.

Sperry, L. (2005). Integrative spiritually oriented psychotherapy. In L. Sperry & E. Shafranske (Eds.), *Spiritually oriented psychotherapy* (pp. 307–329). Washington, DC: American Psychological Association.

Sperry, L. (2005). Is a consensus definition of spirituality possible? Theory construction in spiritually-oriented psychotherapy. *Research in the Social Scientific Study of Religion, 16,* 207–219.

Sperry, L. (2006). *Ethical and professional practice in counseling and psychotherapy.* Boston: Allyn & Bacon.

Sperry, L. (2006). *Psychological treatment of chronic illness: The biopsychosocial therapy approach.* Washington, DC: American Psychological Association.

Sperry, L. (2006). Spirituality and geriatric psychiatry. In M. Agronin & G. Maletta (Eds.), *Principles and practice of geriatric psychiatry: Evaluation and management* (pp. 247–258). Philadelphia: Lippincott, Williams & Wilkins.

Sperry, L. (2006). Spirituality in psychiatric practice. *Psychiatric Annals, 36,* 138–140.

Sperry, L. (2006). Working with spiritual issues of the elderly and their caregivers. *Psychiatric Annals, 36,* 185–195.

Sperry, L. (2010a). *Highly effective therapy: Developing essential clinical competencies in counseling and psychotherapy.* New York: Routledge.

Sperry, L. (2010b). *Core competencies in counseling and psychotherapy: Becoming a highly competent and effective therapist.* New York: Routledge.

Sperry, L. (2010). Psychotherapy sensitive to spiritual issues: A post-materialist psychology perspective and developmental approach. *Psychology of Religion and Spirituality, 2,* 46–56.

Sperry, L. (2011). From spiritual assessment to spiritually focused cultural formulation. In J. Peteet, W. Narrow, & F. Lu (Eds.), *Religious and spiritual issues in psychiatric diagnosis: A research agenda for DSM-V* (pp. 221–224). Washington, DC: American Psychiatric Press.

Sperry, L. (in preparation). Spiritually-integrated psychotherapy: Philosophical and clinical considerations in fostering spiritual growth. In L. Miller (Ed.), *The Oxford handbook of psychology and spirituality.* New York: Oxford University Press.

Sperry, L. (in press). Distinctive approaches to religion and spirituality: Pastoral counseling, spiritual direction, and spiritually integrated psychotherapy. In K. Pargament (Ed.), *APA handbook of psychology, religion and spirituality* (Vol. 2). Washington, DC: American Psychological Association Books.

Sperry, L. (in press). Spirituality and geriatric psychiatry. In M. Agronin & G. Maletta (Eds.), *Principles and practice of geriatric psychiatry* (2nd ed.). Baltimore: Williams & Wilkins.

Sperry, L., Hoffman, L., Cox, R., & Cox, B. (2007). Spirituality in achieving physical and psychological health and well-being. In L. L'Abate (Ed.), *Handbook of low-cost interventions to promote physical and mental health* (pp. 435–452). New York: Springer-Verlag.

Sperry, L., & Shafranske, E. (2005). Approaches to spiritually oriented psychotherapy: A comparative analysis. In L. Sperry & E. Shafranske (Eds.), *Spiritually oriented psychotherapy* (pp. 333–350). Washington, DC: American Psychological Association.

Sperry, L., & Shafranske, E. (Eds.). (2005). *Spiritually oriented psychotherapy.* Washington, DC: American Psychological Association.

Sperry, L., & Sperry, J. (in preparation). Psychotherapy and virtue: Enhancing personal and spiritual well-being. In T. Plante (Ed.), *Fruits of the spirit: How spirituality & religion make us better.*

Worthington, E., Sandage, S., Davis, D., Hook, J., Miller, A., Hall, L., & Hall, T. (2009). Training therapists to address spiritual concerns in clinical practice and research. In J. Aten & M. Leach (Eds.), *Spirituality and the therapeutic process: A comprehensive resource from intake to termination* (pp. 267–292). Washington, DC: American Psychological Association.

Yarhouse. M., & Fisher, W. (2002). Levels of training to address religion in clinical practice. *Psychotherapy, 39,* 171–176.

上海社会科学院出版社心理类图书目录(部分)

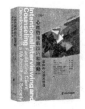

书中内容译成 23 种文字,重印 8 版长销不衰,一本书掌握心理咨询核心技巧和策略。

本书是当代心理咨询大师艾伦·E.艾维的名作。书中所介绍的会谈和咨询微技巧的有效性已得到 450 余项以数据为基础的研究的证明。学习者可以通过阅读和实践,逐步掌握咨询的基本技能,使用倾听和影响技巧顺利完成会谈。

心理咨询的技巧和策略:意向性会谈和咨询(第八版)

(美)艾伦·E.艾维
玛丽·布莱福德·艾维
卡洛斯·P.扎拉奎特 著
陆峥 何昊 石骏
赵娟 林玩凤 译

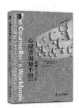

心理咨询师必备工作手册。

新版向广大心理咨询师提供了从业过程中一系列关键问题的个性化应对方案,助益咨询师个人发展与职业发展。本书可搭配同作者的《心理咨询导论》(第四版)学习使用。

心理咨询师手册:发展个人方法(第二版)

(英)约翰·麦克劳德 著
夏颖 等译

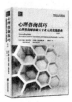

心理咨询技术的 A 到 Z,你想知道和应该知道的都在这里!

心理咨询教授麦克劳德教授的畅销之作,提供有效帮助疲于应对日常生活问题的人们的实践方法和策略。

心理咨询技巧:心理咨询师和助人专业人员实践指南(第二版)

(英)约翰·麦克劳德
茱莉娅·麦克劳德 著
谢晓丹 译

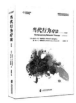

行为疗法从纸上到实操,只需:①翻开这本书,②阅读,③实践。

本书系统全面地介绍了当代行为疗法,囊括加速/减速行为疗法、暴露疗法、示范疗法、认知行为疗法、第三代行为疗法等。

当代行为疗法(第五版)

(美)迈克尔·D.斯宾格勒
戴维·C.格雷蒙特 著
胡彦玮 译

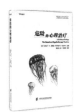

心理治疗师真的更容易变成精神病患者、瘾君子、酒鬼或工作狂?

迈克尔·B.萨斯曼博士携近三十位资深心理治疗师、精神分析师、社会工作者详细回顾从业历程,真诚讲述亲身经历,深刻反思工作得失。

危险的心理治疗

(美)迈克尔·B.萨斯曼 主编
高旭辰 译
贺岭峰 审校

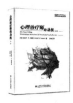

心理治疗师在治疗你的心理问题？
——不，是你在治疗他。

"你为何而来？"来访者的治疗通常开始于这个问题。那么驱使治疗师选择这一职业的真正动机是什么？请带着疑问与猜想，翻开本书，寻找答案。

心理治疗师的动机（第二版）

（美）迈克尔·B.萨斯曼　著

李利红　译

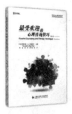

65 个咨询技术，总有你想要的！

这是一本由一群心理咨询师共同编写的关于心理咨询技巧的书，每篇中作者都非常清晰地告诉你该如何操作这种技术，该注意些什么。

最受欢迎的心理咨询技巧（第二版）

（美）霍华德·G.罗森塔尔　著

陈曦　等译

揭秘"我所欲"。

本书悉心甄选了众多日常生活中的案例，从自我经历谈起，为读者清晰描绘了各种典型的动机行为。通过对情境激励的分析，逐步过渡到经典动机心理学理论。

动机心理学（第七版）

（德）法尔克·莱茵贝格　著

王晚蕾　译

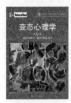

用最翔实的案例告诉你，心理的"变态"是如何悄然发生的。

本书是异常心理学研究领域的经典著作，美国 300 多所院校均采用本书作为教材。任何一个想让自己的未来更加美好、生活更加快乐的人，都应一读本书。

变态心理学（第九版）

（美）劳伦·B.阿洛伊
约翰·H.雷斯金德
玛格丽特·J.玛诺斯　等著
汤震宇　邱鹤飞　杨茜　等译

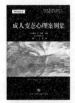

一天最多看一篇，看多容易得精分。——豆瓣书友

本书通过丰富的案例对成人心理疾病的本质进行了生动描述，分析心理疾病是如何影响受精神困扰的人及其周围人的生活。

成人变态心理案例集

（美）欧文·B.韦纳　主编

张洁兰　王靓　译

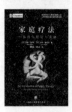

家庭，你最熟悉有时却最陌生的地方，你真的了解吗？

作者全面回顾了 20 世纪 50 年代至今系统化理论发展历程中出现的核心概念和思想，囊括了该领域最新的研究和发展，让读者对家庭疗法有了一个全方位的认识。

家庭疗法：系统化理论与实践

（英）鲁迪·达洛斯
罗斯·德雷珀　著
戴俊毅　屠筱青　译

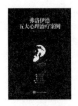

弗洛伊德五大心理治疗案例

(奥)西格蒙德·弗洛伊德 著

李韵 译

重温精神分析之父弗洛伊德经典之作。

本书精选弗洛伊德笔下的五个最为著名的案例:小汉斯、"鼠人"、"狼人"、施雷伯大法官和少女多拉,细致且精辟的描述和分析展现了精神分析理论和临床的基石。

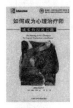

**如何成为心理治疗师:
成长的漫漫长路**

(英)约翰·卡特 著

胡玫 译

成为一名合格的心理治疗师,你需要越过这些障碍。

作者尝试从心理咨询/治疗学员的"角度",探索专业的和个人的困难、焦虑、情感困惑和缺陷,帮助学员学会控制和改善这些困难。

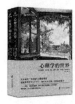

心理学的世界(第五版)

(美)塞缪尔·E.伍德
埃伦·格林·伍德
丹妮斯·博伊德 著

陈莉 译

北美地区广受欢迎的心理学导论教材。

本书系统介绍了心理学基本原理,涵盖认知心理学、发展心理学、人格心理学、临床心理学、社会心理学等领域,同时联系实际生活,带领读者走进引人入胜的心理学世界。

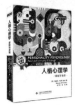

人格心理学:基础与发现

(美)玛丽安·米瑟兰迪诺 著

黄子岚 刘昊 译

是性格决定命运,更是人格决定命运。

玛丽安·米瑟兰迪诺女士向读者介绍了人格心理学领域的基础和最新研究成果,向读者娓娓道来个体差异研究及每个人是如何成为这样的人。

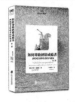

**如何帮助酒精成瘾者:
酒精相关障碍者陪护
指南(第二版)**

(法)亨利·戈梅兹 著

何素珍 译

当自己或身边亲人受困于酒精成瘾,该如何找到重获清醒的方法?又该如何找回生活乐趣?本书取材自作者戈梅兹医生同法国酒精病学临床研究与互助协会超过20年的合作实践,向读者展示了一条全新、可行的酒精成瘾治疗道路。

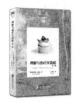

**理解与治疗厌食症
(第二版)**

(法)柯莱特·孔布 著

俞楠 译

《理解与治疗厌食症》向读者展示了如何带着希望陪伴一种痛苦,而这种痛苦往往在很久之后才能找到意义。事实上,治疗的目的不仅仅在于治愈症状,它首先关注的是这些患者生存困境的变化,让他们可以摆脱被他人控制的恐惧,从而迎接与他人的正常互动,乃至亲密互动与交往。

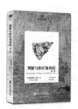

《理解与治疗暴食症》解答了暴食症的起源和治疗等主要问题。暴食欲望的起源是什么？这种饮食障碍是怎么发生的，又是怎么迅速发展的？它对精神生命有什么影响？暴食行为似乎是用来保护私密空间的一种方式。暴食症有可能会揭露其他秘密的存在，把我们引向情感以及人类体验的最初起源。

理解与治疗暴食症
(第二版)
（法）柯莱特·孔布　著
　　　　华淼　译

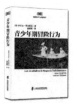

以心理学和社会学视角，重新探究"年少轻狂"

本书立足文化背景和个体成长视角，着重探讨出现在青少年向成人过渡阶段的冒险行为问题，并对病理性冒险行为的预防与诊治给出现实而积极的建议与指导。

青少年期冒险行为
（法）罗贝尔·库尔图瓦　著
　　　　费群蝶　译

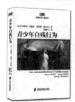

何处磨砺的刻刀，要在少年的身上留下疼痛的徽章？

越来越多的青少年出现自残行为，这些行为的根源往往在于家庭，而不是社会。本书建议以心理治疗结合药物治疗，制定多渠道的完整治疗方案。

青少年期自残行为
（法）卢多维克·吉凯尔
里斯·科尔科　著
　　　　赵勤华　译

用正确的方法，带领孩子在游戏与网络中收获快乐与成长。

本书分析了电子游戏与网络本身的特点，从精神病学角度揭示网络成瘾的原因，详细介绍以青少年为主的各类人群的网络成瘾评估方法和治疗方案。

青少年电子游戏与网络成瘾
（法）卢西亚·罗莫　等著
　　　　葛金玲　译

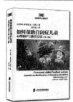

每一个来自星星的弗朗索瓦，都应遇见方法与温情并重的艾米女士。

作者用12年时间潜心为一位自闭症儿童提供咨询、治疗、训练服务，理论结合实践，向读者展示了如何实施治疗、如何与家长合作，从而帮助自闭症儿童发展、成长。

如何帮助自闭症儿童：
心理治疗与教育方法(第三版)
（法）玛丽-多米尼克·艾米　著
　　　　姜文佳　译

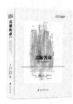

过度忧虑不仅无助于问题的解决，还会影响我们的身体健康、社会功能和整体生活质量，而这又会进一步导致我们更加忧虑。本书系统应用认知行为疗法的技术和理念，带我们深入了解忧虑产生和发展的心理过程，有针对性地制定打破忧虑循环的办法。

克服忧虑(第二版)
（英）凯文·莫里斯
马克·弗里斯顿　著
　　　　扈喜林　译

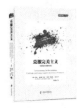

一本系统运用认知行疗法帮助深陷消极完美主义的人们走出困境的自助手册。本书内容的精华不在于传授具体方法和技术，而在于帮助读者根据自身特点，打造个性化、系统性的改变计划，并针对改变之旅各个阶段容易出现的问题，给予对应的支持和指导。

克服完美主义

（英）罗兹·沙夫曼
莎拉·伊根
特蕾西·韦德　著
徐正威　译

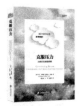

本书运用认知行为疗法的理念和技术，从改变我们对压力的认知和应对方式入手，帮助读者建立了一套系统的训练计划，从根本上改变我们与压力的相处方式。书中的观点不是简单地说教，而是帮助读者在了解自身情况的基础上，建立自己个性化的技巧和策略，并及时进行训练和巩固。

克服压力

（英）李·布萝珊
吉莉安·托德　著
信乔乔　王非　吴丽妹　译

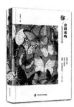

黄蘅玉博士将几十年心理咨询和治疗时的生死自由谈记录在此，希望与大家一起探讨生死难题。该书分三个部分，儿童篇、青年篇、成人篇。生死是所有人迟早会面对的事实，耸立在人生终点的死亡界碑不该是令人焦虑或恐惧的刺激物，而是提示我们要更好地珍惜当下之乐的警示牌。

你，会回来吗？
——心理治疗师与你对话生死

黄蘅玉　著

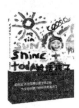

本书记录了黄蘅玉博士在加拿大从事儿童（按加拿大法律，指未满 19 周岁者）心理治疗工作 18 年所积累的丰富经验，以生动的个案展示了儿童心理治疗的规范化、人性化、团队化以及儿童特性化的工作方式。

对话孩子：我在加拿大做心理咨询与治疗

黄蘅玉　著

香港教育学院讲师与一线教师、辅导人员和社会工作者携手合作的心血结晶。收录了 15 个主题下的 49 例个案，围绕学校、家庭、环境和创伤介绍实用的青少年辅导技巧。

心理辅导个案：示例与启迪

郭正　李文玉清　主编

图书在版编目(CIP)数据

临床实践中的灵性：灵性取向心理治疗的理论与实践：
第 2 版/(美)莱恩·斯佩里(Len Sperry)著;陈曦,李川云译.
—上海：上海社会科学院出版社,2019

书名原文：Spirituality in clinical practice

ISBN 978 - 7 - 5520 - 2653 - 5

Ⅰ.①临… Ⅱ.①莱… ②陈… ③李… Ⅲ.①精神疗
法—研究 Ⅳ.①R749.055

中国版本图书馆 CIP 数据核字(2019)第 017162 号

Spirituality in clinical practice：theory and practice of spiritually oriented psychotherapy，2nd
Edition / by Len Sperry / ISBN：978 - 0 - 415 - 95724 - 3(Hardback)

Copyright © 2012 by Taylor and Francis Group，LLC

临床实践中的灵性：灵性取向心理治疗的理论与实践：第 2 版

著　者：(美)莱恩·斯佩里

译　者：陈 曦 李川云

责任编辑：杜颖颖

封面设计：黄婧昉

出版发行：上海社会科学院出版社

　　　　　上海顺昌路 622 号　邮编 200025

　　　　　电话总机 021 - 63315900　销售热线 021 - 53063735

　　　　　http://www.sassp.org.cn　E-mail：sassp@sass.org.cn

排　版：南京展望文化发展有限公司

印　刷：上海天地海设计印刷有限公司

开　本：710×1010 毫米　1/16 开

印　张：16.5

字　数：230 千字

版　次：2019 年 10 月第 1 版　2019 年 10 月第 1 次印刷

ISBN 978 - 7 - 5520 - 2653 - 5/R·051　　　　　定价：68.00 元